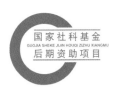

国家社科基金
后期资助项目

简帛道家文献研究
（上）

苏晓威　著

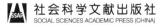

社会科学文献出版社
SOCIAL SCIENCES ACADEMIC PRESS (CHINA)

图书在版编目（CIP）数据

简帛道家文献研究：全二册／苏晓威著 . -- 北京：
社会科学文献出版社，2024.6. -- ISBN 978 - 7 - 5228
- 3813 - 7

Ⅰ. B223.05

中国国家版本馆 CIP 数据核字第 2024NB9804 号

国家社科基金后期资助项目

简帛道家文献研究（全二册）

著　　者／苏晓威

出 版 人／冀祥德
责任编辑／胡百涛
责任印制／王京美

出　　版／社会科学文献出版社·人文分社（010）59367215
　　　　　地址：北京市北三环中路甲 29 号院华龙大厦　邮编：100029
　　　　　网址：www.ssap.com.cn
发　　行／社会科学文献出版社（010）59367028
印　　装／三河市龙林印务有限公司

规　　格／开　本：787mm × 1092mm　1/16
　　　　　印　张：47　字　数：748 千字
版　　次／2024 年 6 月第 1 版　2024 年 6 月第 1 次印刷
书　　号／ISBN 978 - 7 - 5228 - 3813 - 7
定　　价／198.00 元（全二册）

读者服务电话：4008918866

国家社科基金后期资助项目
出版说明

后期资助项目是国家社科基金设立的一类重要项目，旨在鼓励广大社科研究者潜心治学，支持基础研究多出优秀成果。它是经过严格评审，从接近完成的科研成果中遴选立项的。为扩大后期资助项目的影响，更好地推动学术发展，促进成果转化，全国哲学社会科学工作办公室按照"统一设计、统一标识、统一版式、形成系列"的总体要求，组织出版国家社科基金后期资助项目成果。

全国哲学社会科学工作办公室

自　序

　　最应该为本书写序的是李零先生。先生指定了题目，有文章讨论过它的框架，文中种种细节也是先生的，我只做了材料整理与排比工作，干些体力活儿而已；写作中，时时处处得到先生指导，里面有先生心血。但先生定下不为人写序的规矩，我作为学生很尊重先生，压根儿没想开这个口。也没想找其他人作序，原因如下：人文学术研究是基于个人支配的自由时间，以问题为导向，在接受学术训练后，不断读书和写作的过程。而我懒，又散漫，不爱扎堆儿，不爱说话，很多时间都是自己玩儿，不认识人。再退一步讲，如果真是别人作序，那么小书之于他们，形式上无异于"虻与骥致千里而不飞，无裹粮之资而不饥"（《文子·上德》），"羊质复虎文，燕翼假凤翔"（晋枣据《杂诗》）。只是其中的褒贬不见得称我心（中国的序更多的是赞扬），并不是说不能接受批评，令人心服口服的批评，我一向充满敬意；中国论著的序之于正文，似乎多是仪式性存在，有敬意，但不深。我认为序、后记的文字与正文完全不同，更见正文背后的作者心路历程。文字一定要真诚，要把话掰开揉碎了说，不能欺骗自己；心窝掏净，舌头捋直，爽爽快快，嘎嘣脆地说。

　　我决定自己写序，不生事扰民了。

　　在自身而言，从来没有想到有一天要出书。因为从小到大就不是一个好学生，至少小学、初中、高中都是这样，高三才发奋读书，没想到考上了大学，对我来说简直和奇迹一样，更没有想到后来一路下来读硕、读博、做博士后。对生活没有太多的奢望，过日子就像捅竹筒子似的，捅一节是一节，缺乏从容和淡定，走过的日子很浮皮潦草。现在自己写序，不啻"傈走而追狂人"，"蹲踞而诵《诗》、《书》"（《淮南子·说山》）。以下文字，如果算是序的话，形式上只与名妓翻经相似，所以就有老僧做酒的坦然；如果矮子能踩高跷，怂人为何不能作壮语？

这里所谈，分如下几个部分：对读书的思考，在此基础上，对道家思想研究的着眼点。另外，读者把这里文字与引论以及后记一起看，对小书的写作思路与前因后果，或许有更清晰的了解。

对读书的思考，尤其对现在所做领域的研究，基于一种朴素的历史本位的思考，分几个层次。第一，满足于对未知知识的好奇，或者对过去真实的发现。维科（Vico）《新科学》（*La Scienza Nuova*）中说道：惊奇是无知的女儿，惊奇的效果越大，惊奇也随着变得越大。① 不幸的是，我就是这样，读书越多，越发现自己的无知；我是自己的囚徒，也是自己的监狱；在一种向上的自我救赎中，有一种力却让我不断地下坠，在一个四周空空无处措手的洞中，越陷越深，不能自拔。第二，对学术研究，有自己的忠诚。对它的苦恋，绝不比他人差。如汉乐府诗《上邪》所言"山无陵，江水为竭，冬雷震震，夏雨雪，天地合，乃敢与君绝"；亦如古罗马诗人维吉尔（Virgil）《牧歌》（*Eclogae*）所说：除非野鹿在天上游牧，在空中飞翔；除非海水干枯，把鱼儿留在光光的岸上，除非那东方的安息和西方的日耳曼，都到相反的河上饮水，把地域更换，我心里才能够忘记那人的容颜。② 但要说通过学术研究，让人吃嘛嘛香，走路有劲，腰不酸，腿不疼，我不信。吃不饱，穿不暖的人，自然没必要以学术为生命，不是所有的人都应该知道《论语》，即便每一个人都读过《论语》，那个世界不会比现在这个世界更美好。只是我不喜欢束书不观，就大发议论。第三，无论就个人喜好，还是就生存凭借而言，学术是功能性存在，也是生活的安顿或介入方式；成熟是意识到自己的局限，追求只是缺陷性的存在。人这一辈子越到后来，越只能做好一两件事，我也是如此，尽管读得不好、写得不好，但也只会读书写字了。

以上三点，简而言之，也就是我好读书、读好书、读书好的"三心"。

除此之外，写作过程中，还有两种意识一直在我心头：针对简帛道家文献而言，我能做什么？对以往的研究而言，做出的东西能否是一定

---

① Giambattista Vico, *La Scienza nuova*, Bari: G. Laterza & figli, 1942, p. 86.

② Vergilius, *Eclogae*, London: William Heinemann, New York: G. P. Putnam's Sons, 1869. T. L. Papillon and A. E. Haigh eds., *Bucolics and Georgic*, Oxford: Clarendox, 1891, p. 22. 这里没有完全依据上海人民出版社出版的杨宪益的《牧歌》翻译。参见〔古罗马〕维吉尔著，杨宪益译《牧歌》，上海：上海人民出版社，2009 年，第 12~15 页。

的增量？——以上是我写作过程中的"三心二意"。

就研究中国思想的起源与发展而言，方法多种多样，各花入各眼，并无轩轾之分。先秦子书是中国早期思想研究的重要文献载体之一，道家研究更是重中之重。与历史上的其他时代相比，在相约不如偶遇的条件下——身处的时代是简帛文献不断出土的时代，既然有这么多新材料，道家思想研究应该呈现出什么样的新面貌，我们又该采取怎样的研究方法呢？

首先，对简帛道家文献材料进行分类，这是研究的基础。尽管先秦秦汉有不少文献，如《庄子·天下》《荀子·非十二子》《韩非子·显学》《吕氏春秋·不二》《淮南子·要略》诸篇提到过道家不同派别，如以关尹、老聃、庚桑楚（《列子·仲尼》作亢仓子）、杨朱、列子为代表的原始道家，庄子学派，以环渊、接子、田骈、慎到等为代表的稷下道家等，但考虑到，一是它们本身材料的缺乏，《老子》《庄子》《列子》还算是系统的道家研究材料，其他人物在古书中仅有只言片语，使得道家不同思想派别的研究本身就成问题；二是没有与之相对应的简帛道家文献，笔者没有按照道家思想派别整合材料，撰写论文。

根据《汉书·艺文志》（以下径称《汉志》）诸子略道家类文献的记载，综合考虑前述先秦秦汉文献对当时学术格局的认识，参考前人已有研究，把简帛道家文献分为四大类。

第一，阴谋书。包括《汉志》首列的《伊尹》《太公》《辛甲》《鬻子》《管子》五书。出土文献中有郭店楚简《说之道》，整理者原题为《语丛四》。李零先生认为："盖古人本有以阴谋图国之书为道家之成说。这里所述亦属'谋'、'言'。"①《说之道》，今从古书定名习惯，依李零《郭店楚简校读记》改称。出土文献中还有清华简《管仲》，银雀山汉简、八角廊汉简《六韬》，马王堆汉墓帛书《九主》。

第二，道论或宇宙论。《汉志》有《曹羽》《郎中婴齐》《臣君子》《道家言》诸篇，但没有流传下来。简帛文献中有郭店楚简《太一生水》、上海博物馆所藏战国楚竹书《恒先》、马王堆汉墓帛书《道原》。

第三，黄帝书。《汉志》有《黄帝四经》四篇、《黄帝铭》六篇、

---

①　李零：《郭店楚简校读记》（增订本），北京：中国人民大学出版社，2007年，第56页。

《黄帝君臣》十篇（自注："起六国时，与《老子》相似也"）、《杂黄帝》五十八篇（自注："六国时贤者所作"）、《力牧》二十二篇（自注："六国时所作，托之力牧。力牧，黄帝相"）。除此之外，依托黄帝或黄帝君臣问对的书，还可见于《汉志》其他门类文献中。简帛文献中的黄帝书有马王堆汉墓帛书《十大经》、《称》、《经法》、《道原》、《十问》部分篇章，银雀山汉简《孙子》佚篇《黄帝伐赤帝》和《地典》。

第四，先秦道经。《汉志》有《老子》、《文子》、《关尹子》、《蜎子》、《庄子》、《列子》、《老成子》、《长卢子》、《王狄子》、《公子牟》、《田子》、《老莱子》、《黔娄子》、《宫孙子》和《鹖冠子》等书。简帛文献中有郭店楚简《老子》、北大汉简《老子》、马王堆汉墓帛书《老子》、张家山汉简《盗跖》、阜阳汉简《庄子》杂篇残简（出土有《则阳》《让王》《外物》）、定州八角廊汉简《文子》。

其次，在传世道家文献存在的大背景下，研究以上简帛道家文献时，着重考察其位置。这种考察包括两个方面，一是文本位置，一是思想位置，这两个方面密切相关。

先看第一个方面，根据简帛道家文献与传世道家文献对比关系，笔者把简帛道家文献分为三类：平行文献、交叉文献、独立文献。就平行文献（如出土《老子》与传世《老子》）而言，笔者根据其文本特点，分析其文本系统的流变；对交叉文献（如马王堆汉墓帛书中的《道原》与《文子·道原》《淮南子·道原》）而言，分析由此到彼的文本差别，揭示差别背后的原因；对独立文献（如《恒先》《太一生水》）而言，研究其文字释读、简序。

这个方面的研究基本是文献学研究，但由此而及，愿意在一种更广泛的意义上，从学术史的角度，对古书的产生与流传的研究，写出一点自己的研究心得及体会。前辈先贤对这个问题多有研究，如余嘉锡、李学勤、李零诸位先生，这也是我很感兴趣的领域。考古发现的文献载体大体是甲骨、金石、简帛、纸，但以记载内容的系统性及整体性而言，甲骨及金石（主要就青铜器铭文而言）远不及简帛与纸。从这个维度将古书时代划分为三，即简帛时代、写本时代、雕版印刷时代，在历史上依次相对应的时代为先秦秦汉、三国魏晋南北朝隋唐、宋元明清。由于中国文化的传承没有间断，流传到今天的早期文献在漫长历史流传中文本变化的可能性也比较大，相应地，试图恢复或重新认识它们最初文本的研究，变成对它们思想研究的基础工作。

结合考古发现，简帛时代的文献记载形制，主要分两种：一是单篇文献记载形制，二是多篇文献的综合记载形制。无论是郭店楚墓出土的儒道文献，还是上海博物馆所藏战国文献，抑或清华简及北大简中的内容，其中更多的是单篇文献，而今人正是以单篇文献为单位来说明有多少种文献；当然其中也有多篇相关文献的综合记载形制，但相较于前者，种类少了很多，如众所周知的《周易》《老子》等，它们与今天的文本差别不小。同时，从《汉志》记载以及流传至今的先秦文献来看，绝少只有一篇文献构成一本书的情况。由一篇到多篇文献，再由多篇文献构成一种书，这中间存在断裂。

传统辨伪学通过聚焦于古书绝对产生年代的方法，判断古书真伪，在出土文献与传世文献对比研究的前提下，愈发显得尴尬。先秦古书的产生与流传，与其说是两个问题，毋宁说是一个问题，且是一个历时性问题，关于它的研究方法、手段及标准，应该是一定时期内的"散点透视"。在这种情况下，1992 年，李学勤先生提出在"重新估价中国古代文明""对古书的第二次反思""重写学术史"三个前提下的"走出疑古时代"的口号。尽管引起的争议很大，但对三十年来的学界产生了广泛而深刻的影响。就这三个前提而言，对古书的第二次反思是重写、重估的基础，也是"走出疑古时代"的基础之基础。通过对古书产生与流传特点的认识，给予不同于以往辨伪学视角下古书产生时间、标准、方法的判断，以及对古书内容的再重视，也就具备吹响重估古代文明、重写学术史号角的意义了。

小书限于篇幅与主题，对以上所言没有进一步的论述，只研究了一定系统中的古书产生与流传特点，即一定的文本族中核心文本与边缘文本如何互动；这种互动是否影响到彼此文本形制；不同的文本族中，如经书与子书的产生与流传是否有差别。

再看第二个方面道家思想位置问题，这个方面自然与前一方面分不开。简帛道家文献文本位置的研究，为思想定位提供方便，这种方便在于，一是提供了相对正确的文本，二是通过对古书产生与流传的反思，为其在历史上的相对时间的确定，提供帮助，而这种相对时间的确定，为反向认清它们在思想格局中的位置有莫大作用。以第一个方面的研究为基础，道家内部包括什么样的思想分层？前面划分的简帛道家文献种类，其实代表着道家思想内部不同体系，使得不同体系分层研究成为必要的动作。再者，有着不同分层体系的道家思想在先秦秦汉学术中的地位如何？这些值得思考。

先秦道家思想系统是聚合关系或垂直关系的分层结构，就像五个手指头一样，都长在手上，彼此并没有明显的隶属关系，都在各自的方向生长。就其思想性质而言，道家思想是一种"道术"之学，有"道"有"术"。"道"的内容表现在对宇宙的思考，对以个人为中心的生命的思考，或对以内在体验为中心的自由的思考。体现的载体是先秦道论、先秦道经中有关内容。"术"的内容是以"道"为理论基础的现实化的思考，载体是黄帝书、阴谋书中有关内容。"道"与"术"在内容指向上，也就是传统所谓的内圣之学与外王之学的区别。

在先秦学术体系中，道家完全不同于儒、墨两派，儒家思想强调以血缘为基础的宗法社会里基于完善人格的个人的社会价值，同时辅以礼乐，达到社会秩序的整齐；墨家与之相对而生，对着干，拧着来。道家则超越二者对话的平台，走得更远。道家也是整合先秦诸子学说的一种思想方式，系联墨家、法家、兵家、纵横家、阴阳家诸多思想，百家争鸣由此而起，综合性、体系性及丰富性，远非其时其他各家可比。从这个角度而言，单凭纯粹的道家内部思想体系研究，远远不足以看清道家思想整体面貌，如钱穆、李零先生所言，一定要"跳出诸子看诸子"，即从道家外部看道家。

最后，在历史研究中，仅仅从时间维度进行某个主题的研究，无论这种维度是共时性，抑或历时性，均不足以对该主题进行全景式研究，因此本书末研究了先秦学术地理学，这是从空间角度对道家思想进行的研究。叙述先秦空间地域中的学术地理概况，思考道家思想在楚地与齐地甚为发达，彼此之间是否有关系。不同地域中的主体思想学说，如何与道家思想互动？从考古学视角思考楚文化特点与道家思想有无关系，如果有关系，那么道家思想呈现了楚文化什么特点？

总之，这本小书并不着力于一种学说体系的构建，且自己的学术兴趣并不偏好于此，也不试图确立一种学术研究方法。如果对研究方法有所呈现的话，一是沿用王国维的"二重证据法"——试图在出土文献存在的前提下，对传世文献的研究增加认识上的丰富性；二是在此基础上，"重演"简帛道家文献文本和思想的真实性。我也不承认小书的研究是对新的学术领域的拓展（对简帛道家文献的研究，早已有不少学者导夫先路，况且我的写作是在李零先生的规范和框架下完成的），尽管也清楚地知道所涉领域是确定一项具体研究学术地位的关键要素。在自身而言，更愿意把小书的写作看成是一次学术训练、一场以往碎片化和放逐式读书经验的凝练、一场呈现自己不同读书兴趣点的综合，更在意的是这样的写作之后将来的路走向何方，以及能够走多远。

　　另外，我认为学术论文语言风格并不一定就必须严肃，关键是内容如何。现在写文章，受李零先生影响，不喜欢用长句子，不喜欢谈玄而又玄的理论，说这话时，并不意味着排斥理论。读研以来，一直是古文献专业，但对学术史和思想史却有相当浓厚的兴趣。不是说一定就要学习先生的行文风格，但先生至少给我如下启示，学术文章不一定字正腔圆，有板有眼，还可以有其他表达方式。甚至先生的写作也打破我自身的日常经验，激起我成为一名作家的梦想。因此本书某些地方的行文不像学术文章那么认真，有点调侃。这样做的原因，还有两个。一是认为学术语言不仅仅是表达工具而已，学术研究是双向塑造的过程，不是冰冷冷地独立于现实之外；我们学术研究的"寄托"，对研究材料有特定的选择；而研究材料本身的价值，也深化着"寄托"的目的和导向。在这个双向塑造的过程中，除了研究者身处的时代背景、研究内容的价值、研究方法等，让研究本身具有学术史的价值，一定的时代语言在描述当时的学术现象时，也具有学术史意义。二是学术文章的格式化很强，不外乎建立问题模型、分析问题、解决问题这几个方面。在笔者看来，即便材料收集得非常丰富，提出的问题非常深刻，但写出的文章，想达到人见人爱的程度，这不可能！因此，能带上自己色彩的似乎只有语言。不喜欢文字诘屈聱牙，面目可憎；枯木寒灰，冷若冰霜，不着一点烟火气；寒鸦戏水，西风瘦马，只是止于客观描述；玄而又玄，云里雾里，玩概念，弄新词。笔者感觉，语言浅琢、简洁、平实即可。在风格上，如晓风明月，娓娓道来；似溪水潺潺，晓畅明快；犹下里巴人，插科打诨。但是必须有担当，不空洞，要内容瓷实。总的态度是写学术文章，作性情文字。这只是执于一己认识而尝试的写作方式,并不是刻意要标新立异。除此之外,对学术操的完全是一片真诚的心,但学术文章毕竟还是学术文章,如何在学术表述和个人化感情之间取得平衡,也是现在思考的问题。

这段读书与写作历程已经结束,不再关注道家思想的研究,因为很快会有自己新的读书和写作计划;上半辈子挖个坑,下半辈子还在挖这个坑,只是深点,装修豪华点,画地为牢,做不来。尽管很清楚地知道,那种学术研究方法在当今短平快的学术评价体系下容易占得先机。在这一点上,还是认同李零先生的观点,在经过学术训练之后,研究学术,应该跟着问题走,见招拆招,指哪儿打哪儿,缺什么补什么;挈天地,骑日月,乘云气,跨江海,攻城略地,不计一时城池之得失,亦不求只固守一地,然后连点成线,缀线成面,最后形成大的格局:得格局者,得天下也。但不会忘记,这是我整个学术研究的起点,也是李零先生手把手地为我画了这个圈。在这个圈里,赋予经历以激情,给予思想以深刻,受到先生身体力行的不言之教,使我的学术训练、眼光、气魄,相比于以前,有很大的不同,这是必须感谢先生的地方。

俱往矣,对新的,我充满期待。

2011 年 5 月 22 日初稿于天津博士后公寓
2023 年 5 月 17 日写定于天津家中

目　录

引　论 ………………………………………………………………… 1

第一章　阴谋类文献研究 ………………………………………… 25

第一节　《说之道》研究 …………………………………………… 28

　一　释读 ……………………………………………………… 29

　二　文体及其特点 …………………………………………… 35

　三　学派性质归属 …………………………………………… 45

第二节　伊尹类文献研究 ………………………………………… 54

　一　伊尹形象 ………………………………………………… 55

　二　《伊尹·九主》文本 …………………………………… 66

　三　《伊尹·九主》思想 …………………………………… 79

第三节　《太公》三书与《六韬》研究 ………………………… 83

　一　《太公》三书文献学考察 …………………………… 83

　二　《太公》三书与《六韬》古本研究 ………………… 96

第四节　余论 ……………………………………………………… 106

第二章　道论文献研究 …………………………………………… 114

第一节　《太一生水》研究 ……………………………………… 115

　一　文本构成 ………………………………………………… 115

　二　思想探讨 ………………………………………………… 119

第二节　《恒先》研究 …………………………………………… 128

　一　释读及编连 …………………………………………… 129

　二　思想研究 ………………………………………………… 135

第三节　《道原》研究 …………………………………………… 142

　一　简释 ……………………………………………………… 142

　二　思想略述 ………………………………………………… 146

第四节　先秦秦汉宇宙论整体评述 …………………………… 149

　一　先秦秦汉宇宙论类型 ………………………………… 150

　　二　三种道论在学术史上的地位 ………………………………… 167

第三章　黄帝书研究 …………………………………………………… 185

　第一节　黄帝形象初探 ………………………………………………… 185
　　一　世系系统中的黄帝 …………………………………………… 187
　　二　古帝系统中的黄帝 …………………………………………… 190
　　三　祭祀系统中的黄帝 …………………………………………… 193
　　四　余论 …………………………………………………………… 198

　第二节　黄帝书的著录及现存情况 …………………………………… 200
　　一　两志著录 ……………………………………………………… 201
　　二　现存黄帝书概况 ……………………………………………… 204

　第三节　黄帝书主题之一：技术发明 ………………………………… 208
　　一　黄帝技术发明故事中的数术知识 …………………………… 210
　　二　黄帝技术发明故事中的方技知识 …………………………… 215

　第四节　黄帝书主题之二：政治思想 ………………………………… 218
　　一　汉代黄老学说的兴盛 ………………………………………… 219
　　二　黄帝书的政治思想内涵 ……………………………………… 223

　第五节　黄老学说整体思考 …………………………………………… 238
　　一　系统回顾 ……………………………………………………… 238
　　二　思想性质及地位 ……………………………………………… 260

第四章　《老子》研究 ………………………………………………… 267

　第一节　其书其人再认识 ……………………………………………… 267
　　一　其书语料 ……………………………………………………… 267
　　二　其人再认识 …………………………………………………… 278

　第二节　简帛《老子》文本特点 ……………………………………… 282
　　一　分章和章序 …………………………………………………… 283
　　二　分篇成书 ……………………………………………………… 290
　　三　字数特点 ……………………………………………………… 294
　　四　简帛本与传世本差异 ………………………………………… 296
　　五　余论 …………………………………………………………… 306

　第三节　从简帛《老子》看古书传承特点 …………………………… 307

　第四节　阴谋论及其影响 ……………………………………………… 316

一　体现"阴谋论"的材料 …………………… 316

二　第三十六章辨析 ……………………………… 317

三　老子"阴谋"对荀子的影响 ………………… 319

四　老子"阴谋"对兵家的影响 ………………… 321

第五章　《文子》研究 ……………………………… 323

第一节　出土《文子》文献研究 …………………… 324

一　简本内容复原 ……………………………… 325

二　简本文本特点 ……………………………… 342

三　中古《文子》文献学述略 ………………… 345

第二节　今本《文子》与《淮南子》关系 ………… 348

一　与《文子》相同内容的文献非一辨 ……… 350

二　暗引《文子》的研究 ……………………… 360

三　《文子》史实研究 ………………………… 370

四　简帛文献与《文子》的重合 ……………… 381

五　《文子》字词书写系统 …………………… 388

六　《文子》之于《淮南子》的校勘价值 …… 424

七　"中黄子"重考 …………………………… 428

八　余论 ………………………………………… 430

第三节　早期"避兵术"研究

　　　　——兼论《文子》"蟾蜍辟兵" ……… 433

一　以道避兵 …………………………………… 434

二　蟾蜍避兵 …………………………………… 435

三　琥珀避兵 …………………………………… 439

四　太一避兵 …………………………………… 442

五　余论 ………………………………………… 448

第四节　《文子》历史观念 ………………………… 449

一　历史的客观性 ……………………………… 450

二　历史的演变、发展性 ……………………… 452

三　余论 ………………………………………… 458

第六章　《鹖冠子》研究 …………………………… 459

第一节　其人及其书略论 …………………………… 459

　　一　其人问题 …………………………………………… 459

　　二　目录学论略 ………………………………………… 462

　第二节　成书年代再认识 ……………………………………… 466

　　一　某些字词书写系统及古义研究 …………………… 466

　　二　所言内容与出土文献的联系 ……………………… 477

　第三节　思想研究 ……………………………………………… 489

　　一　"夜行"思想 ……………………………………… 490

　　二　黄老思想 …………………………………………… 494

第七章　总　论 …………………………………………………… 506

　第一节　道家思想层次及学术地位 …………………………… 506

　　一　思想层次 …………………………………………… 506

　　二　学术地位 …………………………………………… 512

　第二节　道家地理学思考 ……………………………………… 525

　　一　道家的地理传播 …………………………………… 526

　　二　在楚文化中的特点 ………………………………… 534

附录一　上博简《彭祖》研究 …………………………………… 541

　　一　文本再认识 ………………………………………… 541

　　二　其人及其书略论 …………………………………… 545

　　三　思想性质初探 ……………………………………… 547

附录二　汉简《地典》《盖庐》研究 …………………………… 551

　　一　文本文献系统 ……………………………………… 551

　　二　思想性质 …………………………………………… 557

　　三　地理知识讲述特点——兼论早期地理学记述系统 …… 564

附录三　《太公》辑佚 …………………………………………… 572

　　一　说明 ………………………………………………… 572

　　二　凡例 ………………………………………………… 573

参考文献 …………………………………………………………… 673

我打那些日子里走过

　　——代后记 …………………………………………… 718

附　记 ……………………………………………………………… 737

引　论

　　自时间的手把历史的门不经意地合上，这扇门就是一张冰冷的脸。它让门后无数的东西发生了变化，而它对此毫不动心，亘古肃立，一如它最初诞生的模样。让秦砖汉瓦变成后世文人骚客感叹的意象；让唐宗宋祖的文治武功，在引车卖浆者中间流传；也让钟鸣鼎食之家的繁华歌舞与独门小户的粝食藜藿不分轩轾；也让"我们"从这扇门走出去后就再也回不去了。但历史的温情也在于此，凭借它给我们的一定时代的"关键词"，拜考古之赐，文物——带着凝固着那个时代的特征，深情款款地向我们走来。文物或许只是过去屋子里面的一条桌子腿，或许是一个瓦罐的碎片，却使我们得以想象那扇门后屋里华丽的摆设，这也使对遥远知识浓厚的好奇心又一次被高高地吊起；我们甚至可以在又一个千年轮回的开始，从中看出"我们"在上一个轮回的情形，及在将来如何走下去。因为我们脚步向前，同时也温情脉脉地回头；我们研究着历史，又将成为历史。

　　20 世纪后半期，大规模出土文献的发现，像一把锋利的斧头，意欲劈开我们或许自以为是的头颅——它们带给我们新材料的视觉冲击、新思想的交锋、对学术方法的反思。因此，20 世纪前半期出现的"古史辨派"，至少现在已不是"孤独的舞者"，由出土文献引发的思考契机与之交相互动，在一种开合之势中，拓展了我们历史解释及历史想象的空间，这相应地保证了学术史的一种内在逻辑。其实，它引发的思考契机，不光是对"古史辨派"的重大学术回应，对千年的学术又何尝没有重大的震动呢？这个震动刚刚开始……

一　研究对象

　　首先界定本书研究对象，它不仅仅是研究的靶子，也牵涉到材料选择、研究思路的开拓，以及研究方法的操作。简帛道家文献不完全等同于传统意义上的道家典籍，审慎地细化其中的材料，可以使人们摆脱传统道家文献带来的刻板印象、以往研究造成的"集体话语"。如果细化选择简帛道家文献也是"质疑"和"反思"传统道家文献研究的话，那么有必要界定这个研究对象。

（一）传统对道家文献的认识特点

传统学术门类是经、史、子、集四部，从纯粹的学术门类来讲，并无高低贵贱之分。实际上，它们身上往往附有一定的价值判断，导致传统诸子学研究在经、史的笼罩下进行。尽管先秦是诸子时代，但受后世经学、理学影响，诸子学很多时候处于边缘化境地。如宋刘敞（字原父，1019—1068）《公是集》卷四七"杂著"类有《伊吕问》，其序云："读鬼谷书，以伊尹在夏，吕望在商，为仵合。读孙武书，又以二人为反间。夫世衰道斁，天下语权变者宗鬼谷，语奇正者宗孙武。学者既无以拒之，而复假圣人以自耀，将使浇薄之俗甘心于诈伪。予甚惧焉，作《伊吕问》。"① 从经学角度维护伊尹、吕尚的圣人地位。其实在《汉志》中，就有以《伊尹》《太公》为篇名的道家文献。同时，以鬼谷子为代表的纵横家也与道家有一定的联系。② 同样的例子还有，清熊赐履（字敬修，1635—1709）的《学统》一书，以所谓的正统、翼统、附统、杂学、异学分卷，《老子》《庄子》在最低等——"异学"之卷里，这种以经学为主体而分卷的做法，带有明显的价值高低的判读。③ 这些认识主导学术判断，势必造成对道家文献典籍有限的选择。

即便在诸子学研究的内部，也存在不平衡的现象。比如同属先秦儒家的孟子和荀子，后世地位差别很大。宋以后，《孟子》成为四书之一，是士大夫诵读的经典。在宋明理学时期，《荀子》被斥为异端，遭到排斥。即便对于孟子而言，到了明朝，翰林学士刘三吾（初名如孙，以字行，1313—1400）奉太祖朱元璋旨意，删节《孟子》而成《孟子节文》一书，且朱元璋不让孟子配祀孔子。作为传统文化思想主干的儒家阵营尚且如此，可以想见对道家文献的研究及选择，是何等薄弱及偏狭了。

---

① （宋）刘敞：《公是集》第 7 册，《丛书集成初编》第 1905 册，北京：中华书局，1985年，第 565 页。

② 朱希祖：《纵横家出于道家说》，《朱希祖文存》，上海：上海古籍出版社，2006 年，第179 ~ 180 页。

③ （清）熊赐履：《学统》，《丛书集成初编》第 3328 册，北京：中华书局，1985 年。

即便《道藏》也只是收入如下几种先秦道家文献：《道德真经》《南华真经》《冲虚至德真经》《通玄真经》，即《老子》《庄子》《列子》《文子》四种较为核心的文本。

在道家文献的选择和分类上，还要考虑到传统辨伪学的影响。辨伪者从来都不认为传世文献"装在篮子里都是菜"，辨伪像是一个筛子，就要筛出那些不具备研究价值的东西。①　由于在创作体例上，先秦古书不是成于一时，也非成于一人之手，②　在内容上和其他文献也有交叉，在面对直接、简单辨伪方法考察时，③　确实存在先秦古书"身份"认证的尴尬。传统道家文献也被辨伪笼罩着，减去不少。如《文子》一书，认为此书真伪参半和全伪的占绝大多数，如唐柳宗元（字子厚，773—819）在《辩文子》中说："《文子》书十二篇，其传曰老子弟子，其辞时有若可取，其指意皆本老子。然考其书，盖驳书也。其浑而类者少，窃取它书以合之者多。"④　明胡应麟（字元瑞，号少室山人，1551—1602）在《少室山房笔丛》中说："《文子》九篇……余以柳谓驳书是也。"⑤　清姚际恒（字立方，1647—约1715）在《古今伪书考》中，将《文子》列入真书而杂有伪书之类，"河东之《辩文子》可谓当矣，其书虽伪，然不全伪也，驳书良然"⑥。以上诸人把《文子》视为真伪参半之书。宋陈振孙（字伯玉，号直斋，1179—约1261）《直斋书录解题》卷九中说："《文子》十二卷。题默希子注。案《汉志》有《文子》九篇。

---

① 李零老师在与我们每周例行谈话中，多次谈到这个问题。他认为在今人看来，辨伪更多时候体现一种科学精神。其实传统辨伪学的思路代表着一种保守态度，即为了树立经学的正统地位，子书中的一些书常常受到打压。

② 余嘉锡《古书通例》卷一《古书不题撰人》、卷四《古书不皆手著》，所谈甚明。见氏著《古书通例》（与《目录学发微》合刊），北京：中华书局，2007年，第200～209、287～296页。

③ 明胡应麟《少室山房笔丛》卷三〇《四部正讹上》从作伪方法上讨论了"十数种赝书"，详参之。（明）胡应麟：《少室山房笔丛》，上海：上海书店出版社，2001年，第290～291页。胡适在《中国哲学史大纲》（卷上）一书中，提出审定史料要从史事、文字、文体、思想、旁证五个方面入手，在面对不同时期的古书时，这些并不都是硬性标准，如文字、思想似乎有一定的主观性。胡适：《胡适学术文集》上册，北京：中华书局，1991年，第20～22页。

④ （唐）柳宗元：《柳宗元集》，北京：中华书局，1979年，第109页。

⑤ （明）胡应麟：《少室山房笔丛》，第304页。

⑥ （清）姚际恒：《古今伪书考》，《丛书集成初编》第114册，北京：中华书局，1985年，第25页。

老子弟子，与孔子同时，而称周平王问，似依托者也。又案《史记·货殖传》徐广注：'计然，范蠡师，名钘。'裴骃曰：'计然，葵丘濮上人，姓辛氏，字文子。'默希子引以为据。然自班固时已疑其依托，况又未必当时本书乎？至以文子为计然之字，尤不可考信。"① 近人张心澂（字仲清，1896—1969）在其《伪书通考》中说："《文子》十三卷，伪。"② 近人梁启超（字卓如，一字任甫，号任公，1873—1929）在《汉书艺文志诸子略考释》中说："此书至班氏已疑其依托，今本盖并非班旧，实伪中出伪也，其大半抄自《淮南子》。"③ 以上是视《文子》为伪书的例子。其他视《文子》为伪书的人还有宋洪迈（字景庐，号容斋，1123—1202）、晁公武（字子止，生卒不详）、叶大庆（字荣甫，约1180—约1230）、黄震（字伯起，1213—1281），明宋濂（字景濂，号潜溪，1310—1381），清陶方琦（字子缜，号湘湄，1845—1884），近现代章炳麟（初名绛，字枚叔，1869—1936）、黄云眉（字子亭，号半坡，1898—1977）等人，他们的具体论述，不一一具引。历史上唯有清孙星衍（字渊如，号伯渊，1753—1818）力挺《文子》非伪书，其《文子序》一文力辩其书非伪托，是《淮南子》抄袭《文子》，非《文子》抄袭《淮南子》。④ 空谷足音，弥足珍贵。同样的例子，还有传世道家文献《鹖冠子》。认为它是真书的有南朝梁刘勰（字彦和，约465—?），唐韩愈（字退之，768—824），明宋濂，近现代的梁启超、吕思勉（字诚之，1884—1957），但这些声音很微弱。认为它是真伪参半的有清姚际恒、王闿运（字壬秋，又字壬父，号湘绮，1833—1916）。⑤ 认为是伪书的有唐柳宗元，⑥ 后人多承其说，如宋晁公武、陈振孙、王应麟（字伯厚，号深宁居士，又号厚斋，1223—1296），明胡应麟，清崔述（字武承，号东壁，

① （宋）陈振孙撰《直斋书录解题》，徐小蛮、顾美华点校，上海：上海古籍出版社，1987年，第289页。
② 张心澂：《伪书通考》，北京：商务印书馆，1957年，第811页。
③ 梁启超：《饮冰室合集》第10册，北京：中华书局，1989年，第21页。
④ （清）孙星衍撰《问字堂集　岱南阁集》，骈宇骞点校，北京：中华书局，1996年，第88~90页。
⑤ 如姚际恒在《古今伪书考》中说："恒按《鹖冠子》，《汉志》上止一篇，韩文公所读有十九篇，四库书目有三十六篇，逐代增多，何也？意者原本无多，余悉后人增入与？"（清）姚际恒：《古今伪书考》，第16页。
⑥ 柳宗元说："尽鄙浅言也，……吾意好事者伪为其书。"（《柳宗元集》，第116页。）

1740—1816），近人黄云眉、张心澂。认为它是伪书或真伪参半的书，几乎成为绝对的声音。

传统学术研究格局仅仅限于位于"焦点"的几种道家文献，而辨伪也过滤掉一部分道家文献，致使传统道家文献的选择范围十分狭窄，对道家的"全景式"研究势必不能展开。但现在随着简帛道家文献的发现，这种状况得到了很大的改观。

（二）本书对道家文献的选择

着眼于两个方面，一是传世道家文献的具体存在，二是出土简帛道家文献的种类及性质。以前者为后者存在背景，然后在这两方面的基础上，确定本书使用的道家文献。

以《汉志》所载道家类文献为基础。这样做的原因如下：一是汉代去古未远，至少在学术材料的占有上比后世更有优势，而历代对先秦学术材料上的认识，多从《汉志》所言；二是《汉志》对先秦诸子关于其时的学术论述，以及刘向父子所做的相关工作多有继承，体现了一种学术传统上的连续记载，本身就具有学术史上的研究价值。这样一来，它对先秦道家文献的记载绝非向壁虚造，而是渊源有自，自然真实反映了先秦秦汉道家学术样貌。

已有前辈做过对《汉志》所言道家文献种类的探讨。如唐兰认为："《汉书·艺文志》所谓道家，实际上可分三类。第一类是古代政治家的著作，如《伊尹》、《太公》、《辛甲》、《鬻子》、《管子》等，现在只有《管子》书还存在，应属于较早的法家。第二类是以《老子》、《庄子》为代表，讲道德、主张无为的道家，《文子》、《关尹子》、《列子》等大概相近。第三类是以《黄帝四经》为首的黄老派，蜎子（环渊）、田子（田骈），鹖冠子、捷子（接子）、郑长者等大体都应属此派，是由老子学派发展出来的一个支派，是讲道法、主刑名的新型法家。申子、慎子、韩非子等都本属黄老，而《艺文志》却又别列于法家……《黄帝四经》汉代人虽称为道家，实际上是法家……事实上，称为道家的政治家和法家在开始时是很难区分的。"[①] 这种区分看到了道家与法家的关系，比如说蜎子（环渊）、田子

---

① 唐兰：《马王堆汉墓帛书〈老子〉乙本卷前古佚书的研究——兼论其与汉儒法斗争的关系》，《考古学报》1975 年第 1 期，第 12～14 页。

（田骈）、鹖冠子、捷子（接子）、郑长者、申子、慎子、韩非子属于黄
老，这为笔者所认可，其中《郑长者》在《韩非子》一书中可以见到只
言片语，如《韩非子·外储说右上》载"郑长者闻之"及《难二》载
"郑长者有言"云云，① 可以看出《韩非子》非常熟悉该书，常以此书观
点佐证自己的学说。此外，《文子》属于黄老派。但对于道家自身内部
层次关系，唐兰还没有论述。

在《说"黄老"》一文（以下简称李文）中，李零把《汉志》诸子
略中的道家分为四种，② 这个分类兼顾出土文献的存在，今亦沿用其类。
同时结合出土的简帛道家文献，③ 进行合并归类上的微调，列目如下，
具体种类即是本书研究对象。

第一，阴谋书。即书目中首列的《伊尹》《太公》《辛甲》《鬻子》
《管子》五书，李文认为它们都属于"《周书》阴谋"，和《逸周书》有
关。齐地流行管、晏之书也是类似题材。这类书都是依托名贤讲治国用
兵。出土文献中有郭店楚简《说之道》，整理者原题为《语丛四》。李零
认为："盖古人本有以阴谋图国之书为道家之成说。这里所述亦属
'谋'、'言'。"④《说之道》，今从古书定名习惯，依李零《郭店楚简校
读记》改称。另有清华简《管仲》，⑤ 银雀山汉简、八角廊汉简《六
韬》，⑥ 马王堆汉墓帛书《九主》。⑦

第二，道论。即《汉志》所列的《曹羽》《郎中婴齐》《臣君子》

① 陈奇猷校注《韩非子新校注》，上海：上海古籍出版社，2000 年，第 776、876 页。
② 李零：《李零自选集》，桂林：广西师范大学出版社，1998 年，第 284～285 页。
③ 从出土特征到内容描述，骈宇骞《简帛"道家"文献述略》所谈颇详，但还有一些遗
　　漏。参见骈宇骞《简帛"道家"文献述略》，陈鼓应主编《道家文化研究》第 22 辑，
　　北京：三联书店，2007 年，第 564～576 页。
④ 李零：《郭店楚简校读记》（增订本），北京：中国人民大学出版社，2007 年，第 56 页。
⑤ 李学勤主编，清华大学出土文献研究与保护中心编《清华大学藏战国竹简》（陆），上
　　海：中西书局，2016 年，第 110～117 页。
⑥ 银雀山汉墓竹简整理小组编《银雀山汉墓竹简》［壹］，北京：文物出版社，1985 年，
　　释文第 107～126 页。河北省文物研究所定州汉墓竹简整理小组：《定州西汉中山怀王
　　墓竹简〈六韬〉释文及校注》，《文物》2001 年第 5 期，第 77～83 页。李零认为此所
　　定名的《六韬》应改称《太公》。李零：《简帛古书与学术源流》，北京：三联书店，
　　2004 年，第 305 页。
⑦ 国家文物局古文献研究室编《马王堆汉墓帛书》［壹］，北京：文物出版社，1980 年，
　　释文第 29～33 页。李零认为属于伊尹书，见李零《简帛古书与学术源流》，第 305 页。

《道家言》。笔者认为这里的归类不无可商，前三篇文献是以人名命名的，应当是三人的"专著"；最后一种《道家言》则与儒家的"儒家言"、法家的"法家言"、杂家的"杂家言"一样，多是不知作者，零篇碎简，但所载内容又与所归诸子思想相同，故以此名相称，可能是一种文体归类，且在《汉志》的排列中通常位于该类的末尾。这类文献没有流传下来，无缘得知具体内容。出土简帛文献中有郭店楚简《太一生水》、① 上海博物馆所藏战国楚竹书《恒先》（下文如再引用上海博物馆藏战国楚竹书，径称"上博简"）、② 马王堆汉墓帛书《道原》，这几篇才是地地道道的道论文献，或曰宇宙论文献。

第三，黄帝书。李文指出："黄帝书和《老子》不同，它不是一种书，而是一类书。这类书的共同点是以黄帝故事为形式。如道家书《管子》、《庄子》、《鹖冠子》，法家书《商君书》、《申子》、《慎子》、《韩非子》，杂家书《尸子》、《吕氏春秋》，数术书《山海经》，方技书《黄帝内经》，兵书《孙子》、《尉缭子》，以及《左传》、《国语》、《大戴礼》、《礼记》，还有汉代纬书，它们都讲黄帝故事。这些故事不仅是众口相传的成说，还发展为书籍体裁的一种。"③ 诸子略道家类文献中有《黄帝四经》四篇、《黄帝铭》六篇、《黄帝君臣》十篇（自注："起六国时，与《老子》相似也"）、《杂黄帝》五十八篇（自注："六国时贤者所作"）、《力牧》二十二篇（自注："六国时所作，托之力牧。力牧，黄帝相"）。以上皆为黄帝书，除此之外，依托黄帝或黄帝君臣问对的书，还可见于《汉志》其他门类中。"其分布范围主要是集中于数术、方技类的实用书，以及数术之学在兵学中的分支即兵阴阳；见于诸子，则主要是阴阳、道两家及其小说杂记。"④ 简帛文献中的黄帝书有马王堆汉墓帛书《十大经》、⑤

① 荆门市博物馆编《郭店楚墓竹简》，北京：文物出版社，1998 年，第 125～126 页。李零：《太一生水》，见氏著《郭店楚简校读记》，第 41～55 页。

② 李零：《恒先》，马承源主编《上海博物馆藏战国楚竹书》（三），上海：上海古籍出版社，2003 年，第 287～299 页。

③ 李零：《说"黄老"》，《李零自选集》，第 278 页。

④ 李零：《说"黄老"》，《李零自选集》，第 280 页。

⑤ 《十大经》之名，过去有《十六经》之说，林清源力辩当定名为《十大经》，而非《十六经》。（林清源：《马王堆帛书〈十大经〉解题》，《中国文哲研究集刊》2003 年第 22 期，第259～290 页。）也有人称其为《经》者，详见李学勤《论〈经法·大分〉与〈经·十大〉标题》一文，见氏著《简帛佚籍与学术史》，南昌：江西教育出版社，2001 年，第 287～295 页。

《称》、《经法》、《道原》、① 《十问》部分篇章，② 银雀山《孙子》佚篇
《黄帝伐赤帝》和《地典》。③

　　第四，先秦道经。如《汉志》所列的《老子》、《文子》、《关尹子》、《蜎
子》、《庄子》、《列子》、《老成子》、《长卢子》、《王狄子》、《公子牟》、《田子》、
《老莱子》、《黔娄子》、《宫孙子》和《鹖冠子》等书。出土文献中有郭店楚简
《老子》、④ 马王堆汉墓帛书《老子》、⑤ 北大汉简《老子》、⑥ 张家山汉简《盗
跖》、阜阳汉简《庄子》杂篇残简（出土有《则阳》《让王》《外物》，郭店楚
简《说之道》也有《庄子·胠箧》只言片语)⑦、定州八角廊汉简《文子》。⑧

---

① 国家文物局古文献研究室编《马王堆汉墓帛书》［壹］，释文第 43～88 页。这批道家要
籍，唐兰倾向认定为久已失传的《汉志·诸子略》中的《黄帝四经》，学界从者不少。
但也有不同声音，如裘锡圭《马王堆帛书〈老子〉乙本卷前古佚书并非〈黄帝四经〉》
一文对此提出异议，该文见陈鼓应主编《道家文化研究》第 3 辑，上海：上海古籍出
版社，1993 年，第 249～255 页。李零也认为此"四书虽与《老子》合钞于一卷，并
同属'黄老刑名'的大范围，但四书只有《十六经》是以黄帝君臣问对的形式写成，
其他都是直言式的一般道论，合定为《黄帝四经》是相当可疑的"。李零：《说"黄
老"》，《李零自选集》，第 283 页。

② 马王堆汉墓帛书整理小组编《马王堆汉墓帛书》［肆］，北京：文物出版社，1985 年，
释文第 145～148 页。

③ 李零：《简帛古书与学术源流》，第 287～289 页。

④ 荆门市博物馆编《郭店楚墓竹简》，第 1～14、109～126 页。

⑤ 国家文物局古文献研究室编《马王堆汉墓帛书》［壹］，释文第 3～16、89～100 页。

⑥ 北京大学出土文献研究所《工作简报》2009 年第 1 期。北京大学出土文献研究所：
《北京大学新获"西汉竹书"概述》，北京大学国际汉学家研修基地编《国际汉学研究
通讯》第 1 期，北京：中华书局，2010 年。

⑦ 相关研究可参——荆州地区博物馆：《江陵张家山两座汉墓出土大批竹简》，《文物》
1992 年第 9 期，第 1～11 页；李学勤：《〈庄子·杂篇〉竹简及相关问题》，《陕西省历
史博物馆馆刊》第 5 辑，西安：西北大学出版社，1998 年，第 126～131 页；廖名春：
《〈庄子·盗跖〉篇探原》，《中国哲学》第 19 辑，长沙：岳麓书社，1998 年，第149～
166 页；韩自强、韩朝：《阜阳出土的〈庄子·杂篇〉汉简》，陈鼓应主编《道家文化
研究》第 18 辑，北京：三联书店，2000 年，第 10～14 页；许学仁：《战国楚简文字研
究的几个问题——读战国楚简〈语丛四〉所录〈庄子〉语暨汉墓出土〈庄子〉残简琐
记》，中国古文字研究会、安徽大学古文字研究室主编《古文字研究》第 23 辑，北京：
中华书局，合肥：安徽大学出版社，2002 年，第 121～137 页；李学勤：《从郭店简
〈语丛四〉看〈庄子·胠箧〉》，见氏著《文物中的古文明》，北京：商务印书馆，2008
年，第 464～467 页；廖群：《先秦两汉文学考古研究》，北京：学习出版社，2007 年，
第 335～359 页。出土文献中的《庄子》研究，已经很充分了，在没有新材料出现的前提下，
本书不拟讨论。

⑧ 河北省文物研究所定州汉简整理小组：《定州西汉中山怀王墓竹简〈文子〉释文》，《文
物》1995 年第 12 期，第 27～34 页。河北省文物研究所定州汉简整理小组：《定州西汉中
山怀王墓竹简〈文子〉校勘记》，《文物》1995 年第 12 期，第 35～37 页转第 40 页。

从不同内容类型和记述方式上来看，《汉志》所载道家类文献可以分为四类：其一，依托类文献，如《伊尹》《太公》《辛甲》《鬻子》《管子》《黄帝四经》《黄帝君臣》《力牧》等；其二，经传类文献，如《老子邻氏经传》《老子傅氏经说》《老子徐氏经说》《刘向说老子》；①其三，专著类文献，这类文献数量最多，如《文子》《蜎子》《关尹子》《庄子》《列子》《老成子》《长庐子》《王狄子》《公子牟》《田子》《老莱子》《黔娄子》《孙子》《捷子》《臣君子》《郑长者》等；其四，言语类文献，如《周训》《黄帝铭》《道家言》等。②从传世道家文献和简帛道家文献的关系来看，笔者把它们分作三类：平行文献、交叉文献、独立文献。所谓平行文献，就是二者均有文本流传，可以相互比照对看的文本，只是文本多寡不同。比如马王堆汉墓帛书《老子》甲乙本、郭店《老子》甲乙丙本和传世《老子》文本；定州八角廊《文子》和传世本《文子》。交叉文献就是某些传世文本和简帛道家文献文本部分重合，以此可以发现或证明传世文本的流传系统或不伪的证据，如《经法》《十大经》《称》与《国语·越语下》的关系，与《鹖冠子》的关系等，皆可凭借马王堆汉墓帛书中的黄帝书，探讨两书成书特点、思想。独立文献就是不见于史书记载，无复依傍，横空出世的文献，如《恒先》《太

① 在先秦诸子中，为前代"某子"作注，只有道家《老子》如此，这里单独划为一类。
② 北大简中有篇题为"《周驯（训）》"的古佚书，现存竹简200余枚，近4800字。全书采用"周昭文公"以历史典故训导"龏（恭）太子"的形式，记载了上至远古尧舜、下至战国中期的若干重要史事，并论述了治国为君之道，其成书年代可能在战国晚期。这篇文献应该就是早已亡佚的《汉志》诸子略"道家"之下著录的"《周训》十四篇"。详参北京大学出土文献研究所《工作简报》2009年总第1期，第5页；阎步克《北大竹书〈周驯〉简介》，《文物》2011年第6期，第71～74页。《周驯》释文，见北京大学出土文献研究所编《北京大学藏西汉竹书》［叁］，上海：上海古籍出版社，2015年，第119～148页。相关研究可参——程少轩：《谈谈北大汉简〈周训〉的几个问题》，复旦大学出土文献与古文字研究中心编《出土文献与古文字研究》2013年第5辑，上海：上海古籍出版社，第556～567页；林志鹏：《北京大学藏西汉竹书〈周训〉研究二题》，复旦大学历史系等编《简帛文献与古代史》，上海：中西书局，2015年，第192～201页；袁青：《论北大汉简〈周训〉的黄老学思想》，《中国哲学史》2017年第3期，第69～74页；苏建洲：《论〈北大汉简（叁）·周驯〉的抄本年代、底本来源以及成篇过程》，清华大学出土文献研究与保护中心编《出土文献》2017年第11辑，上海：中西书局，第266～294页；廖群：《简帛"说体"故事与中国古代"训语"传统——以北大简〈周驯〉为例》，《中南民族大学学报》（人文社会科学版）2018年第4期，第73～78页。《周驯》研究较为充分，本书不拟讨论。

一生水》。

从内容性质上来看，葛兆光认为，"道"的思想取向大致有三个思路：第一是"古道者之学"；第二是"黄帝之学"；第三是"老子之学"。①在以上的划分中，包含三个思路的文献范围还可以再大一些。《太一生水》、《恒先》和《道原》这些先秦道论，通过对宇宙的描述、揣摩和理解，把其中的道理作为对人世认识的依据，可以说是"古道者之学"；我们所言的黄帝书，其两大主题是技术发明与政治理想，可以与葛兆光所言的"黄帝之学"相对应；以《老子》为代表的先秦道经等，可以属于"老子之学"。但阴谋类文献应是有关道之术的内容，把对"道"的认识作为论述宏观背景，体现出道在人世生活技巧、行为方式上的直观形式。从这个角度而言，可以说是"道术之学"。这个划分并不意味着彼此界限壁垒森严，比如道术之学与黄帝之学，就是如此。黄帝之学分为两大层次，其中一个政治思想层次也可以说是道术之学。

二　研究现状

对这个问题的讨论，一是论文写作的必要性使然，二是确定自我与周边关系，找个位置发言的需要。

（一）研究力量不平衡，研究冷热不均

传世道家文献中，《老子》是核心，在后世有着巨大的影响，而简帛文献中又有《老子》数类文本，一时间《老子》研究非常火爆，《老子》就是"老子"，睥睨天下。《老子》研究集中于其人、其书、其思想三个方面。老子是谁？汉司马迁写《史记》时，对老聃、太史儋、老莱子三人，已经不清楚；还有老子与孔子时代先后问题，人们为此聚讼不已。《老子》成书时间、篇序以及章节安排等问题，挑起人们很大的兴趣。《老子》思想在先秦诸子思想的前后左右位置如何？比如与刑名法术之学、神仙养生之说的关系，存在的知识背景如何？在马王堆汉墓帛书的黄帝书出土后，历史上所谓的"黄老"之学得以凸现，《老子》在这一背景中的角色是什么？等等。《文子》和《鹖冠子》研究，相对于《老子》而言，稍微冷一点，对它们的研究，多是凭借相关出土文献，

"翻案"或证明其不伪。

就作为古代哲学文献来看,《太一生水》《恒先》纯粹的哲学思辨达到一定的高度,为传世文献所不及。"一方面,西方哲学家认为中国的文献材料过于零碎,讲究论辩,偏于世俗,很难作为真正的哲学来看待;另一方面,大部分文献材料又太积极,太具有建设性,不能清楚地达到哲学上的中立性和客观性。"① 这代表西方哲学界对中国古代"哲学"的看法,它的身份性质颇受质疑,可见一斑。但现在情况不同了,这两篇文献挑起我们极大的兴趣,研究的学者很多,探讨角度各异,比如在中国思想史上的位置如何?出现的知识背景是什么?

相对于平行类、独立类的文献来说,对交叉类文献的研究薄弱了不少。比如黄帝书就是这种研究现状,虽然也有几部专著及不少文章谈到它。"黄老"之学中的"黄",到底体现在什么地方?其实"在以史记政治活动为中心的'黄老'派之外,另有以个人'全生保身'为中心,而对政治漠不关心的派别存在,其中有分为纯粹遵守无为自然者,为求保身而积极行动,不惜采用权谋者,以及注重实际的养生而接近神仙家者"② 。所以,"黄老"之学在汉初思潮中占有什么样的地位?黄帝书到底有哪些内容?它作为交叉类文献,与传世文献的关系如何解释?黄帝之学与老子之学、其他诸子的关系如何?所有这些缺乏系统梳理。

另外,长久以来对道家文献范围、边界理解上的偏狭,致使阴谋类文献长期不入我们的研究视野,对它们的研究最冷。现在相关简帛文献的发现,至少可以让我们探讨汉人眼中的这类内容。

(二)"单打独斗"的平面研究多,立体研究少

出土文献一方面是被历史筛漏下的"无意史料",③ 另一方面,"从考古学的眼光看出土古书,出土古书只是出土文字的一部分,出土文字

---

① 〔比〕戴卡琳著,杨民译《解读〈鹖冠子〉——从论辩学的角度》,沈阳:辽宁教育出版社,2000 年,第 113 页。

② 〔日〕金谷治著,许洋主译《汉初道家思潮的派别》,刘俊文主编《日本学者研究中国史论著选译》第 7 卷,北京:中华书局,1993 年,第 34 页。

③ 关于有意史料和无意史料的论述,杜维运的《史学方法论》谈及。详见杜维运《史学方法论》,北京:北京大学出版社,2006 年,第 113~115 页。

只是古代遗物的一部分"①。又由于中国传统人文学术积累厚重，现代考古学依附于历史学的倾向，出土文献往往成为"翻案"的工具，或成为填补某种学说演变过程缺失的一环。由于它们的文献整体性并不强，对它们的研究往往受制于与之平行、交叉的传世文献重要与否。即便是对稀见的独立文献的研究，也取决于其在多大程度上弥补传统思想的断裂，及给予传统思想震撼的程度。所以"单打独斗"的平面研究多，不难理解。所谓平面研究就是在道家文献内部进行的研究，比如从文献学角度研究它的文本流变情况、不同时期文本的语言现象如何；从古文字角度研究特定文本的字词释读；或者是对单独一种研究手段的运用，等等。立体研究是从道家文献的内外要素入手进行的研究，不仅仅执着于文献的内部研究，也探讨不同文本在不同时期的阐释意义，或特定的道家文献在道家文献内部整体中的位置如何；或者是文献学、古文字学、哲学、历史学、语言学的综合研究，等等。两者的区别还表现在研究载体的差别，平面研究多是就单篇文献展开的研究，而立体研究多是多篇性质相同或相近文献的综合研究。从以上对道家文献的界定来看，一是道家文献开放性很强，包罗内容广泛；二是文本的流动性较强，与传世文献多有交叉关系。这些提示我们，传统单一的方法，对其研究远不足用。

《老子》文本类型不少，在文本研究、字词差异、章节安排方面，在有出土的不同类型的文本比照下，相比于古人，今人有很大的进步。但是从整体来看，《老子》文本系统如何？探讨不多。帛书《老子》甲本，总字数5468，其中重文124。帛书《老子》乙本，总字数5467，其中重文124。河上公本《老子》，总字数5295，其中重文94。通行本《老子》，②总字数5268，其中重文106。唐傅奕本《老子》，总字数5556，其中重文106。唐景龙二年易州龙兴观道德经碑《老子》，总字数4965，其中重文92。这是历史上比较重要的几个《老子》文本，这些字数差异说明什么问题？所以即便对《老子》文本的研究，也要跳出单纯的某个《老

---

① 李零：《简帛古书与学术源流》，第10页。
② 本书提到的通行本《老子》，即魏王弼《老子道德经注》中的《老子》文本。详参（魏）王弼撰《老子道德经注》，楼宇烈校释《王弼集校释》，北京：中华书局，1980年。通行本《老子》易得，本书引用它，只标明章序号。

子》文本，而要看看它在后世的衍生变化情况，以及与其他《老子》文本的系统关系如何。我们一提《老子》的思想，就会想到"清静无为"，这个思想背景是什么？后世从房中入手解释《老子》者，有之；从兵家入手解释者，有之。《老子》文本为这些思考提供了什么样的契机呢？研究《老子》文本字词差异的多，重分析，但综合少，即探讨它在兵家、名家、法家的定位少。

黄帝书文本与其他古书文本之间的关系，值得研究。它与《老子》《六韬》《管子》《鬼谷子》《鹖冠子》《淮南子》《慎子》《申子》《韩非子》有语句相涉的地方。这些异文在判读这些文本之间的相互关系方面，扮演什么样的角色？传统上，那种以引文来判断伪书的方法，尺度如何拿捏？同时，既然它与这些古书有文本交叉的地方，那么黄帝之学与这些古书代表的流派之间的关系如何？

同时，这四类道家文献存在之前，前道家模样如何？与兵家、名家、法家等泛道家思想之间的相互关系如何？道家在形而上与形而下的世界如何统一？这种统一的基调是什么？这些立体研究，还缺乏整体通盘探讨。

（三）研究格局上，山头林立

学科精细划分，学术评价机制的影响，以及学者们的不同学术兴趣，导致"山头林立"。就简帛道家文献的研究而言，表现特征如下。

由于出土文献的特殊性质，年代悬隔于今甚久，不像传世文献释读那么容易。一经出土，首先面临古文字释读问题。在释读过程中，孤立地为"识字"而"识字"的色彩较为明显。这种情况的出现，除了研究者个人兴趣，还在于现代学科体系的精致划分。进行古文字释读当然可以集中培养优秀人才，但也强化了简帛文献研究过程中的古文字工具功能。因此，单纯地强调"识字"，不及其余；精深有余，阔大不足，这是过分强调古文字重要性，而造成出土文献研究山头林立的一个原因。

出土文献的思想研究，也会造成出土文献研究山头林立。古文字研究好歹有个最终评价标准，即认对的字是唯一的，并且可以接受辞例验证。但思想研究不一样，不能起死人于地下，今人之于它，呼牛应牛，呼马应马。在这个过程中，历史的真实性如何把握？这是一个大问题。

传世文献的丰富使得简帛文献不可能在无限丰富的图景上找不到位置，哪怕是数量不多的某类出土文献，也会让今人有把它放在弥补传世文献残缺的那块"马赛克"中的冲动。思想研究中，某些出土文献与传世文献有一定的连续性，但对这种连续性以及二者的整体性求之过深，也会对研究造成负面影响。同时，把这种研究看成是研究出土文献的不二法门，除此之外，别无他法，更是大可不必。

并不是现在才有这两种倾向，在传统文史研究过程中一直存在。传统所谓的考据和义理与此相较，大致相同。之所以这样讲，主要考虑到传统小学与古文字学的差别，而通常所谓的考据，基本上限于小学圈子；古文字学则超出传统小学的藩篱，气魄较后者大。笔者更愿意用实证和心证指代出土文献研究中的这两个倾向。二者颇有传统，宋明理学家们就存在这两个立说思路。二者的内涵可从研究者和研究对象位置关系的差异角度去考虑，后文在谈学术史写作时，进一步谈论这个问题。

以上所言的研究特点，又造成什么样的研究结果呢？第一，由于只注意处于焦点位置的道家文献，冷落其他道家文献，缺乏大局观，势必导致道家思想研究的整体观念不能建立。第二，从前文对道家内容的描述来看，道家内部层次非常丰富，而平面研究多，立体研究少，使得对道家内部的研究变得支离破碎，使得道家与其他诸子相互关系，道家之下和之前的存在背景，变得晦暗不明。第三，山头林立与平面研究多、立体研究少有一定的关系，撇开研究者个人兴趣不论，更多的是学术短平快评价体制、学科精细划分造成的一种研究格局。局限了出土文献研究的气魄，使得不同学科之间缺乏贯通。毕竟出土文献研究是古文献学、历史学、古文字学、考古学、语言学、哲学等多学科共同参与其中的综合性、立体性研究，片面强调某一个学科研究的重要性，并不利于它的发展。事实上，一花独放不是春，百花齐放春满园。

目前研究特点及研究现状已如上述，那么我们在研究过程中，应该做出什么选择呢？

三　写作思路

先说一些题外话，却是题内应有之义，那就是学术史的写法问题。①
宋释普济《五灯会元》卷一七记载吉州青原惟信禅师参禅的体会："老
僧三十年前未参禅时，见山是山，见水是水。及至后来，亲见知识，有
个入处，见山不是山，见水不是水。而今得个休歇处，依前见山只是山，
见水只是水。"② 在"见山是山，见水是水"的第一层次，主体以未进入
思维的无智状态去感应山水，这时的山水是客观实体，作为主体认知的
客观对象而存在，所以山是山，水是水；在第二层次，主体进入一种哲
学思维状态观照山水，山水因着"我"的心情和意志，从客观的状态趋
向主体的心境，山不是山，水不是水；在第三层次，主体完全了悟了本
体心性，主体的分析性视角没有必要存在，也就是所谓的"得个休歇
处"，相对和绝对达到统一，山水作为视觉表象依然如故，但只是主体
"休歇处"的证物而已，所以说山只是山，水只是水。用数学中的集合
来讲主体和客体的关系，依次是相离、交叉、包含（客体包含主体）。
《庄子·齐物论》有类似论述："有以为未始有物者，至矣尽矣，不可以
加矣；其次以为有物矣，而未始有封也；其次以为有封焉，而未始有是
非也。"③ 倒过来看，这三个层次与以上所言参禅的三个层次，差可比拟。

考虑到学术对象和学术研究主体的关系，学术史的写法其实也就是
这三种方法。

第一种是事实展现法，即如小葱拌豆腐，清清楚楚地把学术事实罗

---

① 近来关于学术史的争论也不少，一是学术史属性问题，比如与思想史、哲学史的关系
如何；二是学术史写作的涵盖范围。参考李零《简帛古书与学术源流》中的《引言：
寻找回来的世界》部分内容（李零：《简帛古书与学术源流》，第 11～15 页）。在本书
中，笔者所言的"学术史"仅就道家文献内容的划分及写法而言。

② （宋）释普济撰，苏渊雷点校《五灯会元》，北京：中华书局，1984 年，第 1135 页。
对这则禅宗故事的解读多样，如叶维廉用来解释读者认知中国古代山水诗歌中山水存
在的三个层次。详参〔美〕叶维廉《中国古典诗中山水美感意识的演变》，见氏著
《中国诗学》（增订版），北京：人民文学出版社，2006 年，第 82～83 页。日本学者阿
部正雄也有相关论述。详参〔日〕阿部正雄著，王雷泉、张汝伦译《禅与西方思想》，
上海：上海译文出版社，1989 年，第 8～13 页。

③ （清）王先谦撰《庄子集解》（与刘武《庄子集解内篇补正》合刊），沈啸寰点校，北
京：中华书局，1987 年，第 17 页。

列出来，这些学术事实或以时间顺序，或以某主题形式组合，这些学术事实"山是山，水是水"。史书中的编年史的写作，以及英国学者柯林伍德（Robin George Collingwood，1889－1943）所言的"剪刀加浆糊的历史学"①，现在学术史中的思想编年写作，传统的学案式写作，可以算这一类。

第二种是价值评价法，追求学术发展规律性、确定性、连续性的表达，在描述事实的时候，往往于事实中预设一定的价值，在论证方面是目的性质的论证。对这种研究客体与主体的交叉关系，可用德国哲学家伽达默尔（Hans-Georg Gadamer，1900－2002）的"视域融合"理论来解释："我所描述的视域融合就是这种统一的实现形式，它使得解释者在理解作品时如果不把他自己的意义一起带入，就不能说出作品本来的意义。"② 在笔者看来，所谓"视域融合"的理论，就以谁为主体而言，有两种。放在中国学术的大背景下，也就是"六经注我"还是"我注六经"的讨论。③ 在"视域融合"解释系统中，材料往往"山不是山，水不是水"。比如受意识形态的影响，唯物史观笼罩下的哲学史、文学史、史学史的写作，均属此类。

第三种是重演材料法，所谓"重演"的学术史，受近代意大利学者维柯（Vico，1668－1744）启发，他倡言史家要神游于古代的精神世界，不应把今人的思想认识强加于古人。④ 他的研究本位是历史客观性本位，与后来柯林伍德所谓"一切历史都是思想史"，意大利学者克罗齐

---

① 〔英〕柯林伍德著，何兆武、张文杰译《历史的观念》，北京：商务印书馆，1997年，第357页。

② 〔德〕伽达默尔著，洪汉鼎、夏镇平译《真理与方法：补充和索引》，台北：时报文化出版企业股份有限公司，1995年，第527页。

③ 刘笑敢对二者的来源进行了追溯和梳理，所谈颇详。详参刘笑敢《"六经注我"还是"我注六经"：再论中国哲学研究中的两种定向》，刘笑敢主编《中国哲学与文化》2009年第5辑，桂林：广西师范大学出版社，第29～60页。

④ 维科说："民政社会的世界确实是由人类创造出来的，所以它的原则必然要从我们自己的人类心灵各种变化中就可以找到。"（Giambattista Vico, La Scienza nuova, p. 117.）他认为人类心灵有一个这样的认知特点："人类心智还有一个特点：对辽远的未知的事物，都是根据已经熟悉的近在手边的事物去进行判断。"（Giambattista Vico, La Scienza nuova, p. 73.）从这个角度而言，他认为由此容易造成民族的和学者的虚骄讹见，所以不同意以今释古。

（Croce，1866－1952）"一切历史都是当代史"明显不同。① 他们两人从研究主体解释和想象历史的角度，强调历史研究中阐释的重要性。凭借材料的属性，并不预设一定的价值体系，尽量减少学术研究主体影子出现，让研究主体在材料中漫游——"云深不知处"，以此来探讨材料背后的思想。在重演的基础上塑造有关于此的自我知识结构，从而形成对它们的价值判断。现在考古学界兴起的实景考古学，是这种研究方法的代表。

道家在传统知识谱系中的地位，让我们选择哪种学术写作方式呢？

从先秦秦汉时期学术大趋势上来看，道家内容层次以及在其时学术分类中的位置，可由下列文献论述而知。

《庄子·天下》提及六个"道术"流派：以"邹鲁之士、缙绅先生"为代表的儒家，以墨翟、禽滑釐为代表的墨家，以宋钘、尹文为代表的接近道家的流派，以彭蒙、田骈、慎到为代表的接近道家的法家，以关尹、老聃为代表的道家，以惠施、桓团、公孙龙为代表的名家。② 其中法家、名家和道家关系密切。

《荀子·非十二子》批评了 12 个人，③ 没提道家，但批评了和道家有关系的以慎到、田骈为代表的刑名法术一派，以及以惠施、邓析为代表的名家。此外，《荀子》其他篇章也有相关论述。如《天论》载："慎子有见于后，无见于先；老子有见于诎，无见于信；墨子有见于齐，无见于畸；宋子有见于少，无见于多。"④ 提到道家的慎子、老子。《解蔽》载："墨子蔽于用而不知文；宋子蔽于欲而不知得；慎子蔽于法而不知贤；申子蔽于势而不知知；惠子蔽于辞而不知实；庄子蔽于天而不

---

① 克罗齐说："因此，即使无限历史的所有无限特殊都得以满足我们的渴望，对我们而言，它们也不能在我们的头脑中驻足，只会被忘记；我们只关注那种特殊，它能回答一个问题，并构成积极的鲜活的历史——当代史。"（Bentdetto Croce, *Teoria e storia della storiografia*, Bari: G. Laterza& figli, 1920, pp. 43 - 44. ）古奇（Gooch）在《19 世纪历史学和历史学家》一书中评价克罗齐说："一切历史都是当代史，在这种意义上，我们只能以我们今天的心灵去思考过去。"（G. P. Gooch, *History and Historians in the Nineteenth Century*, NewYork: Langmans, 1952, p. xxxvi. ）

② （清）王先谦撰《庄子集解》，第 287～299 页。

③ （清）王先谦撰《荀子集解》，沈啸寰、王星贤点校，北京：中华书局，1988 年，第 89～105 页。

④ （清）王先谦撰《荀子集解》，第 319 页。

知人。"① 提到慎子、庄子，以及与道家有关的申子。以点评方式，指出他们学说各自的缺点。

《韩非子·显学》载："世之显学，儒、墨也。……自孔子之死也，有子张之儒，有子思之儒，有颜氏之儒，有孟氏之儒，有漆雕氏之儒，有仲良氏之儒，有乐正氏之儒。"② 没提到道家，讲述儒墨学派的线性纵向发展。

《吕氏春秋·不二》载："听群众人议，以治国，国危无日矣。何以知其然也？老聃贵柔，孔子贵仁，墨翟贵廉，关尹贵清，子列子贵虚，陈骈贵齐，阳生贵己，孙膑贵势，王廖贵先，兒良贵后，此十人者，皆天下之豪士也。"③ 提到道家的老聃、关尹、列子、阳生，以及他们各自的差别。

刘安《淮南子·要略》讲述了不同学术派别地理分布，有"儒者之学"和"墨子"的鲁国，有"管子之书"和"晏子之书"的齐国，有"申子刑名之书"的韩国，有"商鞅之法"的秦国。④ 没有提到道家。

司马谈《论六家要指》谈到了阴阳、儒者、墨者、法家、名家、道家的学术主张以及学术功能。⑤ 班固《汉志》诸子略谈到了诸子十家：儒家、道家、阴阳家、法家、名家、墨家（以上是司马谈的六家，但顺序不一样）、纵横家、杂家、农家、小说家（后四家是新增加的几家）。⑥

除此之外，先秦秦汉论述学术思想的文献，还有几种。如《尸子·广泽》载："墨子贵兼；孔子贵公；皇子贵衷；田子贵均；列子贵虚；料子贵别囿；其学之相非也，数世矣，而不已，皆弇于

---

① （清）王先谦撰《荀子集解》，第 392 页。

② 陈奇猷校注《韩非子新校注》，第 1124 页。

③ 陈奇猷校释《吕氏春秋新校释》，上海：上海古籍出版社，2002 年，第 1134～1135 页。

④ 刘文典撰《淮南鸿烈集解》，冯逸、乔华点校，北京：中华书局，1989 年，第 709～712 页。

⑤ （汉）司马迁撰，（南朝宋）裴骃集解，（唐）司马贞索隐，（唐）张守节正义《史记》，北京：中华书局，1959 年，第 3288～3292 页。

⑥ （汉）班固撰，（唐）颜师古注《汉书》，北京：中华书局，1962 年，第 1724～1746 页。

私也。"①又如《韩诗外传》卷四第二十二章载："夫当世之愚，饰邪说，文奸言，以乱天下，欺惑众愚，使混然不知是非治乱之所存者，则是范睢、魏牟、田文、庄周、慎到、田骈、墨翟、宋钘、邓析、惠施之徒也。"② 其叙述与《荀子·非十二子》评价着眼点相差不大，很明显地透出批评的口吻，只是评价的具体人物和《荀子》有差别。

以上先秦秦汉学术思想论述有如下几个特点。

第一，存在以人统学到以学类人的转换。除了《韩非子·显学》明确提出儒、墨两家，其他以《荀子》之《非十二子》《天论》《解蔽》，《吕氏春秋·不二》，《尸子·广泽》诸篇为代表的这些先秦文献，多以点评方式，概括说明具体代表性人物，指出其优缺点。《荀子》多指出他们的缺点，即多"非"。《吕氏春秋》和《尸子》点评方式相同，着眼于学说的优点，指出思想主张，即"贵某"。但都没有非常明确的儒、道、名、法家的概念，呈现出以人统学的学术评价特点。汉代《论六家要指》以及班固《汉志》诸子略则明确地提出儒、墨、道、法家的界定，以及各家之内的代表性人物及著作，呈现出以学类人的学术评价特点。梁启超对此这样说道："庄、荀以下论列诸子，皆对一人或其学风相同之二三人以立言。其囊括一时代学术之全部而综合分析之，用科学的分类法，厘为若干派，而比较评骘，自司马谈始也。"③

---

① （晋）郭璞注，（宋）邢昺疏《尔雅注疏》，《十三经注疏》，上海：上海古籍出版社，1997年，第2568页。如不特殊说明，后文再引《十三经注疏》均为该版本，直接标明页数。《尸子》的真伪问题，历代都有争论。今人刘建国认为《尸子》为尸佼在公元前350～前270年所作，是真书，有许多内证和外证。虽是杂家，但思想体系主名法。（刘建国：《先秦伪书辨正》，西安：陕西人民出版社，2004年，第280～289页。）另外，根据甲骨卜辞，王国维证实："孝己"在武丁时已死，死前已称"小王"，祖庚、祖甲时称"兄己"，廪辛、康定之后称"祖己"，所以《尚书·高宗肜日》中的"祖己"应即"孝己"。王国维：《高宗肜日说》，《王国维遗书》第1册，上海：上海书店出版社，1983年，第41～45页。只有《尸子》记载"孝己"的事，较为详细，王晖、贾俊侠据此认为《尸子》不是伪书。（王晖、贾俊侠：《先秦秦汉史史料学》，北京：中国社会科学出版社，2007年，第18页。）因此，《尸子·广泽》关于先秦学术思想的论述，很值得注意。
② （汉）韩婴撰，许维遹校释《韩诗外传集释》，北京：中华书局，1980年，第150页。
③ 梁启超：《司马谈〈论六家要指〉书后》，见氏著《清代学术概论》，北京：东方出版社，1996年，第158页。

在笔者看来，从以人划分学术到以学术划分人，是学术分类标准的差异性变化，体现了先秦诸子百家学术种类上的"分"到汉时诸子百家在学术门派上的"合"，在这个过程中，自然有不同诸子学说思想发展上的起落。

第二，注意到学术的地理分布。从《淮南子·要略》记载可以看出此点，《庄子·天下》也略微论及，这为先秦不同地域学术交流研究提供了思考的机会。

第三，学术的历史变化。以《韩非子·显学》与《汉志》诸子略小序为代表，前者注意到儒、墨两家纵向脉络，为后人按图索骥式的追溯提供方便之门。后者则追溯到各家产生的不同王官，讲述其特点，然后再述其末流如何。

但无论从何种角度来看，先秦时期只明确提出儒家和墨家两个学派，没明确地提出道家，到西汉司马谈才明确提到。这是一个非常重要的学派，从前述文献提到的代表性人物可以看出，它包括不同层次，如《庄子·天下》提到道家代表人物——关尹、老聃、彭蒙、田骈、慎到；《吕氏春秋·不二》提到道家中的"老聃贵柔……关尹贵清，子列子贵虚，陈骈贵齐，阳生贵己"。他们代表的不同层次之间的关系如何？道家与其他诸子之间的关系如何？这些很值得思考。

现在从《汉志》入手来看先秦秦汉的学术分类。《汉志》所言学术有六艺类、诸子类、诗赋类、兵书类、数术类、方技类，后世学术由此出发。这六大类，又可合并为两大类，"一类是先秦的诸子百家学说（包括其经典和史料），一类是当时的实用知识和实用技术（包括其理论和方法）。前者传诸后世，主要是儒、道二家，其他流派，皆隐退或消亡。后者传诸后世，主要是源自治国用兵之术的谋略思想和源自数术方技之学的阴阳五行说，它们是从古代技术中提炼出来的具有理论色彩的东西"①。就这两大类之间的关系来看，儒家受当时的实用知识和实用技术的影响较浅，儒家在整个文化结构中的薄弱——"一是哲学的薄弱，二是宗教的薄弱，三是实用技术和理论

---

① 李零：《简帛古书与学术源流》，第433页。

的薄弱"，^①很好地证明了这点。但儒家的薄弱，正是道家的优势，这反过来说明道家受实用知识和实用技术的影响很深。在形而上的层面上，道家有宇宙本体论的思考，以《老子》、出土文献中的《恒先》《道原》《太一生水》为代表；在对自身的关注上，有重己贵生的学说，以庄子为代表；在对外部世界的关注上，黄老刑名法术学派是其代表，这方面的文献有阴谋类文献、黄帝书系列。其中，宇宙本体论和阴阳五行学说关系密切，这是道家哲学上的"兴奋点"，也是后世道教可持续发展的起点。黄老刑名法术学说、阴谋类文献则是道家思想实用化的表现，为道家与兵家、法家、名家的关系探讨提供了材料。《汉志》提到的老庄之外的其他道家，彼此相互影响，或多或少地与上述二者有一定的联系，这为道家内部学派之间的关系的考察，提供了条件。

从以上叙述来看，如果借用结构主义的术语来讲，把儒家和道家包含的不同内容或概念范畴看成符号系统，那么儒家不同内容之间的关系是组合关系，而道家不同内容之间的关系是聚合关系。^②关于这一点，还有其他证明。儒家思想学说承传有一定历史脉络，凭借传世文献和出土文献，其弟子谱系的确立，比道家弟子谱系的确立容易。道家思想内容普遍开花，放射状地扩散，其中每一派弟子谱系的确立都很困难，但彼此之间又有千丝万缕的联系。如道家宇宙论、重己养生学说、黄老刑名法术之间的关系，在结构上而言，就是聚合关系或垂直关系，像五个

---

① 李零：《简帛古书与学术源流》，第 434 页。也有其他前辈时贤论述过这个问题，如王尔敏认为："儒学所遗存古代文化成分，多在于政治哲学、人生礼俗、音乐文学、政治教育、制度典章，以及历史知识与理论，并未能尽收古代道艺学术。上古另一重要学派之道家，恰能补足儒家流派之所忽，但凡巫术医药、人身生理、方技望气、导引吐纳、辟谷炼丹、画符念咒、压胜驱魔，种种怪力乱神，谲奇荒诞，无不兼收并包，在儒家之外形成传衍潜流，而终于丰富古代文化遗产。"（王尔敏：《道家之重己贵生学派及其养生道术》，见氏著《先民的智慧：中国古代天人合一的经验》，桂林：广西师范大学出版社，2008 年，第 184 页。）

② 结构主义学派的创始人是 20 世纪初瑞士语言学家费尔迪南·德·索绪尔，他之后的所有语言学理论都属于结构主义，他们都认为语言单位是在一种结构（或系统）中相互关联的，不是孤立的。索绪尔提出了两种主要的关系类型：组合（syntagmatic）关系和聚合（paradigmatic）关系。前者指一个单位和同一序列中的其他单位之间的关系，或者说是在现场的所有成分之间的关系。后者，索绪尔原本叫联想（association）关系，是指在结构的某个特殊位置上彼此可以相互替换的成分之间的关系，或者说是在现场的成分与不在现场的成分之间的关系。现在组合关系也叫水平（horizontal）关系或链状（chain）关系；聚合关系也叫作垂直（vertical）关系或选择（choice）关系。

手指头一样，都长在手上，但彼此并没有明显的隶属关系，都在各自的方向生长。每一类材料都可被展开纵深论述，并且也有后世某类学说据以生长的兴奋点，比如道家的宇宙论、重己养生的学说，对道教的影响，即是如此。但这些材料之间的横向直接联系并不强，比如重己养生与黄老刑名法术学说之间的必然联系就不多，但也不能说明二者就绝对没有联系，它们背后的理据相同，只是取径不同罢了，笔者更愿意用"横向超越"一词表述道家不同思想体系之间的关系，如道家的"清静无为"，施与己、施与国，即在养生之道和治国之道上有不同表现，很微妙地产生了《庄子》有关学说和黄老刑名法术之说。被看见的只是在场的"冰山"一角，但下面却有看不见的更为庞大的"冰山"支撑着它。因此，仅仅认为简帛道家文献具有证明传世文献的功用，并不足以全面展现它们的价值。同时，它们包罗广泛，内容丰富，也为探讨道家与儒家、墨家、法家、名家、兵家的关系，提供极大的想象空间，笔者倾向于重演式学术史的思考和研究。

本书以简帛道家文献文本为章节写作单位，而不是以道家学派不同"学者"为写作单位，这样做的原因如下：一是不同道家"学者"思想所主不一，且与法家、名家、兵家有一定的交叉，他们本身的思想也需要辨析，如果以他们为写作单位，只能治丝益棼，同时他们人数众多，以此为写作单位，势必章节过多，不易操作；二是他们留下的系统材料不多（《老子》、《庄子》、《文子》及《鹖冠子》还算是系统材料），整体性不强，很多道家"学者"在先秦秦汉相关著作中只有只言片语的介绍，无法以之作为具体单位展开写作。所以笔者以简帛道家文献文本为单位进行每一节的写作，然后将其归类到某一章中，该章即前述道家文献类型之一。其中，对先秦道经的剖析较为特殊，由于其文本相对较长，不同于以节为写作单位的道家文献分析，对先秦道经的分析以章为写作单位（本书第四、五、六章），对其文本及思想具体问题的探讨则呈现为若干不等的小节。

写作思路是凭借出土及传世的道家文献，努力还原当时道家思想存在样态，尽量不把它们装在今天的瓶子里，突出"重演"之方法，但会和今天的存在形态有所对比。在这个过程中，吹响的是先前研究过程中单兵游勇的"集结号"，做出综合立体作战的努力。也就是说要努力

"'跳出诸子看诸子',即不但要参考六艺（读儒、墨最重要），挹经注子；而且要读数术、方技和兵书（对读道家最重要），拿它们当解读线索"①。对每一个文本着眼于两个方面。一是努力还原文本，以朴素的古文字学、文献学、历史学的研究为基石，以见其曾经的历史存在真实性——"重演"文本之真实。二是思想的探讨，侧重于两个角度的思考，一个角度是简帛道家文献自身文本思想的探索，对其研究内容、还可挖掘的兴奋点，都会在这部分写作中有所评述；另一个角度是探讨其在道家思想前后左右的位置，以突出"史"的意义。

综上来看，本书所做的工作，用一句话来概括：在传世道家文献存在的大背景下，围绕具体问题，以历史研究为本位，考察简帛道家文献的位置。这种考察包括两个方面：一是它们文本位置的确定，一是思想位置的确定。即每一章的写作中，首先，整理简帛道家文献文本，如阴谋类文献、先秦道论、先秦道经中的《文子》皆是如此。其他如黄帝书、先秦道经中的《老子》与《鹖冠子》等文献，由于本书篇幅所限，同时前人所做工作较为充分，文本整理，付之阙如。其次，在此基础上，研究其具体思想。对其思想的研究，并不试图将其纳入宏大的体系，或以此构建一个思想体系，更多的是对具体问题的归纳和总结。最后对它们在先秦道家思想体系中的地位及地理学传播，以及二者给先秦道家思想在整个先秦思想体系中的地位带来的影响进行思考。另外，写作过程中，对古书的形成机制，以及古书辨伪的操作方法，进行反思，这些都会在正文或注释中有所体现。

需要说明的是，对于简帛文献的整理，本书采用宽式释文，基本体例如下：

（1）古体、异体字多以通行字代替，如其作亓之类，用通行字体写出；不摹写古文奇字，假借字可直接破读的一般直接破读，不破读者注明。对于传世文献尤其是先秦文献即习惯使用的通假字则予以保留，但写出本字。

（2）重文一律直接写出。

---

① 李零：《简帛古书与学术源流》，第291页。对于先秦诸子学术研究的弊病，钱穆也曾指出："各治一家，未能通贯，一也；详其著显，略其晦沉，二也；依据史籍，不加细勘，三也。"（钱穆：《先秦诸子系年·自序》，北京：商务印书馆，2001年，第21页。）

（3）原有错字、夺字、衍字，不作增删，注释中说明，错字在释文中一并给出正字。

（4）残缺字或不可辨识的字，用"□"标记，所缺过多，五字以上者，用省略号代替。

（5）所补之字用"〔 〕"标出。

（6）简序用尖括号注明。

以上为本书简帛文献整理的一般原则（特殊情况随文注明）。本书在征引其他简帛文献时同此处理。

本书为简体横排版，但为使部分表述不因简体字而产生异义，也为便于读者了解一些古代典籍中文字的流变情况（主要涉及古文字的考辨），书中酌情使用一些繁体字或异体字。比如需比较两个字，而这两个字只有在繁体的情况下才会显示出它们或字形相近，或音韵相同，或字义相通；又如有些字必须改作繁体字形，才能与古书俗体字、通假字以及现代汉语中的简化字相区别。此类情形下，叙述中及相关引用中均使用相应的繁体字或异体字。

第一章　阴谋类文献研究

《汉志》含有阴谋类文献，但这一类型并不是《汉志》开宗明义的称呼，目前学界对此没有深入的综合探讨，李零《说"黄老"》一文对它的性质略有论述。① 笔者从此称呼，主要源于归类描述的方便。该类文献包含以下诸书："《伊尹》五十一篇（汤相）。《太公》二百三十七篇（吕望为周师尚父，本有道者。或有近世又以为太公术者所增加也。《谋》八十一篇、《言》七十一篇、《兵》八十五篇）。《辛甲》二十九篇（纣臣，七十五谏而去，周封之）。《鬻子》二十二篇（名熊，为周师，自文王以下问焉，周封为楚祖）。《筦子》八十六篇（名夷吾，相齐桓公，九合诸侯，不以兵车也，有《列传》）。"② 诸书皆把人名作书名，这是古书命名特点之一。资料所限，今人对以上古人了解程度不一。凭借卜辞，对伊尹有些了解；可大致勾略太公事迹；对管仲的了解最为充分，但对辛甲、鬻熊知晓不多。岁月久远，这几种书流传至今，存佚情况不一，《伊尹》《辛甲》已无完帙，后人有辑本。③ 为什么汉人把这几种书归为道家类文献？这样定性的依据何在？

古今所言"道"的具体概念，有一定的差别。今天"道"的概念侧重于一定的思想见解、主张的理解，属于形而上的范畴。但古人所言的"道"，外延比它大，也包括"术"，即具体实现"道"的方法和手段。如汉初贾谊《新书·道术》载："道者，所道接物也。其本者谓之虚，其末者谓之术。虚者，言其精微也，平素而无设诸也。术也者，所从制物也，动静之数也。凡此皆道也。"④ 《淮南子·人间》载："见本而知末，观指而睹归，执一而应万，握要而治详，谓之术。居智所为，行智所之，事智所秉，动智所由，谓之道。"⑤ 因此，先秦诸子都有自己的思

---

① 李零：《李零自选集》，第 284～285 页。
② （汉）班固撰，（唐）颜师古注《汉书》，第 1729 页。
③ 孙启治、陈建华编《古佚书辑本目录（附考证）》，北京：中华书局，1997 年，第 209 页。
④ （汉）贾谊撰，阎振益、钟夏校注《新书校注》，北京：中华书局，2007 年，第 302 页。
⑤ 刘文典撰《淮南鸿烈集解》，第 586 页。

想主张以及具体操作方法，所以他们是"有道之士"或"有术之士"，也正是在这个意义上，《庄子·天下》才说道术"无处不在"。清朱一新（字蓉生，号鼎甫，1846—1894）就此认为"道本天下所共由，非黄老所得私。《伊尹》、《太公》之为道家，无足异"①。今人王叔岷亦由此认为，对任何学术，皆可称为道，亦可称为术。② 狭义的道家，应是指先秦时期以虚无为本，以因循为用，以清静无为、顺应自然为其道术的思想学派。

另外，从现存属于《太公》书系列的《六韬》内容来看，《淮南子·精神》载："故通许由之意，《金縢》、《豹韬》废矣。"高诱注："《金縢》、《豹韬》，周公、太公阴谋图王之书。"③《豹韬》是《六韬》中的一篇，此单举之，"古书本自单篇别行，以《豹韬》中多阴谋，故取以与《金縢》为对也"④。因此在古人看来，作为帝王之师的太公是多

---

① （清）朱一新：《无邪堂答问》，吕鸿儒、张长法点校，北京：中华书局，2000 年，第 39 页。
② 王叔岷：《先秦道法思想讲稿》，北京：中华书局，2007 年，第 14 页。
③ 刘文典撰《淮南鸿烈集解》，第 236 页。
④ 余嘉锡：《四库提要辨证》，北京：中华书局，2007 年，第 589 页。先秦古书单篇流传，余嘉锡在《古书通例》中所论甚详。见余嘉锡《古书通例》，第 265～269 页。古书形成，李学勤和李零也有详细论述。见李学勤《对古书的反思》，氏著《简帛佚籍与学术史》，第 28～33 页；李零《出土发现与古书年代的再认识》，《李零自选集》，第 22～55 页。早期的古书，多是口耳相传，然后是单篇流传，再次是专书流传。清章学诚《文史通义·诗教上》载："三代盛时，各守人官曲之世氏，是以相传以口耳，而孔、孟以前，未尝得见其书也。"［（清）章学诚，叶瑛校注《文史通义校注》，第 63 页。］其实和先秦秦汉时期相当，在世界其他地方，古书书写和流传存在相似情况。"从近些年的出版物来看，在西方存在一个不断加强的共识——早期的中国知识传授，大多数是通过口头传授的。在很大程度上，这个观点是在与古希腊世界的对比中产生。这个观点认为，在最后写定之前，训诫类文本特别是诗歌，作为记忆，在师徒之间代代口头相传。"（Edward L. Shaughnessy, *Rewriting Early Chinese Texts*, New York: State University Of New York Press, 2006, p. 260, N. 3.）梵语也是如此，"在这漫长的历史过程中，数以千计的由梵语写就的作品，在最初的时候，口头相传，但是后来写在桦树皮或贝叶上，大约公元一千年，又写在了纸上"。（Walter Harding Maurer, *The Sanskrit Language: An Introductory Grammar and Reader*, Surrey: Curzon Press, 1995, p. 4.）早期的拉丁语文献，书写在纸莎草纸上，这种纸可以卷起来。"较长的文本，写在两端都有木轴的纸莎草纸带上，这种纸莎草纸带 8 英寸到 1 英尺宽，10 码长。……罗马人称这样的一个卷轴为 liber，通常被翻译成'书'。……但是那些书写较长文本的作者，由于这样的卷轴所限，不得不把文本分成篇幅较短的部分，因此古代的书常常不分章，而被分成'书'，在长度上，这种'书'一般有二十到四十页。"（Tore Janson, *A Natural History Of Latin*, Translated and Adapted into English by Merethe Damsgård Sørensen and Nigel Vicent, Oxford: Oxford University Press, 2004, p. 28.）这些状况和中国早期古书类似，受书写载体及大规模传播限制的影响，早期古书也不分章节，往往单篇流传，这样一来，古书结集势必是一个缓慢的过程，古书辨伪学思路往往强调篇章创作的确定时间，而古书这个特点相对于辨伪思路而言，不能不说是一个尴尬因素。

阴谋的形象。同时如《汉志》所言，这几个人和不同的君王若即若离，如伊尹周旋于夏、商的君主之间，辛甲离商奔周，管子也服事过不同的君王。他们都是如《老子》所言"以道佐人主者"，在这个过程中，体现出来一定的道之术。这些都为后人拿他们"说事"提供了遐想空间，就出现了所谓的道家阴谋类文献之说。"阴谋"应当是实现"道"的方法和手段，也就是"术"。同时将道之"术"的认识，依托于周旋在不同利益、身份君王之间的帝王之师，予以表达。为什么依托于这些"帝王之师"？他们形象光辉高大，易于为人关注；最重要的一点是，与古人著书立说的习惯有关，"依托"为古书的创作方式之一，不必厚诬古人，以伪书视之。当然古书书名就是以人名命名，自然不必以当事人具体生活年代当作创作时代。

因此，正是在帝王之师阴谋图国、他们的生存方式是"道之术"的角度上，汉人才把这几类书放到道家文献中。把这类文献放到道家文献整体中去考虑，我们称之为"阴谋类文献"。同时这种归类也体现了《汉志》书目排列思想，诸子略把每一"子"中年代较早的人名（早期古书书名常以人名命名，人名即是书名）放在前面，如儒家文献把《晏子》放在最前面，法家文献把《李子》《商君》《申子》放在前面，名家文献把《邓析》《尹文子》放在前面，等等，这些都说明了这个特点。道家文献排列也不例外，把这几种较早的道家类古书（人名）放在最前面。

除以上阴谋类文献，古书还有其他类似材料。首先，《逸周书》值得注意，它与《太公》系列古书的关系，古人早已注意到。"其中时涉阴谋，如《寤儆》之叹谋泄，《和寤》之记图商，多行兵用武之法，岂即战国时所称《太公阴符》之谋与？"① 其次，还应注意黄帝书中的部分内容，《汉志》著录有《黄帝铭》，宋王应麟《困学纪闻》卷一〇提到《皇览·记阴谋》记载黄帝《金人器铭》，认为该铭大概是《汉志》道家

---

① （清）谢墉：《刊卢文弨校定逸周书序》，黄怀信、张懋镕、田旭东撰，黄怀信修订，李学勤审定《逸周书汇校集注》（修订本），上海：上海古籍出版社，2007年，第1198页。

类文献《黄帝铭》六篇之一。① 《皇览》把黄帝《金人器铭》放在"记阴谋"的故事中,也可以见出黄帝书与阴谋类文献之间的关系。再次,还应该注意《周礼》一书,它的真伪及其内容的价值,历代争论不少。② 在这些争论中,对成书时间的认定,其中有一派认为是战国时代,贾公彦在《序周礼废兴》中认为"林孝存以为武帝知《周官》末世渎乱不验之书,故作十论七难以排弃之。何休亦以为六国阴谋之书",又于《春官宗伯》的疏中说道:"必引诸文为证者(引者按:指郑玄引郑众注),当时张包、周孟子、何休等不信《周礼》是周公所制,以为六国时阴谋之书,故先郑以诸文为证也。"③ 具体结论,见仁见智,此处不论对错,但认为《周礼》是战国时代的阴谋之书,值得注意。不过,《周礼》一书对典章制度的论述甚多,可以认为是周公施政时制度设计的具体遗留,但具体的"阴谋"思想论述不多。因此,所载内容,笔者弃之不用。

结合简帛文献相关内容,这一章探讨原题为《语丛四》的《说之道》、以伊尹为主题的伊尹类文献、银雀山汉简和八角廊汉简中的《六韬》。就其中的伊尹和太公而言,他们形象一样,在兵家和道家那里扮演的是阴谋图国的角色,但伊尹类文献《九主》从思想倾向来看,其实体现了黄老刑名法术思想,而《伊尹》在《汉志》中被归为道家,现在也把它放在道家阴谋类文献中。

第一节 《说之道》研究

1993 年,该篇文献出土于湖北荆门市郭店一号楚墓,现存竹简 27 枚,简长 15.1 厘米~15.2 厘米,编线两道,编线间距 6 厘米~6.1 厘米。④ 根据该篇文献的分章符号墨钉"■",可分为五段,具体的章节中,

① (宋)王应麟著,(清)翁元圻等注《困学纪闻》,栾保群、田松青、吕宗力校点,上海:上海古籍出版社,2008 年,第 1192 页。
② 关于这个问题的讨论,参看刘起釪《〈周礼〉真伪之争及其写成的真实依据》一文。详参刘起釪《古史续辨》,北京:中国社会科学出版社,1991 年,第 619~653 页。《周礼》记录的先秦官制内容较为驳杂,非常重要,笔者把它当作先秦文献来使用,后文不再说明。
③ (汉)郑玄注,(唐)贾公彦疏《周礼注疏》,第 636、752 页。
④ 荆门市博物馆编《郭店楚墓竹简》,第 217 页。

又有短横标志的句读和作为两横的重文号。该文献共有 403 字，合文 1字，重文 6 字，残约 4 字。从抄写格式、字体、篇章结构、内容等方面来看，与同时出土的《语丛一》《语丛二》《语丛三》有明显的差别。①拟在前辈先贤的基础上，重新考释简文。然后把它放在先秦的学术背景下，着重探讨它的学派性质。

一　释读

根据墨钉符号位置，《说之道》结构可以分为两大部分，1~9 简共有四个墨钉，可以分为四段；10~27 简没有墨钉，可以单独为一段。前四段为第一部分，讲的是"说之道"；第二部分讲述的是"谋友"之贵。当然，其中的界限并非绝对，笔者感觉第一部分的最后一段，即"窃钩者诛，窃邦者为诸侯。诸侯之门，义士之所存"讲的是诸侯之门"义士"的重要，如果它和第二部分的最后一段，即"听君而会，视貌而内，［内之又内之，至之又至之］，至而无及也已"（讲述向君王进言的技术性要求），位置换一换，内容排列更紧凑一些。另外，《说之道》文体属于语类古书中的"语"，具有格言、语录的特征，针对特定的对象，有一定的告诫目的。在考虑原有的墨钉、竹简的契口位置的前提下，简序排列似乎很灵活。

目前已有数种《说之道》释文，但有若干疑难字不能辨识，此处释文侧重于段落大意的梳理。

凡说之道，[1] 急者为首。既得其急，言必有及〈5〉之。[2] 及之而不可，必文以讹，[3] 毋令知我。破邦亡〈6〉将，流泽而行〈7〉。[4]

言以始，情以久。[5] 非言不雠，非德无复。[6] 言〈1〉而苟，墙有耳。[7] 往言伤人，来言伤己〈2〉。言之善，足以终世。三世之福，不足以出亡〈3〉。

口不慎而户之闭，恶言复己而死无日〈4〉。[8]

窃钩者诛，窃邦者为诸侯。诸侯之门，义士〈8〉之所存〈9〉。

① 周凤五：《郭店竹简的形式特征及其分类意义》，《郭店楚简国际学术研讨会论文集》，武汉：湖北人民出版社，2000 年，第 53~63 页。

车辙之莹酭，不见江湖之水。[9]匹妇愚夫〈10〉，不知其乡之小人、君子。食韭恶知终其世〈11〉。[10]

暴举贤人，是谓寅行。[11]贤人不在侧，是〈12〉谓迷惑。不举智谋，是谓自欺。暴举智谋，是〈13〉谓重欺。

邦有巨雄，必先举之以为朋。[12]虽难〈14〉之而弗恶，必尽其故。尽之而疑，必攻铴铴〈15〉。其举如将有败雄，是为害。[13]

利木阴者，不折〈16〉其枝，利其渚者，不塞其溪。[14]善使其下，若〈17〉蚰蚕之足，众而不害，割而不仆。[15]善事其〈18〉上者，若齿之事舌，而终弗咭。[16]善［事其友］〈19〉者，若两轮之相转，而终不相败。[17]善使〈20〉其民者，若四时，一遣一来，而民弗害也〈21〉。

山无陶则阤，[18]城无蓑则阤，[19]士无友不可。君有〈22〉谋臣，则壤地不削；士有谋友，则言谈不〈23〉弱。

虽勇力闻于邦不如材，金玉盈室不〈24〉如谋，众强甚多不如时，故谋为可贵。

一〈25〉家事，乃有则：三雄一雌，三鳼一鼪，一王母〈26〉保三殹兒。[20]

听君而会，视貌而内，[21]［内之又内之，至之又至之］，至而无及也已〈27、27背〉。

[校注]

〔1〕本篇原无篇题，整理者据其体例特征归入《语丛》，但考虑到本篇文献述说的内容，一是强调言、谋的重要，二是讲述贤士、友的重要，笔者从李零、林素清说，取简首"凡说之道"定篇题为《说之道》。① 第一章原属第5、6、7简，现依李零说，调到该篇起始位置，这样也与古书篇题命名传统一致。

〔2〕"既得其急，言必有及之"。李零把"言"属上读，这里属下读，从林素清、刘钊说。

〔3〕"必文以讹"之"文"字，原裴案读"且"，今从李零、刘钊之说，读为

---

① 李零：《郭店楚简校读记》（增订本），第56页。林素清：《郭店竹简〈语丛四〉笺释》，《郭店楚简国际学术研讨会论文集》，第390页。

文，文饰之义。讹，虚伪不实的话，《诗经·小雅·正月》载："民之讹言，亦孔之将。"郑笺："讹，伪也。"①

〔4〕"破邦亡将，流泽而行"。"流泽"解释有争议，《荀子·礼论》载："积厚者流泽广，积薄者流泽狭也。"②《韩诗外传》卷五载："故道得则泽流群生，而福归王公。"③"泽流"是主谓结构，"流泽"是动宾结构，两字前后颠倒，似乎并无根本性的差别。这段话是说，游说之道，须知对方所急的话题。如果已经知道对方着急的话题，言语上就尽量围绕着它转，如果对方不为所动，就掩饰以不实的言论，不要让他知道我的目的。如果身处破国亡将的国家，那就要像流水一样离开，不要游说了。

〔5〕"言以始，情以久"之"始"，整理者原释"司"，读为"词"。在郭店楚简中，与此字字形相同的还有，《五行》简18所载"〔君〕子之为善也，有与始"，《性自命出》简27所载"始其德也"诸句之"始"。今从李零、林素清说，读此字为"始"。这两句是说，游说的时候，虽说是以言辞开始，但要饱含深情，这样话语结束后，情感才长留心中。

〔6〕"非言不雠，非德无复"，应当化用《诗经·大雅·抑》篇中"无言不雠，无德不报"的说法，林素清读"非"为"靡"，刘钊也是如此。古人引书形式多样，往往不拘泥于原文，以引文就己意，化用引文之意，以致引文与原文面目全非都有可能。

〔7〕"言而苟，墙有耳"，应当是古代的俗语，古人要求说话谨慎，不能随便。如《淮南子·主术》载："言不苟出，行不苟为。"④《说苑·谈丛》载："恶语不出口，苟言不留耳。"⑤它书也有"墙有耳"表述。《管子·君臣下》载："古者有二言，墙有耳，伏寇在侧。墙有耳者，微谋外泄之谓也。"⑥《淮南子·说林》载："附耳之言，闻于千里也。"⑦

〔8〕"口不慎而户之闭，恶言复己而死无日"。这两句与"往言伤人，来言伤己"的意思相近，其中"恶言复己"是对"非言不雠"的具体解释。这两句是说，出口不慎，即便房门关闭，也会招来恶言，让自己很快死去。

〔9〕"车辙之莝酶，不见江湖之水"。"辙"字原作𩵋，郭店《缁衣》简40作𩵋，

① （汉）郑玄笺，（唐）孔颖达等正义《毛诗正义》，第441页。
② （清）王先谦撰《荀子集解》，第351页。
③ 许维遹校释《韩诗外传集释》，第199页。
④ 刘文典撰《淮南鸿烈集解》，第312页。
⑤ 向宗鲁校证《说苑校证》，北京：中华书局，1987年，第393页。
⑥ 黎翔凤撰，梁运华整理《管子校注》，北京：中华书局，2004年，第578页。
⑦ 刘文典撰《淮南鸿烈集解》，第574页。也是"墙有耳"之意。

今本《缁衣》作"辙"。此字考释，时贤有两大主流意见。一种是从"曷"得声，读为弼、盖、第、辇；裘锡圭从朱德熙所释，认为从"曷"得声，作"㪍"，读作弼，也通作第，疑"车㪍"当读为"车盖"。① 涂宗流、刘祖信在《郭店楚简〈缁衣〉通释》中把此字读为"第"。② 刘晓东把此字读为"辇"。③ 另一种是读为"辙"，李零读"辙"。④ 刘信芳将郭店楚简此字读同今本"辙"。⑤ 张富海认为《古文四声韵·薛韵》所引古《老子》和《义云章》分别作德、德，与《说之道》该字为同一字，即"辙"字中右部，将此字释为敠。⑥ 徐在国与张说同，并连同《说之道》简10此字读作"辙"。⑦ 除了这两大主流意见，白于蓝认为此字从"吕"得声，可读作"御"，在《缁衣》中讲得通，但在《说之道》中，可商。⑧ 荃字从必得声，可读为密。酗字从有得声，读为如，古书中"有"与"如"可通，《诗经·小雅·斯干》"如翬斯飞"。《说文解字·羽部》卷四上引如作"有"。⑨ 有，之部匣纽；如，鱼部日纽。之、鱼旁转，音近可通。密如，密密麻麻的样子。见通现，古籍常见。车辙之密如，意思是说即便是密密麻麻的车辙充满水，也不会显现浩大的江湖之水。

〔10〕"匹妇愚夫，不知其乡之小人、君子。食韭恶知终其世"。《韩诗外传》卷四载："所谓庸人者，口不能道乎善言，心不能知先王之法，动作而不知所务，止立而不知所定，日选于物而不知所贵，不知选贤人善士而托其身焉，从物而流。"⑩ 所言意思与此相近。

〔11〕"曩举贤人，是谓淏行"。"曩"字原作𡕲，整理者隶定为从日，从棗之字，读为早，李零认为读"早"可疑，隶定为曩，该字如何解释，阙疑。淏，从宀，从泱得声。泱，从氵，央声。"央"可与"殃"通假，《老子》第五十二章"无遗身

① 朱德熙：《长沙帛书考释（五篇）》，《朱德熙文集》第5卷，北京：商务印书馆，1999年，第207~209页。荆门市博物馆编《郭店楚墓竹简》，第218页。

② 涂宗流、刘祖信：《郭店楚简〈缁衣〉通释》，《郭店楚简国际学术研讨会论文集》，第194页。

③ 刘晓东：《郭店楚简〈缁衣〉初探》，《兰州大学学报》2000年第4期，第115页。

④ 李零：《郭店楚简校读记》（增订本），第59页。

⑤ 刘信芳：《郭店简〈缁衣〉解诂》，《郭店楚简国际学术研讨会论文集》，第177页。

⑥ 张富海：《郭店楚简〈缁衣〉篇研究》，北京大学中文系硕士学位论文，2002年。

⑦ 徐在国：《释楚简"敠"及相关字》，中国古文字研究会、浙江省文物考古研究所编《古文字研究》第25辑，北京：中华书局，2004年，第347~351页。

⑧ 白于蓝：《释"𩨳"》，中国古文字研究会、中山大学古文字研究所编《古文字研究》第24辑，北京：中华书局，2002年，第356页。

⑨ （汉）许慎撰，（清）段玉裁注《说文解字注》，杭州：浙江古籍出版社，1998年，第139页。

⑩ 许维遹校释《韩诗外传集释》，第162页。

殃"，马王堆汉墓帛书甲、乙本"殃"作"央"。① 《隶释》卷三中的"无极山碑"有"为民来福除央则祀"句，洪适读"央"为"殃"。② 所以"渶"可以读为"殃"，《广雅》卷三"殃，败也"。③ 所以"渶行"可以释为败行。这里所言似乎是四种对待贤人和智谋的不好态度。

〔12〕"邦有巨雄，必先举之以为朋"。对"巨雄"的解释，争议很多。李零说似指贤才，古书中的类似说法是"英雄"。④ 林素清认为指有权势的人或家族。⑤《管子·轻重丁》载："则蚊虻巨雄、翡燕小鸟皆归之。"⑥ 巨雄是大雄鸟之称。古籍中也有"骏雄"的说法，《战国策·秦策三》"蔡泽见逐于赵"章载："燕客蔡泽，天下骏雄弘辩之士也。"⑦《说苑·善说》载："论若三子之行，未得为孔子骏徒也。"⑧《广雅》载："巨，大也。"⑨《诗经·商颂·长发》"为下国骏庞"，郑笺："骏，大也。"⑩ 巨、骏都有大、高大的意思，巨雄和骏雄意思差不多，李零认为"英雄"的说法与之类似，笔者从之。

〔13〕"尽之而疑，必攼鎔鎔。其举如将有败雄，是为害"。攼字待解。"其举"应当复指"尽之而疑，必攼鎔鎔"。"其举如将有败雄"，林素清、刘钊从"败"字处断开，"雄"属下读，整体上来看，该句强调"巨雄"的重要性，要注意和他结交，好好地利用他，不要畏惧什么困难，如果"尽之而疑，必攼鎔鎔"，势必要危及"巨雄"，这是大害，非常要不得。此从李零之说，在"雄"字处断开。

〔14〕"利木阴者，不折其枝，利其渚者，不塞其溪"。《韩诗外传》卷二引田饶语"臣闻食其食者，不毁其器；阴其树者，不折其枝"。⑪《新序·杂事》亦引田饶此语，唯"阴"字作"荫"，石光瑛认为这是"以训诂音读代改字之法"。⑫ "渚"，陈伟读作"潴"，可从。"渚"和"潴"通假，如《管子·五辅》载："导水潦，利陂

① 高明：《帛书老子校注》，北京：中华书局，1996年，第77页。
② （宋）洪适：《隶释》（与《隶续》合刊），北京：中华书局，1986年，第45、46页。
③ （清）王念孙撰《广雅疏证》，钟宇讯点校，北京：中华书局，2002年，第90页。
④ 李零：《郭店楚简校读记》（增订本），第59页。
⑤ 林素清：《郭店竹简〈语丛四〉笺释》，第392页。
⑥ 黎翔凤撰，梁运华整理《管子校注》，第1494页。
⑦ （汉）刘向集录《战国策》，上海：上海古籍出版社，1998年，第211页。
⑧ 向宗鲁校证《说苑校证》，第274页。
⑨ （清）王念孙撰《广雅疏证》，第5页。
⑩ （汉）郑玄笺，（唐）孔颖达等正义《毛诗正义》，第626~627页。
⑪ 许维遹校释《韩诗外传集释》，第62页。
⑫ （汉）刘向编著，石光瑛校释，陈新整理《新序校释》，北京：中华书局，2001年，第762页。

沟，决潘渚。"①

〔15〕"善使其下，若蚈蚑之足，众而不害，割而不仆"。《文子·上德》载："善用人者，若蚈之足，众而不相害。"②《淮南子·说林》载："善用人者，若蚈之足，众而不相害。"与《文子》相同。③准此，第一个"害"字原作"割"，此处读为"害"。割从害得声，月韵见母；害，月韵匣母。二字韵母相同，见母、匣母同属牙音，可以通用。第二个"割"，如字读，"割而不仆"意为一足割，而身体不倒。

〔16〕"善事其上者，若齿之事舌，而终弗啗"。"啗"字，从李零说。关于齿、舌的比喻，古书多见，多取以柔克刚之义，此处亦此义。如《说苑·敬慎》载："老子曰：'夫舌之存也，岂非以其柔耶？齿之亡也，岂非以其刚耶？'常摐曰：'嘻！是已。天下之事已尽矣，无以复语子哉！'"该书又载："韩平子问于叔向曰：'刚与柔孰坚？'对曰：'臣年八十矣，齿再堕而舌尚存。……夫生者毁而必复，死者破而愈亡，吾是以知柔之坚于刚也。'"④此舌齿之喻还见于《太平御览》卷五〇九，也见于《战国策》《孔子家语》，却是老莱子教孔子、子思。鲁迅小说《出关》提及这个比喻，又变成老子教庚桑楚。⑤

〔17〕"善〔事其友〕者，若两轮之相转，而终不相败"。整理者以为缺文处当补"使其下"三字，所补与上文重复，刘钊也是如此。⑥李零认为应该补"事其君"三字。从文意来看，君臣是上下关系，朋友是平行关系，与"两轮"关系相当。若补"使其下"，则与简17重复；若补"事其君"，似乎与前所言"事其上"重复。因此，所补应该以"事其友"为当，此从陈伟之说。⑦

〔18〕"山无陶则阤"之"陶"字原作⬛，整理者释此字从阜、从豕、从土，即墜字，释形有误，无法读通简文，不可从。林素清释此字从土、隋声，土与山义类相近，释此字为隓。笔者仔细勘对字形，从李零说，释为从阝、从勹、从夕、从土的字，即陶字。在古文字中，从阜和从土同，两者是重叠意符，此字应当从勹得声，勹是伏的初文。⑧何琳仪据此把《古玺汇编》编号为0362的内容，用宽式释文，直接写成"东阳海泽王符瑞"，其中的"符"字，象人侧面俯伏之形。⑨另外，也有时

①　黎翔凤撰，梁运华整理《管子校注》，第194页。
②　李定生、徐慧君校释《文子校释》，上海：上海古籍出版社，2004年，第230页。
③　刘文典撰《淮南鸿烈集解》，第576页。
④　向宗鲁校证《说苑校证》，第244、245页。
⑤　鲁迅：《鲁迅全集》第2卷，北京：人民文学出版社，2005年，第457页。
⑥　刘钊：《郭店楚简校释》，福州：福建人民出版社，2005年，第224页。
⑦　陈伟：《郭店简〈语丛四〉考释（七则）》，邢文、艾兰编《新出简帛研究》，北京：文物出版社，2004年，第323页。
⑧　于省吾：《甲骨文字释林》，北京：中华书局，1979年，第374页。
⑨　何琳仪：《战国文字通论》（订补），南京：江苏教育出版社，2003年，第270页。

贤隶定为其他字，陈松长在《郭店楚简〈语丛〉小识八则》中认为此字是堋字的异构，实即朋字，读为崩。[1] 杨泽生据此认为此字应当释作"覆"，解释此句的意思为：山无遮蔽就会崩。[2] 此说可商。该句似乎通过强调陶对于山的意义，以及下句"蓑"对于城的重要性，类比友对士的重要价值。

〔19〕"城无蓑则阤"。"蓑"字解释，从林素清说，"蓑"通"衰"，等衰的意思。这里是说城墙的厚度若不是由下而上随高度递减的话，就缺乏斜坡而容易崩塌。[3]

〔20〕"一家事，乃有则：三雄一雌，三䶓一罂，一王母保三殹兒"。"则"字，原从贝，从石，从人，此从李零说，读为则，指折算的方法。关于"三䶓一罂"的含义，亦从李零说，指一个陶盆也能装下三罐子的水。[4] "殹兒"，刘钊、林素清都指出"殹兒"也就是《说文》和《释文》中的"嫛婗"，婴儿的意思。[5]

〔21〕"听君而会，视貌而内"。林素清疑传抄讹误，"听君而会"当作"听言而答"。[6] 不改也可讲通，会有领会、理解的意思，听君王说话而理解他的意思。貌，整理者隶定为厝，原读作朝，今从林素清、刘钊说，读作貌。这两句意思是仔细听君王的言语而理解他，根据他的面部表情而纳言。

二　文体及其特点

本节把《说之道》放在先秦秦汉历史环境下，探讨所处的背景，通过比较与之相似的语篇，对它的文体性质、特点进行分析和说明。需要说明的是，《说之道》文体研究是对它文本物理形式上的研究，一定的文体往往是确定它时代坐标的重要因素，这也是对它进行文体探讨的出发点。

(一)《说之道》文体

1. 语类古书范围

从它的文体来看，属于语类古书中的一种。对于先秦时期古书类

---

① 陈松长：《郭店楚简〈语丛〉小识八则》，安徽大学古文字研究室编《古文字研究》第22辑，北京：中华书局，2000年，第260~261页。
② 杨泽生：《〈语丛四〉札记》，简帛研究网，2002年3月23日。
③ 林素清：《郭店竹简〈语从四〉笺释》，第393~394页。
④ 李零：《郭店楚简校读记》(增订本)，第63~64页。
⑤ 刘钊：《郭店楚简校释》，第234页。林素清：《郭店竹简〈语从四〉笺释》，第394~395页。
⑥ 林素清：《郭店竹简〈语从四〉笺释》，第395页。

型，我们现在的认识还不充分。① 目前，部分出土文献可以深化对这个问题的认识。首先是语类古书界定问题。古书作为学术的载体，那么古代学术在什么层面上存在？最初学在官府，私门不著述文字。清章学诚《校雠通义·原道》说："有官斯有法，故法具于官；有法斯有书，故官守其书；有书斯有学，故师传其学；有学斯有业，故弟子习其业。官守学业皆出于一，而天下以同文为治，故私门无著述文字。"② 这个观点为今天多数学者认可，"先秦古书，并非自古就有，而是春秋战国之际才横空出世，它们是从官学而来，官学是分类的源头。我们要想了解这个源头，通常有两个背景参考：一是古代的官书旧典，二是古代的贵族教育"③。《国语·楚语上》载申叔时对太子教育的言论："教之《春秋》，而为之耸善而抑恶焉，以戒劝其心；教之《世》，而为之昭明德而废幽昏焉，以休惧其动；……教之《语》，使明其德，而知先王之务，用明德于民也；……教之《训典》，使知族类，行比义焉。"④ 学在官府，因此"语"最初的面目应该是春秋战国时期的一类史书。王晖、

---

① 李零《从简帛发现看古书的体例和分类》一文谈到古书写作方式和阅读方式，以及按这种理解建立的类型概念和它们在历史过程中的演变。详参李零《从简帛发现看古书的体例和分类》，《中国典籍与文化》2001 年第 1 期，第 25 页。
② （清）章学诚撰，叶瑛校注《文史通义校注》，北京：中华书局，1994 年，第 951 页。章学诚这个观点也有所本，《庄子·天下》载："古之所谓道术者，果恶乎在？曰：无乎不在。……其明而在数度者，旧法世传之史，尚多有之。其在于《诗》、《书》、《礼》、《乐》者，邹、鲁之士，缙绅先生多能明之。……其数散于天下而设于中国者，百家之学时或称而道之。"［（清）王先谦撰《庄子集解》，第 287~288 页。］《庄子》点明了史、经、子的产生问题。王国维《释史》中认为，史之本义，为持书之人，即为掌书之官，引申为大官庶官之称，又引申为职事之称。史、吏、事三字，古可互通。（王国维：《释史》，《观堂集林》卷六，《王国维遗书》第 1 册，第 277~288 页。）因此《庄子》所言史若士，都是古代官吏的异名。古代的道术，卿士大夫世世守之。要学道术，须以官吏为师，也就是《礼记·曲礼》所谓"宦学事师"。［（汉）郑玄笺，（唐）孔颖达等正义《礼记正义》，第 1231 页。］"以吏为师"，吕思勉也有所讨论。（吕思勉：《以吏为师》，《吕思勉读史札记》，上海：上海古籍出版社，2005 年，第 387~390 页。）《汉书·艺文志》本向歆父子编撰的《七略》，谓某家者流，出于某官，其实也是认为学在官府，与《庄子》的说法相同。另外，《淮南子·俶真》载："周室衰而王道废，儒墨乃始列道而议，分徒而讼。"（刘文典撰《淮南鸿烈集解》，第 66 页。）"王道废"，儒墨开始列道而议，也可见出学在官府的端倪。后世清龚自珍《古史钩沉论二》、章太炎《诸子学说》、刘师培《古学出于史官论》，也都推阐《汉志》这个观点。
③ 李零：《从简帛发现看古书的体例和分类》，第 28 页。
④ 徐元诰撰《国语集解》，王树民、沈长云点校，北京：中华书局，2002 年，第 485~486 页。

贾俊侠据此认为春秋战国时期的史著可以分为四类：春秋类、世袭类、古史志类、记言体史记类。"语"和"训典"可归为一类，前者是先王时代王及众臣的"治国之善语"；"训典"是传说五帝时代的帝与众臣的"治国之善语"。① 李零则认为"春秋""世"是筋脉骨骼，"语""故志""训典"为躯干血肉，今天我们所能看到的《国语》《战国策》《新序》《说苑》就是语类古书的孑遗。② 值得注意的是，先秦秦汉时期，"语"也可以称为"传""说"。比如《荀子·天论》载："传曰：'万物之怪，书不说。无用之辩，不急之察，弃而不治。'"③《墨子·非命中》载："然则胡不尝考之诸侯之传言流语乎？"④《史记·五帝本纪》载："书缺有间矣，其轶乃时时见于他说。"⑤《史记·天官书》载："幽厉以往，尚矣。……是以孔子论六经，纪异而说不书。"⑥ 这里的传、说、语皆可能是记述历史故事或传闻的文本，或是格言的汇编等等，它们并无本质上的差别。我们倒应该注意它们对后世"经传"的"传""记""小说"的影响，限于本书的主题，这里不过多讨论。⑦

为什么先秦秦汉时期语类古书可以是史书体裁的一种？《国语·周语上》载："故天子听政，使公卿至于列士献诗，瞽献曲，史献书，师箴，瞍赋，曚诵，百工谏，庶人传语，近臣尽规，亲戚补察，瞽史教诲，耆艾修之，而后王斟酌焉。"⑧《左传·襄公十四年》载："史为书，瞽为诗，工诵箴谏，大夫规诲，士传言，庶人谤。"⑨《礼记·曲礼上》载：

① 王晖、贾俊侠：《先秦秦汉史史料学》，第 124 页。
② 李零：《从简帛发现看古书的体例和分类》，第 29 页。
③ （清）王先谦撰《荀子集解》，第 316 页。
④ （清）孙诒让撰《墨子间诂》，孙启治点校，北京：中华书局，2001 年，第 274 页。
⑤ （汉）司马迁撰，（南朝宋）裴骃集解，（唐）司马贞索隐，（唐）张守节正义《史记》，第 46 页。
⑥ （汉）司马迁撰，（南朝宋）裴骃集解，（唐）司马贞索隐，（唐）张守节正义《史记》，第 1343 页。
⑦ 廖群认为，最初的经传之"传"应该不是对具体字词的注解，而是具体讲述"经"所提到的某一件史事。"经"只是纲目，"传"则是对于纲目的具体展开。（廖群：《先秦两汉文学考古研究》，第 402 页。）李零认为"传"是强调传经，"记"是强调记述，其实是"学案"性质的东西。大、小戴《记》应当是战国古书。它们和《论语》一样，也是孔门弟子的谈话记录。（李零：《从简帛发现看古书的体例和分类》，第 30~31 页。）
⑧ 徐元诰撰《国语集解》，王树民、沈长云点校，第 11~12 页。
⑨ （晋）杜预注，（唐）孔颖达等正义《春秋左传正义》，第 1958 页。

"史载笔，士载言。"① 出于"天子听政"的目的，前述文献中的"矇诵""庶人传语""士传言""士载言"，也就是民间层面的歌谣、民谚、传闻、故事，都可能经过选择进入国家档案记录，成为统治者了解民风民俗的材料。

同时先秦还有专门上传下达的职官，《周礼·夏官司马·训方氏》载："训方氏掌道四方之政事，与其上下之志，诵四方之传道。"郑玄注："传道，世世所说往古之事也。"② 潘建国谈到小说所出"稗官"的时候，认为他与《周礼》中的"士训""诵训""训方氏"职掌相近，③ 这个说法应该大致不差。另外，出土文献也证明有类似职官的存在，《睡虎地秦墓竹简·秦律十八种》也称"令与其稗官分"，④ 1989 年云梦龙岗 6 号秦墓出土的编号 185 简，也出现了"稗官"："取传书乡部稗官，其田及作务勿以论。"⑤ 这个职官的作用是什么呢？如淳说："王者欲知闾巷风俗，故立稗官使称说之。"⑥ 从"稗官"可以向上言说"闾巷风俗"，有助于政事管理的角度谈论其作用，所以语类古书进入史书系统，有一定的现实基础。另一方面，尽管后世有所谓的经、史、子、集——"经"的地位很高的排列顺序，在先秦则是另外一回事，史的地位颇受尊崇。《战国策·楚策一》"威王问于莫敖子华"章载："蒙谷给斗于宫唐之上……遂入大宫，负鸡次之典以浮于江，逃于云梦之中。昭王反郢，五官失法，百姓昏乱；蒙谷献典，五官得法，而百姓大治。此蒙谷之功，多与存国相若。"⑦ 战国时期，重视史书的作用，由此可见一斑，作为史料的语类古书自然也会被认真严肃地对待。

再看语类古书在诸子中的存在，会发现一个有趣的现象，诸子百家之书，也可称为语，《史记·秦始皇本纪》载："古者天下散乱，莫之能一，是以诸侯并作语，皆道古以害今，饰虚言以乱实，人善其所私学，以非上

---

① （汉）郑玄笺，（唐）孔颖达等正义《礼记正义》，第 1250 页。
② （汉）郑玄注，（唐）贾公彦疏《周礼注疏》，第 864 页。
③ 潘建国：《"稗官"说》，《文学评论》1999 年第 2 期，第 80 页。
④ 睡虎地秦墓竹简整理小组编《睡虎地秦墓竹简》，北京：文物出版社，1990 年，第 40 页。
⑤ 刘信芳、梁柱编著《云梦龙岗秦简》，北京：科学出版社，1997 年，第 23 页。
⑥ （汉）班固撰，（唐）颜师古注《汉书》，第 1745 页。
⑦ （汉）刘向集录《战国策》，第 519 页。

之所建立。今皇帝并有天下，别黑白而定一尊。私学而相与非法教，人闻令下，则各以其学议之……臣请史官非秦记皆烧之。非博士官所职，天下敢有藏《诗》、《书》、百家语者，悉诣守、尉杂烧之。"① 蒙文通认为："殆诸侯之史曰'国语'；'国语'，《春秋》也。大夫之史曰'家语'；'家语'，亦《春秋》也。此秦焚篇章，《诗》、《书》、百家语有禁。史迁亦曰'百家杂语'。诸子书曰家语，曰百家，是固由大夫之史，沿'国语'之号转变而来。则晏子辈之《春秋》，谓之《晏子家语》可。《孔子家语》……谓之《孔子春秋》亦可。孟、荀、庄、韩之书，皆应以家语、以《春秋》名。"② "百家语"云云，在蒙氏这里是由"大夫之史"演变而来的诸子之书。"古人有专家之学，而后有专门之书；有专门之书，而后有专门之授受。"③ 官学下替，有"百家之语"称呼的诸子之学就这样兴盛起来。

　　另一方面，作为战国古书主体的诸子之书，在表达方面，正如李零指出的那样，"这些诸子书，往往都是'借古喻今'，具有寓言的形式，利用'古'作谈话背景"④。诸子书的谈资除了借用"世""书"，李零认为主要来自"语类"作品，儒家喜欢讲唐虞三代故事，墨家喜欢讲夏禹故事，道家喜欢讲黄帝故事，来源就是这类传说。此外"语"对纵横家和小说家的研究也很重要，对二者在外交辞令和文学素材上有影响⑤。余嘉锡在《古书通例》中谈道"古书多造作故事"，其实就战国诸子之书而言，因为"夫左史记动，右史记言，既是据事直书，故其立言有体"⑥。史书的记载以平实为主，但诸子书不一样，"是故诸子之书，百家之说，因文见意，随物赋形。或引古以证其言，或设喻以宣其奥"⑦。他指出"古书多造作故事"的方法有如下几种："托之古人""造为古事""谬引古事""叙事遂过其实""设为故事、假为问答""虚构异闻，造为小说"等。⑧

---

① 第一个"语"字中华书局点校本《史记》属下读，从"作"字断开，这里属上读。参见（汉）司马迁撰，（南朝宋）裴骃集解，（唐）司马贞索隐，（唐）张守节正义《史记》，第 255 页。
② 蒙文通：《中国史学史》，上海：上海世纪出版集团，2006 年，第 13 页。
③ （清）章学诚撰，叶瑛校注《文史通义校注》，第 297 页。
④ 李零：《从简帛发现看古书的体例和类型》，第 30 页。
⑤ 李零：《从简帛发现看古书的体例和类型》，第 30 页。
⑥ 余嘉锡：《古书通例》，第 252 页。
⑦ 余嘉锡：《古书通例》，第 253 页。
⑧ 余嘉锡：《古书通例》，第 254 ~ 264 页。

因此这些作文的技术特点以及为文目的的不同，都造成了诸子书中"语类"故事的集中。

综上所述，先秦秦汉时期自有一种选择性较强的系统，促使语类古书在相应的层面上进行分化。它包括以下几个层次：往上走，进入史志类的古书范围内，这是语类古书在官方层面上的存在，这个层面的语类古书较为严谨，可以对其作历史的考察；往下走，是私学层面的存在，也就是作为诸子论辩游说的一种语料，这些资料或子虚乌有，或夸大其词，等等，相应地作历史性考察的可能要弱些。同时作为一种文体，也有一部分语类古书由口语叙述系统进入书面叙述系统，成为后世"小说"的先声；① 对古书的其他形式，比如"记""传"产生影响；也对其他文学体裁，如"论""说""辩"有一定的影响。

2. 语类古书的种类

根据语书的存在性质、讲述特点，把所说的语书分为三类。②

（1）事

这类主要是故事性的资料，有一定的历史根据，这些故事经过作者选择，有一定的深意存在，或直接点出该事件的好坏，或单单叙述该事件，不透露作者的主观态度。《韩非子》中的《说林》③《内储说》《外储说》是典型代表。它们的作用，应当如陈奇猷所言："此盖韩非收集之史料备著书及游说之用。"④

① 《汉志》中的"小说"概念和后世的"小说"概念不一样，清刘廷玑在《在园杂志》中说道："小说至今日，滥觞极矣，几与六经史函相埒，但鄙秽不堪寓目者居多。盖小说之名虽同，而古今之别则相去天渊。"［（清）刘廷玑：《在园杂志》，张守谦点校，北京：中华书局，2005 年，第 82 ~ 83 页。］李零也认为《汉志》中的"小说"和后世的"小说"不同，只是属于"丛谈琐语"，比较类似后世讲掌故的笔记文学。（李零：《从简帛发现看古书的体例和类型》，第 30 页。）
② 这里本张铁《语类古书研究》的说法，参见张铁《语类古书研究》，北京大学中文系硕士学位论文，2003 年。
③ 《说林》取名，当从《史记》司马贞索隐所言："《说林》者，广说诸事，其多若林，故曰《说林》也。"［（汉）司马迁撰，（南朝宋）裴骃集解，（唐）司马贞索隐，（唐）张守节正义《史记》，第 2148 页。］《淮南子·说山》《淮南子·说林》的取名，应该也是受韩非的启发，但《韩非子·说林》是故事性的资料，《淮南子》之《说山》《说林》则是"语"，下面会讲到。后人受此启发，又几乎将之变成了一种表情达意的体裁，如清章学诚《文史通义》就有《说林》篇，则像笔记条录似的作品了。
④ 陈奇猷校注《韩非子新校注》，第 461 页。

张铁认为先秦著名人物事迹也可形成一类称为"故事"的语书，如上古帝王故事、五帝故事、伊尹故事、太公故事、老子故事、孔子故事等等。他们往往成为叙述的中心，在各派诸子中寄托着"大义"。

（2）语

它是脱离具体话语情景的名言警句、歌谣民谚。语言整齐工整，格言、语录特征明显，易于吟诵。在功用上，或告诫，或劝善，等等。内容上，可能是生活经验的凝练叙述，也可能是历史经验的总结。概括性很强，一般多"悬浮"于社会现实之上。正因为这样，阅读它们"似入无人之境"，不易对它们作历史性的考察。脱离了"语"当时存在的生活场景，造成表达指向不明，这些都造成了今天阅读"语"的困难。先秦秦汉时期具有这种"语"类特征的文献，有如下几种：《逸周书·周祝》、《文子·符言》、《淮南子·说山》（138则）、《淮南子·说林》（223则）、《说苑·谈丛》（115则）。此外，先秦诸子中的"语曰"云云，也是这种语类古书。出土文献中，李学勤指出马王堆汉墓帛书中的《称》可训为"言"或"述"，指语句的汇集，① 所以《称》也是"语"。郭店楚简中的《说之道》，也是"语"。

（3）事语

它是介于"事"和"语"之间的一种语书，《诗经·大雅·公刘》载："于时言言，于时语语。"毛传："直言曰言，论难曰语。"② 黎翔凤就《管子·事语》认为："就事论难曰《事语》，或曰《论语》。若一国之事，则为《国语》。"③ 它的材料相对于前两类而言，较少。传世文献《管子》中的《事语》《山至数》两篇，出土文献中的马王堆汉墓帛书《春秋事语》是代表。另外，笔者怀疑《汲冢琐语》也可能是"事语"，此书历来不受人们重视。《太平御览》卷三七七引《琐语》记齐景公伐宋，梦见一长人发怒，问晏子，晏子说是盘庚;④ 卷三七八又记景公梦见一个发怒的"短大夫"，问晏子，晏子说是伊尹,⑤ 这些情节也见于

① 李学勤：《简帛佚籍与学术史》，第298页。
② （汉）郑玄笺，（唐）孔颖达等正义《毛诗正义》，第542页。
③ 黎翔凤撰，梁运华整理《管子校注》，第1240页。
④ （宋）李昉等编《太平御览》，北京：中华书局，1960年，第1741页。
⑤ （宋）李昉等编《太平御览》，第1745页。

《晏子春秋》。盘庚、伊尹皆是商人，宋国奉商朝宗祀，所以对齐伐宋发怒。今人会感觉这个故事荒诞不经，但这恰恰是古人的一种叙述方式。

从以上叙述来看，《说之道》属于语类古书，完全没有问题。它不涉及具体人事。不是"事"，也不是"事语"，因此是语类古书中的"语"。

（二）《说之道》文体特点分析

此处分析它的文体特点，可资对比的材料，主要以《说苑·谈丛》、《淮南子》之《说山》《说林》诸篇为主。《韩非子》中的语类材料不少，由于多是故事性材料，弃之不用。主要从以下几个方面进行探讨。①

语言与虚构世界（Language and the Fictional World）。它主要探讨语言与现实和现实主义的关系、现实与模拟现实的关系、象征主义与现实主义的关系、现实中的言语与虚构的言语之间的关系等。由于它不是故事性的资料，自然反映社会现实的能力不强，本身也没建构一个"虚拟世界"。值得注意的是它的叙述方式，用的是"物理叙述"和"抽象叙述"交替进行的方式，② 前者描述一种现象，后者给出这种现象的社会经验的对比，相应地也给出了作者对这种现象的评判。前者好像是《诗经》的表现手法中的"兴"，先言它物、它种现象，后者才是与"兴"起的事物相比照，或由"兴"推导出经验心得的说明。比如"车辙之鲞酤，不见江湖之水"，这是眼睛看到的一种物理现象，与之对比的是，作者随后给出了对社会现实中的一种现象的说明：囿于狭小范围的人不懂得选择贤士君子的重要性。"山无陶则阤，城无蓑则阤"，这是现实生活中自然现象的一种物理描述，但随后据此强调现实生活中"谋臣"的重要性，又变成了抽象描述。"三雄一雌，三𫘦一羷"，这是作者对当时所

---

① 这个方面及以下几个方面问题的提出，受利奇（Geoffrey N. Leech）与肖特（Michael H. Short）合写的《小说文体论：英语小说的语言学入门》一书的启发。他们提出的问题给了笔者一个思考的契机，并不代表笔者同意他们的观点。[Geoffrey N. Leech and Michael H. Short, *Style in Fiction: A Linguistic Introduction to English Fictional Prose*（《小说文体论：英语小说的语言学入门》），北京：外语教学与研究出版社，2001 年.] 文体学是和语言学相结合的一门学科，也可以说语言学是文学阐释语言形式美学价值的辅助工具，而这篇"语"类文献自身性质的特殊，以及前已言及的它在历史上前后左右的位置，使得从文体学角度对它的探讨成为可能。

② Geoffrey N. Leech and Michael H. Short, *Style in Fiction: A Linguistic Introduction to English Fictional Prose*, p. 180.

处环境的一种物理描述，随后的"一王母保三殿儿"就变成了一种经验的抽象描述。更多的时候，作者一般描述经验之后的结果，比如"及之而不可，必文以讹，毋令知我。破邦亡将，流泽而行"，直接告诉人们行事的方法；"口不慎而户之闭，恶言复己而死无日"，通过言语不慎的现象，间接告诉人们行事的原则。《淮南子》中这样的例子也很多，如《说林》载："尝一脔肉而知一镬之味，悬羽与炭而知燥湿之气。以小见大，以近喻远。"① 前两句是对生活经验的物理平实描述，后两句是对这种经验的概括的抽象描述。《说林》又载："冬有雷电，夏有霜雪，然而寒暑之势不易，小变不足以妨大节。"② 也是如此描述。《说苑·谈丛》载："登高使人欲望，临渊使人欲窥，何也？处地然也。御者使人恭，射者使人端，何也？其形便也。"③ 也是采用了这种描述方式。因此格言语录式的"语"和故事性的"语"不一样的地方，就在于作者的目的性很强，往往通过"抽象描述"来托出作者的表达意图。

话语与话语情景（Discourse and Discourse Situation）。文学中话语交流在第一层次上是作者与众多读者之间的交流，在第二层次上是隐含作者与隐含读者之间的交流，下面还有叙述者与受话者、人物与人物之间的交流。"尽管一篇小说的作者不知道持有不同观点的读者，但他仍可以假定那些和他有一样知识背景和经验的读者。"④ 从这篇文献的叙述来看，它的话语情景发生的范围甚为偏狭，也就是说它的第一层次的话语交流对象很狭窄，当然我们今天可以阅读它，是作为读者的身份来看的，读者的外延范围很广。《说之道》的内容安排已如上述，第一部分讲"说之道"，进言的时候，强调察言观色，慎言。从这个角度而言，应该是对游说诸侯的人来说的。接下一部分强调"贤人""巨雄""谋"的重要，应该是对诸侯国的国君而言，因为他们才有掌握"贤人""巨雄"的必要。所以这样看来，该篇文献的针对性很强。与其他同类文献相比，它们的话语交流对象范围就大多了。比如《说苑·谈丛》载："一死一生，乃知交情；一贫

---

① 何宁撰《淮南子集释》，北京：中华书局，1998年，第1193页。
② 何宁撰《淮南子集释》，第1186页。
③ 向宗鲁校证《说苑校证》，第403页。
④ Geoffrey N. Leech and Michael H. Short, *Style in Fiction: A Linguistic Introduction to English Fictional Prose*, p. 259.

一富，乃知交态；一贵一贱，交情乃见；……败军之将，不可言勇；亡国之臣，不可言智。"① 这是对生活经验的总结，适用对象很广。又如："坎井无鼋鼍者，隘也；园中无修林者，小也。"② 这句话的特点和上句一样。《淮南子》中《说山》及《说林》二篇，它们的话语交流对象更广。因为越是对普遍生活经验的总结，话语交流对象就越广泛，也越被更多的人感知，《说山》《说林》二篇就体现了这种特征。例子不烦缕举，此处从略。

语料来源。这也是饶有意思的问题，《说之道》多是对生活经验的总结，针对特定人群而说的告诫性的格言、语录。作者的这种个体经验，如果带有一定范围内的普遍性，在其他文献中可以找到与之对比的例子。如"言而苟，墙有耳"，在《管子·君臣下》也有记载。"口不慎而户之闭，恶言复己而死无日"，强调慎言。在古书中还可以见到很多类似表达，如《管子·宙会》载："怨而无言，言不可不慎也。言不周密，反伤其身。"③《说苑·谈丛》载："口者，关也；舌者，机也。出言不当，四马不能追也。口者，关也；舌者，兵也。出言不当，反自伤。言出于己，不可止于人；行发于迩，不可止于远。"④《文子·微明》载："无先人言，后人己，附耳之语，流闻千里。言者，祸也；舌者，机也。出言不当，驷马不追。"⑤《睡虎地秦墓竹简·为吏之道》亦载："口，关也；舌，机也。一曙失言，四马弗能追也。"⑥ "窃钩者诛，窃邦者为诸侯。诸侯之门，义士之所存"这句话，也可以找到相比照的类似文献，《庄子·胠箧》载："彼窃钩者诛，窃国者为诸侯。诸侯之门，而仁义存焉。"⑦ 这就为探讨二者的出现先后提供了遐想空间。又"善使其下，若蚈蚗之足，众而不害，割而不仆"，又见于《文子》及《淮南子·说林》，这说明语料交叉程度较深。其他语类古书也可发现这个情况，如《说苑·谈丛》载："蠋欲类蚕，鳝欲类蛇。人见蛇蠋，莫不身洒然。女工修蚕，渔者持鳝，不恶，何也？欲得钱也。"⑧

---

① 向宗鲁校证《说苑校证》，第 396~397 页。

② 向宗鲁校证《说苑校证》，第 397 页。

③ 黎翔凤撰，梁运华整理《管子校注》，第 223 页。

④ 向宗鲁校证《说苑校证》，第 402 页。

⑤ 李定生、徐慧君校释《文子校释》，第 295 页。

⑥ 睡虎地秦墓竹简整理小组编《睡虎地秦墓竹简》，第 176 页。

⑦ （清）王先谦撰《庄子集解》，第 86~87 页。

⑧ 向宗鲁校证《说苑校证》，第 403 页。

《韩非子·说林下》载："鳣似蛇，蚕似蠋。人见蛇则惊骇，见蠋则毛起。渔者持鳣，妇人拾蠋，利之所在，皆为贲诸。"①《淮南子·说林》载："今鳝之与蛇，蚕之与蠋，状相类而爱憎异。"② 所言意思相近，详略不同，皆可看出语类古书语料交叉现象。同一种社会经验为多数人所感知，造成解释的趋同；或者古人心目中"编辑"的概念要强于"著作"的观念，后书"抄袭"前书的现象往往存在，以至于它们的说法大同小异。

　　总体来看，从《说之道》的文体来看，在叙述方面，物理描述和抽象描述交替进行，手法高明。在格式上呈现格言、语录式的特征，在这点上和箴铭相似。有告诫性的对话目的。在话语情景方面，它潜在的对话对象范围狭窄。在语料方面，作者凭借自己的生活和社会经验，以及对其他文献的借鉴，进行自己的创作。这篇文献的作者应该文化水平很高，它不太可能由下层劳动人民创作，作为一种个体经验的描述，并不带有很强的普遍性。尽管语类古书可以上升到史志一类的史书中去，但此篇文献进入史书范围的可能不大，因此属于子书的可能很大。

三　学派性质归属

　　学界关于《说之道》的学派性质有两种意见。一种以庞朴、丁四新为代表，他们认为《说之道》很可能是法家、纵横家的思想。③ 另一种以李零为代表，他在解读这批竹简时，以类相从，把《说之道》放在《老子》甲、乙、丙及《太一生水》之后。认为《说之道》的内容与阴谋游说、纵横长短之术有关，类乎《太公》《鬼谷》，正是《太公》三书《谋》《言》《兵》中的《谋》《言》的内容。又据《汉志》诸子略的界定，太公书亦列于道家，所以《说之道》应为道家文献。④

　　这里对它学派性质的归属的探讨，主要从它的内容入手，通过对比和它同期的、对相同问题描述的文献，同时参考《汉志》中的相关论述，确定它的学派性质。从内容结构上来看，《说之道》所谈有两大问

① 陈奇猷校注《韩非子新校注》，第494页。
② 何宁撰《淮南子集释》，第1188页。
③ 庞朴：《〈语丛〉臆说》，《中国哲学》第20辑，沈阳：辽宁教育出版社，1999年，第327页。丁四新：《郭店楚墓竹简思想研究》，北京：东方出版社，2000年，第219页。
④ 李零：《郭店楚简校读记》（增订本），第56~57页。

题：一个是强调围绕进言的人而说话，要求慎言；一个是强调贤士、巨雄、谋臣、谋、时的重要。此处论述也围绕这两大问题展开。

（一）先秦诸子关于"说"的论述与《说之道》之"说"的比较

战国时代是个处士横议、辩者蜂起的时代，他们巧舌如簧，纵横驰骋于时代的风口浪尖之上；他们锦心绣口，推波助澜于时代的风云变化之际。或酬壮志，或邀富贵，或求闻达。正是沧海横流，方显英雄本色。先秦诸子之"说"的背景如此宏大，对"说"的论述看法各异，也就难免了。先秦诸子对"说""辩"的态度有两大类，一个是"用于学派内部和学派之间的辩难"[①]，如名家、墨家，这是代表，他们对待语言强调的是辩论技巧的运用、规则的总结，对逻辑学的发展有很大的影响；一个是"用于游说诸侯，驰骋穿凿，干求禄位"[②]，侧重言语的实际运用，先秦诸子关于它的论述也不少。鉴于《说之道》所谈内容，可资对比的文献，主要以后类文献为主。

一是儒家之"说"。谈及儒家之说，不能不言"名"的问题。众所周知，孔子讲"正名"，胡适认为孔子讲"正名"的宗旨，是要建设一种公认的是非善恶的标准，他根据孟子"是故孔子曰：'知我者，其惟《春秋》乎！罪我者，其惟《春秋》乎！'"的说法，认为《春秋》体现了孔子正名的方法。[③]《论语·子路》载："君子于其言，无所苟而已矣。"[④] 所以，在孔子这里，言辞、辩说要以名实相当为前提。

儒家中对"说"阐述最多的当是荀子，他详细论述"有名"的意义、"制名"的根据。《正名》中说道："贵贱不明，同异不别，如是则志必有不喻之患，而事必有困废之祸。故知者为之分别，制名以指实。上以明贵贱，下以别同异。贵贱明，同异别，如是则志无不喻之患，事无困废之祸，此所为有名也。"[⑤] 他赞成"辩"，当"实"不足以让人明白的时候，也可以辩，所以该篇又说："实不喻然后命，命不喻然后期，期不喻然后说，说不喻然后辩。"[⑥]《非相》亦载："故君子之于言也，志

---

① 李零：《郭店楚简校读记》（增订本），第 65 页。

② 李零：《郭店楚简校读记》（增订本），第 65 页。

③ 胡适：《中国哲学史大纲》卷上，《胡适学术文集·中国哲学史》，北京：中华书局，1991 年，第 71 页。

④ （清）刘宝楠撰《论语正义》，高流水点校，北京：中华书局，1990 年，第 522 页。

⑤ （清）王先谦撰《荀子集解》，第 415 页。

⑥ （清）王先谦撰《荀子集解》，第 422 页。

好之，行安之，乐言之，故君子必辩。"① 但反对诡辩之徒，斥之为愚者、小人、奸人，认为其比盗贼还不如。《韩诗外传》卷六第六章也有所言："辩者，别殊类，使不相害；序异端，使不相悖。输志通意，揭其所谓，使人预知焉，不务相迷也。"② 从论辩的作用来讲，一派温柔敦厚之风，和荀子论述相差不大。荀子还谈到具体论说之术，《非相》载："谈说之术：矜庄以莅之，端诚以处之，坚强以持之，分别以喻之，譬称以明之，欣欢芬香以送之，宝之珍之，贵之神之，如是则说常无不受。"③ 阐释了谈说的仪态、方法。尽管这样，荀子还是承认"说之难"，《非相》载："凡说之难，以至高遇至卑，以至治接至乱。"④ 说之难在于对话角色的不平等、交流背景的差别，这一点可能启发了韩非子的《说难》创作。

因此，儒家对"说"的论述，有形而上的寄托在其中，也有形而下的具体操作。这些和《说之道》对"说"的论述相比，差别很大，把《说之道》归入儒家类文献，显然说不过去。

二是法家之"说"。诸子在干说人主的时候，会遇见各种情况，一言相得，香车宝马，唾手可得；一言不慎，龙颜大怒，身首异处。和现实结合很紧密的法家，在干说人主的时候，肯定会碰到各种情况。这里以法家的代表韩非子相关论述为主。《韩非子·说难》载："凡说之难，在知所说之心，可以吾说当之。所说出于为名高者也，而说之以厚利，则见下节而遇卑贱，必弃远矣。所说出于厚利者也，而说之以名高，则见无心而远事情，必不收矣。所说阴为厚利而显为名高者也，而说之以名高，则阳收其身而实疏之；说之以厚利，则阴用其言显弃其身矣。此不可不察也。……凡说之务，在知饰所说之所矜而灭其所耻。彼有私急也，必以公义示而强之。其意有下也，然而不能已，说者因为之饰其美

---

① （清）王先谦撰《荀子集解》，第83页。
② 许维遹校释《韩诗外传集释》，第162页。
③ （清）王先谦撰《荀子集解》，第86页。此段叙述，也见于它书。《韩诗外传》卷五载："孔子曰：'夫谈说之术，齐庄以立之，端诚以处之，坚强以持之，辟称以喻之，分别以明之，欢忻芬芳以送之，宝之珍之，贵之神之，如是则说恒无不行矣。'"（许维遹校释《韩诗外传集释》，第190页。）《说苑·善说》亦载："孙卿曰：'夫谈说之术，齐庄以立之，端诚以处之，坚强以持之，譬称以谕之，分别以明之，欢忻愤满以送之，宝之珍之，贵之神之，如是则说常无不行矣。'"（向宗鲁校证《说苑校证》，第266页。）这些记载，除了一作孔子，一作孙卿，以及个别字词有一定的差异，其他没有根本性的差别。
④ （清）王先谦撰《荀子集解》，第84页。

而少其不为也。其心有高也，而实不能及，说者为之举其过而见其恶而多其不行也。……有与同污者，则必以大饰其无伤也；有与同败者，则必以明饰其无失也……"① 可以把这段叙述看作韩非子干说人主心路历程的写照，他强调，进言之前了解进言对象心中所想、兴趣口味非常必要，根据他们心中所想，找到适合他们的言谈方法。

另一方面，韩非子反对辩言，反对不以功用为目的的言论，《韩非子·外储说左上》载："明主之听言也美其辩，其观行也贤其远，故群臣士民之道言者迁弘，其行身也离世。"②《五蠹》载："今人主之于言也，说其辩而不求其当焉……是以天下之众，其谈言者务为辩而不周于用。"③ 从实用的角度，对"迁弘""不周于用"的言辞持反对态度。对其他诸子也有从辩说角度的评判，欣赏墨子的"其言多不辩"的态度，④ 反对儒家的辩说，如他认为"子贡辩智而鲁削"。⑤

三是纵横家之"说"。《汉志》所列诸子，儒家、法家、道家都有经典流传于世，纵横家没有定于一尊的经典。关于纵横家"说"的论述，其材料主要取自《战国策》⑥《鬼谷子》。⑦

---

① 陈奇猷校注《韩非子新校注》，第 254～261 页。
② 陈奇猷校注《韩非子新校注》，第 657 页。
③ 陈奇猷校注《韩非子新校注》，第 1111 页。
④ 陈奇猷校注《韩非子新校注》，第 668 页。
⑤ 陈奇猷校注《韩非子新校注》，第 1093 页。
⑥ 四库馆臣认为："《战国策》乃刘向裒合诸记并为一编，作者既非一人，又均不得其主名，所谓子者安指乎？公武改隶子部，是以记事之书为立言之书，以杂编之书为一家之书，殊为未允，今仍归之史部中。"[（清）永瑢等撰《四库全书总目》，北京：中华书局，1965 年，第 462 页。] 既然属于"杂编"，可能包含苏秦、张仪等战国纵横家们的只言片语，那就有讨论纵横家论说特点的材料。另外，在唐兰看来，和《战国策》有很大关系的《战国纵横家书》，就是久已失传的古书《苏子》，《战国纵横家书》也可参看。(《座谈长沙马王堆汉墓帛书》，《文物》1974 年第 9 期，第 50 页。)
⑦ 对《鬼谷子》的历代争论，集中在真伪、思想性质两个方面。唐柳宗元说："恐其妄言乱世，难信！学者宜其不道，而世之言纵横者，时葆其书。"(柳宗元：《辨〈鬼谷子〉》，《柳宗元集》卷四，第 113 页。) 清卢文弨说："《鬼谷子》，小人之书也。凡其捭阖钩箝之术，只可施于暗君耳。"[（清）卢文弨：《抱经堂文集》，王文锦点校，北京：中华书局，1990 年，第 146 页。] 此论缺乏平和之气，系意气用事之言。近人金天羽从《鬼谷子》与太公《阴符》的关系来谈这个问题，着眼于诸子间的异同，所谈甚为大气、通脱。(金天羽：《天放楼诗文集》，周录祥校点，上海：上海古籍出版社，2007 年，第 528～529 页。) 笔者认为《史记》既言苏秦、张仪曾师从鬼谷子，师徒学说应有一致性，把《鬼谷子》作为纵横家的代表，说得过去。

　　《战国策·齐策三》载："善说者，陈其势，言其方，人之急也，若自在隆窖之中，岂用强力哉！"① 《楚策一》载："夫从人者，饰辩虚辞，高主之节行，言其利，而不言其害。"② 《楚策四》载："今夫横人嗛口利机，上干主心，下牟百姓，公举而私取利，是以国权轻于鸿毛，而积祸重于丘山。"③ 这是对"从人"（"从"与"纵"通）、"横人"言说特点的评价，"饰辩虚辞""嗛口利机"，为了达到自己的言说目的，求得自己的利益，往往名不副实，夸大其词，所以纵横家之"说"，更侧重于言语的实际运用，如果法家之"说"围绕所要进说的人主展开，那么纵横家之"说"围绕自己的目的和利益而展开对话，正是在这个角度上，他们被韩非子所斥责。

　　《鬼谷子·揣》强调对进说对象的"揣摩"，"夫情变于内者，形见于外，故常必以其见者而知其隐者，此所以谓测深揣情"。④ 《摩》载："摩之符也。内符者，揣之主也。用之有道，其道必隐，微摩之，以其所欲，测而探之，内符必应。其应也，必有为之。"⑤ 《说之道》强调要了解进说对象之"急"，"听君而会，视貌而内"，也就是揣摩对方心理的意思，与此很相似。《权》讲的则是经"揣摩"之后的具体游说技巧。具体说来，《权》首先论述了"说""饰言""应对""成义""难言"五种类型的言说特点，然后讲述了"病言""恐言""忧言""怒言""喜言"五种忌辞，并非一无是处，应当根据不同才智、性格的言说对象，准备不同的说辞，以达到游说目的。应该说《鬼谷子》是关于古代游说方法、技巧，乃至对游说规律性问题总结和探讨最详实的一部书。在谈到共同话题时，《说之道》有和它论述相同的地方，也不奇怪。

　　四是道家阴谋"说"。在《汉志》道家文献中，有一类被称为阴谋类的书，即《伊尹》《太公》《辛甲》《鬻子》《筦子》，他们"都是依托辅佐明君的贤臣，讲他们如何出谋画策，夺取天下或取威定霸"⑥。其中

① （汉）刘向集录《战国策》，第377页。
② （汉）刘向集录《战国策》，第506页。
③ （汉）刘向集录《战国策》，第551页。
④ （东周）鬼谷子：《鬼谷子》，据无锡孙氏小渌天藏乾隆己酉（1789）石研斋刊本影印，《四部丛刊初编》第419册，上海：商务印书馆，1919年，卷中8a。
⑤ （东周）鬼谷子：《鬼谷子》，《四部丛刊初编》第419册，卷中10a～10b。
⑥ 李零：《简帛古书与学术源流》，第371页。

值得注意的是《太公》一书,《汉志》载:"《太公》二百三十七篇（注略）,《谋》八十一篇,《言》七十一篇,《兵》八十五篇。"① 陈国庆编著的《汉书艺文志注释汇编》引清沈钦韩的《汉书疏证》的说法:"《谋》者,即《太公》之《阴谋》。《言》者,即《太公》之《金匮》,凡善言书诸金版。兵者,即《太公兵法》。"② 李零也这样认为,③ 今天《太公》已无完帙,④《汉志》所言太公三书,具体面貌如何,很难知晓。

《太公》中关于"说"的看法不少。如《太公·金匮》载:"周太庙右阶之前,有金人焉。三缄其口,而铭其背曰:'我古之慎言人也,戒之哉,毋多言,毋多事。多言多败,多事多害。'"⑤ 清严可均据《意林》辑得"辩言巧辞,善毁善誉者,名曰间谍飞言之士"⑥。《龙韬》载:"多言多语,恶口恶舌,终日言恶,寝卧不绝,为众所憎……此妻子之将也。先语察事,实长希言,赋物平均,此十人之将也。……讼辨好胜……此千人之将也。外貌咋咋,言语切切……此万人之将也。……近贤进谋,使人以节,言语不慢……此十万之将也。"⑦ 这里从言语的特点来判断将之高下。《说之道》在"说"的要求上,和它有类似的地方,强调慎言,不要恶言,这些在《太公》中也依稀可以看见。

以上是先秦诸子对"说"的表述,它们其实是对"口语"表述的看法,后来"说"也由口语系统进入书面系统,从而呈现出另外一种面貌,因为和本书关系不大,这里从略。

《说之道》对"说"的认识与法家、纵横家、道家阴谋类文献中的相关论述,有内容类似的地方。法家和纵横家出于干说人主的需要,势必考虑到人主所求、所需,如此对话才能展开,而道家中的阴谋类文献,考虑到这一派与现实紧密的结合,在言语上也势必要求慎言、毋多言,

---

① （汉）班固撰,（唐）颜师古注《汉书》,第1729页。
② 陈国庆《汉书艺文志注释汇编》,北京:中华书局,1983年,第118页。
③ 李零:《简帛古书与学术源流》,第371页。
④ 后人有辑本,参见《古佚书辑本目录》中的相关部分。孙启治、陈建华编《古佚书辑本目录》（附考证）,第226～228页。
⑤ （清）严可均校辑《全上古三代秦汉三国六朝文》第1册,北京:中华书局,1958年,第53页。
⑥ （清）严可均校辑《全上古三代秦汉三国六朝文》第1册,第48页。
⑦ （清）严可均校辑《全上古三代秦汉三国六朝文》第1册,第46页。

和《说之道》也有相似的地方。

（二）先秦诸子中对"谋友""谋""时"等的看法

先秦诸子对这些问题的具体论述，没有对"说"的论述集中，相应的材料也不多见，且很分散。不过战国私门养客，游说之风盛行，却是不争的事实。《史记》中《孟尝君列传》《春申君列传》《吕不韦列传》关于私门养客的记载很多，子书的记载也不少，不详细举例。关于游说之风盛行，例子也很多，此举一例。云梦秦简中有关于《游士律》的法条：

> 游士在亡符，居县，赀一甲，卒岁责之。
> 有为故秦人出，削籍，上造以上为鬼薪，公士以下刑为城旦。①

第一条是针对其他诸侯国在秦国的游士而言，符即通行证，"赀一甲"就是"罚一甲"的意思。《韩非子·外储说右下》载"訾之人二甲"，陈奇猷认可高亨的说法："訾，借为赀，《说文》：'赀，小罚，以财自赎……'訾之人二甲，谓罚其人出二甲也。"② 这个律条是说，其他诸侯国的游士住在秦国某县，没有通行证，则罚收一甲之钱，年底征收。第二个律条是说如果秦国游士外游他国，除了削籍，有公士爵和无爵的人徒役四年，自上造以上的有爵者则徒役三年。③ 这个例子从反面证明了战国时期游士之风兴盛。考虑到《说之道》时代背景，以及所言内容，如"诸侯之门，义士之所存"，"贤人不在侧，是谓迷惑"，"士无友不可。君有谋臣，则壤地不削；士有谋友，则言谈不弱"，强调礼贤、重视人才，以上正反映了当时的这种社会现象。

对"阴谋"意思的探讨，本身就是一个耐人寻味的问题。《管子·轻重甲》卷二三载："女华者，桀之所爱也，汤事之以千金。曲逆者，桀之所善也，汤事之以千金。内则有女华之阴，外则有曲逆之阳，阴阳

① 《云梦秦简释文（二）》，《文物》1976年第7期，第9页。
② 陈奇猷校注《韩非子新校注》，第816页。訾、赀二字都从"此"声，故可通，且从"此"声者，有"小"义。
③ 这个解释从余英时说，见余英时《士与中国文化》，上海：上海人民出版社，2003年，第54页。

之议合，而得成其天子。此汤之阴谋也。"① 《史记·齐太公世家》载："周西伯昌之脱羑里，归，与吕尚阴谋修德以倾商政，其事多兵权与奇计，故后世之言兵及周之阴权，皆宗太公为本谋。"②

"阴阳"在道家那里被赋予了丰富的概念，而世人所言兵家和纵横家受道家的影响很大，如罗焌在《诸子学述》中说："伊尹、太公皆道家之先河也，故《汉志》于兵权谋省其书入道家。《太公》有《谋》八十一篇，《兵》八十五篇。后世之言兵及周之阴权，皆宗太公为本谋。孙子《行军》篇称黄帝胜四军之法，《用间》篇称伊尹在夏，吕牙在殷。苏秦伏读《太公·阴符》，简练以为揣摩，即今《鬼谷子》中《揣》、《摩》二篇。是兵家、纵横家皆同于道家也。"③ 章炳麟《訄书·儒道》载："然自伊尹、太公，有拨乱之才，未尝不以道家言为急。迹其行事，与汤、文王异术，而钩距之用为多。"④

他们在什么方面受了道家的影响？笔者认为"阴阳"在他们那里代表"对待"的两种思维方式，在老子那里，一反一正的两个范畴很多，他往往强调弱势，也就是属于反范畴、阴范畴的一方，比如他赞美下、赤子、水等等。作为"道术"的"阴谋"，存在的大前提是信息不对称，即在自己对他人、己方对他方的信息优势的状态下，给予对手出其不意的打击。这种优势的实现需要多种条件，其中一条就是让别人不知晓，也就是取"阴"，不取"阳"。《魏叔子文集外篇》卷二《兵谋》载："凡兵有可见有不可见，可见曰法，不可见曰谋。"⑤ 《鬼谷子·谋》载："圣人之制道，在隐与匿，非独忠信仁义也，中正而已矣。"⑥ 在这一点上，《老子》与它们的思维方式还是一致的，它常常选用兵家之语来讲述道理，帛书《老子》甲本第三十六章载："鱼不可脱于渊，邦利器不可以示人。"⑦ 所以

---

① 黎翔凤撰，梁运华整理《管子校注》，第 1401 页。
② （汉）司马迁撰，（南朝宋）裴骃集解，（唐）司马贞索隐，（唐）张守节正义《史记》，第 1478 ~ 1479 页。原"归"字属上读，这里断开。
③ 罗焌：《诸子学述》，罗书慎点校，上海：华东师范大学出版社，2008 年，第 107 页。
④ 章炳麟著，徐复注《訄书详注》，上海：上海古籍出版社，2000 年，第 64 页。
⑤ （清）魏禧：《魏叔子文集》，胡守仁、姚品文、王能宪校点，北京：中华书局，2003 年，第 117 页。
⑥ （东周）鬼谷子：《鬼谷子》，《四部丛刊初编》第 419 册，卷中 24b。
⑦ 高明：《帛书老子校注》，第 419 页。

《孙子》内篇中权谋组的代表有《计》《作战》《谋攻》三篇，① 《鬼谷子》中有《权》《谋》二篇，兵家、纵横家都强调它们的重要性。

《说之道》认为"不举智谋，是谓自欺"，"金玉盈室不如谋"，反映谋很重要。还认为"时"也很重要，"众强甚多不如时"。对"时"的强调，它书时见。《太公金匮》载："先谋后事者昌，先事后谋者亡。且天与不取，反受其咎。时至不行，反受其殃。非时而生，是为妄成。"② 《说苑·谈丛》载："时乎时乎，间不及谋，至时之极，间不容息。"③ 《管子·霸言》载："知者善谋，不如当时。精时者，日少而功多。夫谋无主则困，事无备则废。是以圣王务具其备，而慎守其时。"④ 在战争的环境下，干说人主，"推销"自己的学说时，方法策略、机会很重要，这些被兵家、纵横家所强调。为了达到自己的目的，临事制权，遇事变通，非常必要。谋、时为他们所看重，也就不难理解了。

综上所述，从文体特点上来看，《说之道》近似格言、箴铭类，有告诫性的对话目的；话语交流对象狭窄，针对特定的人群展开对话，对君王、游士展开对话；从语料来看，明显有一定的承传性，来源多元，或化用先前古书内容，或是对生活经验的总结等。从《说之道》的内容上来看，对"说"的看法，有和法家、纵横家、道家阴谋类的相关论述类似的地方，而对"谋""时"的论述，也与兵家、纵横家论述相关。郭店楚简内容不晚于公元前300年。从公元前307年，苏秦为燕使齐，开始了叱咤风云的人生，至公元前284年，五国合纵破齐，这是纵横家活动最兴盛的时期。《说之道》的产生应在此之前。

另一方面，《汉志》载："道家者流，盖出于史官，历记成败存亡祸福古今之道，然后知秉要执本，清虚以自守，卑弱以自持，此君人南面之术也。"⑤ 这里所言"南面之术"，是史官利用处于"上层建筑"中的优势，对可资治世的经验的提炼和概括，也就是对"成败存亡祸福古今之道"的总结和归纳。《汉志》所言的《太公言》一书，今已见不到，

---

① 所言内篇云云，参见李零《兵以诈立——我读〈孙子〉》，北京：中华书局，2006年，第55页。

② （清）严可均校辑《全上古三代秦汉三国六朝文》第1册，第52页。

③ 向宗鲁校证《说苑校证》，第392页。

④ 黎翔凤撰，梁运华整理《管子校注》，第469页。

⑤ （汉）班固撰，（唐）颜师古注《汉书》，第1732页。

不过从后世辑录的内容来看，也有铭文性质的语体，告诫性的目的也很强，它书中也有类似《说之道》的文体，但是话语交流对象甚广，不像《太公言》那么集中。《说之道》是文化层次较高的私学学者，根据先前相似文本，针对特定人群，创作的一篇蕴含"成败存亡祸福古今之道"的告诫性文本。考虑到前已言及的道家与纵横家的关系，笔者认为《说之道》受《太公言》影响而产生，处于走向纵横家"经典"文献的路上，认为它是道家阴谋类文献，似无问题。

第二节　伊尹类文献研究

《汉志》道家类文献有《伊尹》五十一篇；小说家类有《伊尹说》二十七篇，班固注云："其语浅薄，似依托也。"① 鲁迅认为小说家类内容"然文丰赡而意浅薄，盖亦本《伊尹书》"②。道家思想有道有术，《伊尹》五十一篇所言应当围绕"术"类内容展开，与小说家类中的《伊尹说》主题应当不同，笔者认同鲁迅之说。道家类《伊尹》此书已佚，传世文献或许留有只言片语，陈奇猷认为《吕氏春秋》中《恃君》《长利》《知分》诸篇是道家伊尹学派的文献。③ 此说可商，这几篇文献的内容，其他诸子也多有论述。

道家类《伊尹》思想内容，依靠出土伊尹类简帛文献，如清华简相关内容、④ 马王堆汉墓帛书《伊尹·九主》，可窥见一斑。银雀山汉简中也有

---

① （汉）班固撰，（唐）颜师古注《汉书》，1744 页。
② 鲁迅：《鲁迅全集》第 9 卷，第 29 页。
③ 陈奇猷校释《吕氏春秋新校释》，第 1332 页注释 1、第 1346 页注释 1、第 1356 页注释 1。
④ 《清华大学藏战国竹简（伍）》包含《汤处于汤丘》《汤在啻门》两种文献，以商汤与伊尹问答方式，阐述治国与养生的理念。《汤处于汤丘》释文见《清华大学藏战国竹简（伍）》，上海：中西书局，2015 年，第 134～140 页。《汤在啻门》释文见《清华大学藏战国竹简（伍）》，第 141～148 页。对它们的文本及思想性质，学界多有研究，相关研究可参——李守奎：《汉代伊尹文献的分类与清华简伊尹诸篇的记载》，《深圳大学学报》（人文社会科学版）2015 年第 3 期，第 41～49 页；刘成群：《清华简与先秦时代的黄老之学》，《人文杂志》2016 年第 2 期，第 11～18 页；曹峰：《清华简〈三寿〉、〈汤在啻门〉二文中的鬼神观》，《四川大学学报》（哲学社会科学版）2016 年第 5 期，第 33～40 页；曹峰：《清华简〈汤在啻门〉与"气"相关内容研究》，《哲学研究》2016 年第 12 期，第 35～41 页；曹峰：《从"食烹之和"到"和民"：清华简〈汤处于汤丘〉"和"思想研究》，《中国文化》2018 年第 2 期，第 45～55 页；连邵名：《楚简〈汤处于汤丘〉与〈汤在啻门〉考述》，《殷都学刊》2018 年第 3 期，第 41～47 页；袁青：《伊尹与早期黄老之学》，《中州学刊》2019 年第 8 期，第 113～118 页。对二者的研究较为充分，本书不拟研究。

相关内容，整理者据"伊尹"合文与单独书写的方式，将其中内容分为两部分，前一部分名为《分士》，后一部分名为《汤问务光、伊尹》。①后一部分在叙述方式上，以汤与伊尹一问一答的方式行文；由于残缺较甚，汤问伊尹的内容，只有三处清晰可见："不底其群臣者，其为国也何〔如〕"；"国使民得其望奈何"；"公门私门俱启者，其为国也何如"。从这些内容上来看，至少与下面所言《九主》没有太多关系，它们与《汉志》所言两类伊尹书的关系，不易遽定。由于银雀山汉简中的这些内容整体性不强、完整性较差，笔者以《伊尹·九主》内容为主展开论述。分以下几个方面：一是伊尹形象的解读；二是《伊尹·九主》文本研究；三是《伊尹·九主》思想倾向。

一　伊尹形象

在古代典籍的记载中，伊尹是一个被不同学派利用的对象，呈现出复杂的面貌。此处通过对伊尹形象的解读，希冀发现诸子立说的理据，为研究《伊尹·九主》提供一些基础性支持，也为审视其他依托类古书背后思路，提供一些启发。在儒家、道家、法家、方技家那里，伊尹成为他们的共同记忆资源，各家结合自身经验和价值取向，对伊尹有不同的解释。相应地，伊尹也就成为各家确立自己学派认同感的符号，并且这种认同感在各自学派中成为一种传统。伊尹身份有多种，或作为事件的原始身份，或作为神话的变形改装身份。② 事件身份，是我们根据最直接的甲骨材料及其他相关材料，所探讨的他在历史上实际的原始身份。神话身份是后世的儒家、道家、方士出于应对"现在"的需要，结合自身经验，树立学说的认同感，解读伊尹后形成的身份。如果作为事件身份的伊尹代表一种共同的社会记忆，那么作为神话的身份就是执于一己之见解读这种记忆的结果，作为神

---

① 银雀山汉墓竹简整理小组编《银雀山汉墓竹简》〔贰〕，北京：文物出版社，2010年，第146、172~174页。

② 为了更好地论述二者的性质及关系，笔者借用美国历史学家柯文（Paul A. Cohen）的说法，从作为事件的身份和作为神话的身份，来探讨伊尹的形象问题。作为事件的义和团代表的是对过去的一种特殊的解读，而作为神话的义和团代表的是以过去为载体而对现在进行的一种特殊的解读。〔美〕柯文著，杜继东译：《历史三调：作为事件、经历和神话的义和团》（序言），南京：江苏人民出版社，2000年，第2页。

话身份是作为事件身份的变形，因此神话身份本身也千差万别。以下从这两个方面谈论伊尹形象。

（一）作为事件身份的伊尹

从甲骨卜辞相关信息来看，尽管不能和古籍记载完全对应，但伊尹在历史上确实存在，且地位甚高。

甲骨卜辞记载中，伊尹地位很高，作为祭祀对象，对他祭祀的种类、方式多样，如：

> 壬子卜，又（侑）于伊尹。　　《合》34192（2）、《屯》332(2)①
> 丁丑卜，伊尹岁三牢，丝用。　　《合》32791（3）②
> 召（舌）鼎叀伊受又（佑）。　　《合》27288(2)③

以上是对伊尹的单独祭祀，可以看出，伊尹受祭的种类多样，有侑祭、岁祭、舌祭、鼎祭、御祭，此外还有伐祭等等方式。在单独的受祭方式之外，还配享其他先王，如：

> 癸□卜，又（侑）伊五示。　　《合》32722（2）④
> 甲申卜，又（侑）伊尹五示。　　《合》33318（3）⑤
> 丁巳卜，又（侑）于十立：伊又九。　　《合》32786（2）⑥

"示"字，陈梦家认为即后世"主"字所从，卜辞中的"示"字应

---

① 郭沫若主编，中国社会科学院历史研究所编《甲骨文合集》第11册，北京：中华书局，1982年，第4256页。中国社会科学院考古所编《小屯南地甲骨》（上册第一分册），北京：中华书局，1980年，图版见第49页；中国社会科学院考古所编《小屯南地甲骨》（下册第一分册），北京：中华书局，1983年，释文见第862页。

② 郭沫若主编，中国社会科学院历史研究所编《甲骨文合集》第10册，北京：中华书局，1982年，第4028页。

③ 郭沫若主编，中国社会科学院历史研究所编《甲骨文合集》第9册，北京：中华书局，1981年，第3367页。

④ 郭沫若主编，中国社会科学院历史研究所编《甲骨文合集》第10册，第4016页。

⑤ 郭沫若主编，中国社会科学院历史研究所编《甲骨文合集》第11册，第4115页。

⑥ 郭沫若主编，中国社会科学院历史研究所编《甲骨文合集》第10册，第4026页。

是石主的象形。① 赵诚认为"示"是神祖牌位之形，卜辞中由此引申为神祖的代称。② "伊五示""伊尹五示"，就是指伊尹与先王五示。"五示"具体指哪些先王，说法不一。③ 立读为位，"伊又九"指伊尹及其他九位。从这些卜辞可以看出伊尹的地位之高。另外，"甲骨文有'伊其窦''伊弜窦'和'伊窦'之贞，也都是指配享言之"④。在卜辞中，伊尹常配享囲、大乙。除了有这些显著标志的卜辞表示伊尹配享先王，其实还有一些没有明显标志的卜辞，也表示他的地位之高，如"隹伊祖庚"[《合》32881（4）]，⑤ 这是表示他和祖庚一起被祭祀。

从祭祀目的来看，也丰富多彩。如：

乙巳贞：其燊禾于伊，宜（俎）　　《屯》93（1）⑥
其罚风伊……　《合》30259（1）⑦

伊尹有类似自然神的神格，在商人心中，对他的祭祀，作用很大：可以带来好的收成，可以呼风唤雨。此外还有"丁未卜，隹伊耄雨"[《合》32881（3）]这样的卜辞，只有河、亥等少数先王先公有"耄雨"权威，伊尹也有这种权威，可以看出伊尹的崇高地位。

以上记录伊尹的卜辞，按照董作宾创立的甲骨文断代体系所言，多属于第三期、第四期，即廪辛、康丁，武乙、文丁时期卜辞，⑧ 事实上《甲骨文合集》也正是按董作宾的五期分类法进行断代。但是按照目前学界卜辞断代的共识——先分类后断代的标准衡量，董作宾的卜辞断

① 陈梦家：《殷虚卜辞综述》，北京：中华书局，1988年，第440页。
② 赵诚编著《甲骨文简明词典——卜辞分类读本》，北京：中华书局，1988年，第28页。
③ 赵诚认为至少有两个"五示"，一指上甲、成、大丁、大甲、祖乙五位先王；二指丁、祖乙、祖丁、羌甲、祖辛五位先王。详参赵诚编著《甲骨文简明词典——卜辞分类读本》，第29～30页。
④ 于省吾：《甲骨文字释林》，第207页。
⑤ 郭沫若主编，中国社会科学院历史研究所编《甲骨文合集》第10册，第4043页。
⑥ 中国社会科学院考古所编《小屯南地甲骨》（上册第一分册），图版见第16页；中国社会科学院考古所编《小屯南地甲骨》（下册第一分册），释文见第843页。
⑦ 郭沫若主编，中国社会科学院历史研究所编《甲骨文合集》第10册，第3696页。
⑧ 董作宾：《甲骨文断代研究例》，《中央研究院历史语言研究所集刊外编——庆祝蔡元培先生六十五岁论文集》上册，1933年。

代的五期说值得商榷，先分类后断代的思想是将考古学的类型学方法运用于甲骨分期研究，揭开了甲骨分期研究新的一页。① 按照这一思想，从字体分类来看，《合》34192、《屯》332 中的"子"作屮，字体特征属于历组卜辞，这样就把先前认定的卜辞所属时期提前至武丁后半期至祖庚时期，但无论哪一个时期都不改变伊尹在殷商时代的地位。

卜辞中还有不少关于伊尹的记载，如伊丁、伊聿的记载，他们其实和伊尹是同一个人。裘锡圭认为尹、聿乃一字之分化。② 赵诚认为伊丁之伊，即伊尹的简称，丁为庙号。他举出三条例证：一是伊尹之祭日均在丁日；二是伊尹与名丁之先王同版共祭；三是伊丁又称为伊尹丁。③ 学者们还有把伊尹与黄尹、黄示联系起来的说法，这里就不详细论述了。④ 另外，蔡哲茂认为卜辞中的"伊尹黽示""伊黽示""黽示"也是伊尹的简称。黽从臼得声，假借为舅，所以殷人称伊

---

① 关于此点的认识，存在一个历程。陈梦家、日本学者贝塚茂树、李学勤、裘锡圭、林沄、黄天树等学者皆有相关研究。详见——陈梦家：《殷虚卜辞综述》，第50页；贝塚茂树·伊藤道治「甲骨文断代研究法の再検討－董氏の文武丁時代卜辭を中心として－」『東方学報』23 册（殷代青铜文化の研究）、1953；李学勤：《评陈梦家〈殷虚卜辞综述〉》，《李学勤早期文集》，石家庄：河北教育出版社，2008 年，第 62~67 页；裘锡圭：《评〈殷虚卜辞综述〉》，见氏著《文史丛稿——上古思想、民俗与古文字学史》，上海：上海远东出版社，1996 年，第 215~217 页；林沄：《小屯南地发掘与殷墟甲骨断代》，《林沄学术文集》，北京：中国大百科全书出版社，1998 年，第 102 页；黄天树：《殷墟王卜辞的分类与断代〈绪论〉》，北京：科学出版社，2007 年，第 1~10 页。
② 裘锡圭：《古文字论集》，北京：中华书局，1992 年，第 640 页。
③ 赵诚：《甲骨文简明词典——卜辞分类读本》，第 37 页。
④ 郭沫若就《卜辞通纂》中第 236 片卜辞认为，黄与衡通假，黄尹即阿衡，也就是伊尹。（郭沫若：《卜辞通纂》，北京：科学出版社，2002 年，第 314 页。）陈梦家则认为伊尹与阿衡、保衡不是一人。伊奭、黄奭很可能是伊尹、黄尹，但也可能是伊、黄之配偶。《缀》47 伊尹、伊奭并见于一版，而《乙编》中黄尹、黄奭并出于一坑，它们可能不指一个人。（陈梦家：《殷虚卜辞综述》，第 363~364 页。）在甲骨文中，矢、黄、寅确实易混，岛邦男就把郭沫若、陈梦家所言的"黄"释为"寅"，认可"寅示"就是伊尹的说法，和阿衡、保衡没什么关系。（〔日〕岛邦男：《殷墟卜辞综类》，濮茅左、顾伟良译，上海：上海古籍出版社，2006 年，第 465 页。）柯昌济推衍此说，根据辞例比勘，认为寅示、寅奭即伊尹、伊奭。（柯昌济：《〈殷墟卜辞综类〉例证考释》，中国古文字研究会、中华书局编辑部编《古文字研究》第 16 辑，北京：中华书局，1989 年，第 154 页。）笔者这里从陈梦家说法，对伊尹和黄尹关系存疑。

尹为舅。① 此说可商，由于材料所限，"从卜辞与商金文资料中判断哪些族氏系与子姓商人有持久的通婚关系的异性亲族也是困难的，这不仅因为缺乏有关婚姻的直接材料，而且因为其关系到商人的婚姻制度"②。作为异性亲族代表的伊尹与商王族的关系，还很难凿实。只能说从以上表述来看，伊尹是卜辞祭祀系统中地位最高的旧臣，对他的记载也最复杂。

从传世文献来看，关于伊尹的记载丰富多彩。他的身份也有几个：媵臣、庖人、处士。《楚辞·天问》载："成汤东巡，有莘爰极，何乞彼小臣，而吉妃是得，水滨之木，得彼小子，夫何恶之，媵有莘之妇？"③《吕氏春秋·本味》关于伊尹的记载和它相比，故事性很强，有可能是《汉志》所言《伊尹说》或《伊尹》的残篇零简。"有侁氏女子采桑，得婴儿于空桑之中，献之其君。其君令烰人养之。察其所以然，曰：'其母居伊水之上，孕，梦有神告之曰："臼出水而东走，毋顾。"明日，视臼出水，告其邻，东走十里，而顾其邑尽为水，身因化为空桑。'故名之曰伊尹。此伊尹生空桑之故也。长而贤。汤闻伊尹，使人请之有侁氏。有侁氏不可。伊尹亦欲归汤。汤于是请取妇为婚。有侁氏喜，以伊尹为媵送女。"④ 侁从先得声。先，心母文韵。莘，生母真韵。真、文旁转，二字可通。所以这里的"有侁氏"即"有莘氏"。⑤《世本》载："鲧娶

① 蔡哲茂：《伊尹传说的研究》，王秋桂主编《中国神话与传说学术研讨会论文集》上册，台北：台湾"中央图书馆"汉学研究中心印行，1996 年，第 257 页。张政烺认为蠱示和元示相当，怀疑蠱读为元。（张政烺：《释它示——论卜辞中没有蚕神》，吉林大学古文字研究室编《古文字研究》第 1 辑，北京：中华书局，1979 年，第 67 页。）刘宗汉认可蔡氏卜辞中"蠱""求"均应读为"旧"的意见；卜辞中"蠱示""求示"，除冠以"伊尹"或"伊"者，均应释为"旧示"，指某一类集合庙主，与伊尹无关，均因祭祀伊族旧臣首领而来，伊尹是汤"舅子"的说法并不可信。（刘宗汉：《卜辞伊尹蠱示考》，《文史》2000 年第 4 辑，北京：中华书局，第 95～96 页。）

② 朱凤瀚：《商周家族形态研究》（增订本），天津：天津古籍出版社，2004 年，第 75～78 页。

③ （宋）洪兴祖撰《楚辞补注》，白化文等点校，北京：中华书局，1983 年，第 108 页。

④ 陈奇猷校释《吕氏春秋新校释》，第 744 页。

⑤ 在古籍中，也可见到"有娎氏"的说法。娎，从女，新声；新，从斤，亲声；莘，从艸，辛声；两字通，所以有娎氏也就是有莘氏。如《史记·周本纪》"乃求有莘氏姜女"，正义引《括地志》莘作娎。《孟子·万章上》"伊尹耕于有莘之野"，《汉书·古今人表》有莘作娎。除以上古籍，其他古籍也有伊尹的记载，《墨子》之《尚贤中》《尚贤下》有之。见（清）孙诒让撰《墨子间诂》，孙启治点校，第 58、68 页。《史记·殷本纪》亦有之。见（汉）司马迁撰，（南朝宋）裴骃集解，（唐）司马贞索隐，（唐）张守节正义《史记》，第 94 页。参阅高亨纂著，董治安整理《古字通假会典》，济南：齐鲁书社，1989 年，第 100 页。

有辛氏女，谓之女志，是生高密。"宋衷曰："高密，禹所封国。"①《史记·夏本纪》载："禹为姒姓，其后封国，用国为姓，故有夏后氏、有扈氏、有男氏、斟寻氏、彤城氏、褒氏、费氏、杞氏、缯氏、辛氏、冥氏、斟戈氏。"②《史记·周本纪》正义引《世本》载："莘国，姒姓，夏禹之后。"③可见有莘氏，姒姓，与夏同姓。这里辛氏与有莘氏没有根本上的差别，从音理上讲，"有或同声而通用，则有通或时，不仅有域之义，亦有邦国之义。故有邦、有方、有国、有居等，皆同义联文，有即邦、方、居、国，总之，表示一定的地域范围，是实词。……属于通名在前，专名在后的齐头式地名"④。所以"有莘"是夏时以地域名字命名的一个古老的邦国或部落名，到殷时，它还存在。⑤从这些记载中，可以看出伊尹的"媵臣"身份，应该是有莘氏部落和汤通婚时的媵送之人。由此，陈奇猷认为伊尹作为媵臣，是当时男子住在女家，母系社会群婚制的反映。⑥张政烺认为，母系制度下，伊尹放弃有莘氏这边的继位资格，和商并为一国，但舅权的尊严仍在。⑦蔡哲茂不认可伊尹为媵臣的解释，他认为商族和伊尹之族通婚以致伊尹讹传成媵臣。⑧

　　由媵臣之说，转化为庖人之说，又是伊尹身份的一大说法。《墨子·

①　（汉）宋衷注，（清）茆泮林辑《世本》，《世本八种》，北京：中华书局，2008 年，第 12～13 页。

②　（汉）司马迁撰，（南朝宋）裴骃集解，（唐）司马贞索隐，（唐）张守节正义《史记》，第 89 页。

③　（汉）司马迁撰，（南朝宋）裴骃集解，（唐）司马贞索隐，（唐）张守节正义《史记》，第 117 页。

④　严军：《上古地名中的"有"字结构》，《文史》2000 年第 2 辑，北京：中华书局，第 237～243 页。

⑤　有莘氏地域问题，可参王维堤《关于伊尹的姓氏名号及其他》，《中华文史论丛》1982 年第 2 辑，上海：上海古籍出版社，第 283～294 页。

⑥　陈奇猷：《伊尹的出身及其姓名》，《中华文史论丛》1981 年第 3 辑，上海：上海古籍出版社，第 114 页。

⑦　张政烺：《释它示——论卜辞中没有蚕神》，吉林大学古文字研究室编《古文字研究》第 1 辑，第 69 页。

⑧　蔡哲茂：《伊尹传说的研究》，王秋桂主编《中国神话与传说学术研讨会论文集》上册，第 247 页。

尚贤上》载："汤举伊尹于庖厨之中，授之政，其谋得。"① 关于此点，解释的人不少，如刘师培认为庖本作保，阿、保之义同于傅母。② 此说不可从。从庖人的实际职责来看，应该与金文中的善夫，传世文献中的膳夫相近。膳夫见于《周礼》载："膳夫掌王之食饮膳羞，以养王及后世子。"③ "从铭文上来看，西周时期善夫的职责是：（1）掌四方宾客饮食之礼并及饮食的储藏保管（善夫山鼎"官嗣饮献（贤）人"）；（2）掌传达王命（大鼎、善夫克鼎）。前者是膳夫的基本职能，后者则说明膳夫已经越出掌王膳羞的职掌，而参与政治活动了。"④ 膳夫属于宫廷类职官，和君王接触频繁，在权力的分配上，宫廷类职官往往由幕后走向前台，这也是中国官职沿革的一个重要特点。另外还有其他文章也谈到这个问题，此不多论。⑤ 战国时伊尹由庖人而为治世之重臣的说法，可能和西周以来膳夫职掌有关。

卜辞中对伊尹的记载，固然可以表明伊尹在殷时的崇高地位，但是和古籍中"媵臣""庖人"身份相比，是两张皮，没有直接的联系。如果说它们有直接联系的话，卜辞中伊尹常配享大乙，也就是后世所言的汤，而作为媵臣、庖人的伊尹正是被汤起用。所以它们也没有矛盾的地方，媵臣、庖人的身份，显示出历史的伊尹，在后人的述说中，像一个小姑娘似的被打扮得花枝招展的可能，但也未尝不是另一种记载系统的呈现，其背后的历史线索有迹可寻，逻辑自足，只是无法验证这种记载。从另一个角度来看，诸子眼中的伊尹记载，内涵丰富，他成了诸子立说的符号，也成为一个价值判断的工具。

---

① （清）孙诒让撰《墨子间诂》，孙启治点校，第47页。它书亦有类似记载。《庄子·庚桑楚》有之，见（清）王先谦《庄子集解》，第207页。《韩非子·难言》、《难一》有之，见陈奇猷校注《韩非子新校注》，第52、862页。《吕氏春秋·具备》有之，见陈奇猷校释《吕氏春秋新校释》，第1235页。《淮南子》之《泰族》《氾论》有之，见刘文典撰《淮南鸿烈集解》，第683、434页。

② 刘师培：《左盦集》卷五《伊尹为庖说》，《刘申叔遗书》，南京：江苏古籍出版社，1997年，第1254页。

③ （汉）郑玄注，（唐）贾公彦疏《周礼注疏》，第659页。

④ 张亚初、刘雨撰《西周金文官制研究》，北京：中华书局，1986年，第42页。

⑤ 姜亮夫《殷周三巨臣考》也曾指出："中古官制，以太宰、冢宰为最尊。冢亦属屠人矣。""故伊尹以烹割，太公以屠钓自在传说中矣。"（姜亮夫：《殷周三巨臣考》，王仲荦主编《历史论丛》1981年第2辑，济南：齐鲁书社，第92~98页。）

（二）作为神话身份的伊尹

前面已经说到，作为战国古书主体的诸子之书，喜欢用"古事"表述思想，伊尹是他们爱用的一个共同的记忆资源，尽管具体的解读不一样。余嘉锡"古书多造作故事"的说法，就诸子眼中的伊尹而言，得到很好的体现。

在儒家那里，孔子对历史持怀旧的态度，[①] 他喜欢讲尧舜故事，那里寄托着他的"乌托邦"感情，过去是比现在更纯真、更美好的年代。自然孔子眼中具备理想人格的人，大多在那些时代。[②] 过去既然是无法企及的黄金时代，从这个角度而言，也体现了孔子对现实的一种批评。《论语》中的伊尹和周公一样，都是孔子眼中具备理想人格的模范。《论语·颜渊》载："舜有天下，选于众，举皋陶，不仁者远矣。汤有天下，选于众，举伊尹，不仁者远矣。"[③] 这是子夏为樊迟解释孔子所言"举直错（措）诸枉，能使枉者直"什么意思而回答的话。显然，"举伊尹，不仁者远矣"，那么伊尹代表的肯定是仁人的标准。

到了孟子那里，伊尹更是成为他树立心中美好世界的一个形象了。《孟子·公孙丑上》载：

> （公孙丑）曰：伯夷、伊尹何如？
>
> 曰：不同道，非其君不事，非其民不使，治则进，乱则退，伯夷也。何事非君，何使非民；治亦进，乱亦进，伊尹也。可以仕则仕，可以止则止，可以久则久，可以速则速，孔子也。皆古圣人也，吾未能有行焉。乃所愿，则学孔子也。[④]

---

① 英国约翰·托什（John Tosh）认为，就历史意识而言，"传统、怀旧和进步提供了社会记忆的基本组成要素。每一种要素都是对渴求安全的强烈心理需求的满足——通过承诺不进行变革、或为了更好的未来而变革、或沉浸在更合意的过去以逃避现实"。（〔英〕约翰·托什：《史学导论——现代历史学的目标、方法和新方向》，吴英译，北京：北京大学出版社，2007 年，第 20 页。）

② 孔子心中的理想人格，可以参见李零《去圣乃得真孔子：〈论语〉纵横读》（三联书店，2008 年）一书上篇中的第七、八节，下篇中的第十三、十四节，分别见第 88～113、166～190 页。

③ （清）刘宝楠撰《论语正义》，第 511 页。

④ （清）焦循撰《孟子正义》，沈文倬点校，北京：中华书局，1987 年，第 215～216 页。

尽管伊尹与孔子行事特点不同，但都是古代的圣人，孟子自认为不及。除此之外，最重要的是他对伊尹放逐太甲之事的评价，从中也最能看出此点。《孟子·万章上》载："伊尹相汤以王于天下，汤崩，大丁未立，外丙二年，仲壬四年，太甲颠覆汤之典刑，伊尹放之于桐，三年，太甲悔过，自怨自艾，于桐处仁迁义，三年，以听伊尹之训己也，复归于亳。周公之不有天下，犹益之于夏、伊尹之于殷也。"① 把伊尹和益、周公相提并论，对伊尹放逐太甲进行这样的评价："有伊尹之志则可，无伊尹之志则篡也。"② 但是也要看到《竹书纪年》里有完全不同的记载："仲壬崩，伊尹放太甲于桐，乃自立也。伊尹即位，放太甲七年。太甲潜出自桐。杀伊尹，乃立其子伊陟、伊奋。命复其父之田宅而中分之。"③ 梁启超认可《竹书纪年》的说法，他认为《竹书纪年》的成书时间比《孟子》的成书时间早，只是《孟子》的说法经汉魏儒者鼓吹，成为主流意见，《竹书纪年》的说法遂被人所斥。④ 梁氏所谈甚为有理。另外，伊尹"处士"身份，也和《孟子》有关，《孟子·万章上》不认同伊尹以割烹要汤的说法，把伊尹说成是乐于尧舜之道的处士，在汤三使往聘之后，则变成了辅助君王，伐夏救民的治世重臣。为什么这样认为？"吾未闻枉己而正人者也，况辱己以正天下者乎？"⑤ 在孟子这里，贤达之士应当推正以济天下，直行无他，不应当枉道而取荣，所以他不认可伊尹负鼎干汤的说法。因此，为了更好地展示自己的学说主张、心中理想的圣人人格要求，孟子为伊尹赋予不同于其他文献的形象。

荀子对伊尹也有论述，《臣道》把臣子分为几类，"殷之伊尹，周之太公，可谓圣臣矣"，⑥ 使用圣臣的国君，可以称王。他还从向国君进言方式上，谈道："故谏、争、辅、拂之人，社稷之臣也。国君之宝也……

---

① （清）焦循撰《孟子正义》，沈文倬点校，第649页。伊尹放逐太甲的事，还见于它书，如《史记·殷本纪》《左传·襄公二十一年》亦有记载。

② （清）焦循撰《孟子正义》，沈文倬点校，第925页。

③ 方诗铭、王修龄撰《古本竹书纪年辑证》（修订本），上海：上海古籍出版社，2005年，第23页。

④ 梁启超：《中国历史研究法》附录《中国历史研究法补编》，北京：东方出版社，1996年，第319页。

⑤ （清）焦循撰《孟子正义》，沈文倬点校，第655页。

⑥ （清）王先谦撰《荀子集解》，第248页。

伊尹、箕子，可谓谏矣。"① 在荀子这里，伊尹的地位也很高。

　　其他诸子也把伊尹作为立说的符号，对他的一些著名"故事"的解读也饶有意味。只是各家解读的角度和儒家不同。如对伊尹"五就汤五就桀"的说法，解释各异。儒家的孟子认为伊尹和伯夷、柳下惠虽然趋行不一，但都是出于履仁的目的。② 但《庄子·让王》载："伊尹何如？曰：强力忍垢，吾不知其他也。"③ 在道家这里，更侧重于对伊尹隐忍做事方法的强调，这也是《老子》提倡的观点，强调水、婴儿、谷的形象，弱、下的位置。伊尹的行事特点与此相比，有类似的地方。《鬼谷子·忤合》载："故伊尹五就汤五就桀，然后合于汤。吕尚三就文王，三入殷，而不能有所明，然后合于文王。"④ 前面已经说过，《鬼谷子》一书受道家影响的地方不少，这里强调策士们应当灵活地把握时机，察知天命所归，根据时势，离合于彼此之君王，方可为帝王师，做一个不在位的"君王"。《战国策·燕策二》载：（苏代认为）"伊尹再逃汤而之桀，再逃桀而之汤，果与鸣条之战，而以汤为天子。……故举大事，逃不足以为辱矣。"⑤ 战国纵横家苏代认为伊尹"数逃"并不为耻辱，是做大事的表现，与前述《鬼谷子》的意思差别不大。《淮南子·泰族》载："夫圣人之屈者，以求伸也；枉者，以求直也……伊尹忧天下之不治，调和五味，负鼎俎而行，五就桀，五就汤，将欲以浊为清，以危为宁也。……仕不择官，行不辟污，曰'伊尹之道也'。"⑥ 此处"五就汤五就桀"被认为是圣人对时势深刻的洞见，以屈为伸，以枉为直，这也是通行本《老子》第二十二章"曲则全，枉则直"思想的体现。在兵家那里，"五就汤五就桀"变成一个被"曲解"的话题。《孙子·用间》载："昔殷之兴也，伊挚在夏；周之兴也，吕牙在殷。故明君贤将，能以上智为间者，必成大功。此兵之要，三军所恃而动也。"⑦《吕氏春秋·慎大》载："汤乃惕惧，忧天下之不宁，欲令伊尹往视旷夏，恐其不信，

---

① （清）王先谦撰《荀子集解》，第 250 页。

② （清）焦循撰《孟子正义》，沈文倬点校，第 829～830 页。

③ （清）王先谦撰《庄子集解》，第 258 页。

④ （东周）鬼谷子：《鬼谷子》，《四部丛刊初编》第 419 册，卷中 6b。

⑤ （汉）刘向集录《战国策》，第 1089～1090 页。

⑥ 刘文典撰《淮南鸿烈集解》，第 683～684 页。

⑦ 李零：《兵以诈立——我读〈孙子〉》，第 374 页。

汤由亲自射伊尹。伊尹奔夏三年，反报于亳"云云。① 这里的叙述绘声绘色，"五就汤五就桀"在兵家那里成为用间的典型"案例"。其实，前面已经说过，这种做事方法也可见出道家的影子。

再看伊尹"负鼎干汤"的故事。为了心中理想人格的存在，孟子不承认这个故事的存在。《韩非子·难言》载："伊尹，至智也。夫至智说至圣，然则七十说而不受，身执鼎俎为庖宰，昵近习亲，而汤乃仅知其贤而用之。"② 在法家这里，强调进言君王的困难，"负鼎干汤"成为接近君王的方式。在道家那里，成为一种隐忍顽强的做事态度，前已言之。在方士那里，伊尹形象又变了。在《汉志》之《方技略》"经方"一派中有《汤液经法》三十二卷。皇甫谧在晋初所著的《甲乙经序》中称："伊尹以元圣之才，撰用《神农本草》以为《汤液》。"③ 今人钱超尘根据敦煌文献中的古佚籍《辅行诀》，认为《伤寒杂病论》是在《汤液经法》一书的基础上写成的。④ 所以伊尹由此进入方技系统，成为医家著书立说依托的对象。

因此，作为神话身份的伊尹，往往是后世解读者出于各种目的而做出的有利于自己的价值判读，并且在各自的学派中，成为树立学派认同感的符号，不同学派对同一事件的不同看法，源于他们解释这件事的角度差异，抓住一点，不及其余。作为事件身份的伊尹是唯一的，但作为神话身份的伊尹，就这样色彩斑斓、摇曳多姿地盘旋在作为事件的伊尹周围，也显示出解读者想让牛毛长在羊身上的努力。这就是历史资源的魅力。

从早期古书创作特点来看，类似伊尹这种身份复杂、形象丰富的历史人物，往往成为古书创作时依托的对象。依托它们成书，易于引起人们的注意，便于流传；并且不是一次性依托，而是多次依托，最后，在一个较长历史时期内，渐次形成系列文本，蔚为大观。以黄帝、伊尹、

---

① 陈奇猷校释《吕氏春秋新校释》，第 850 页。
② 陈奇猷校注《韩非子新校注》，第 52 页。
③ （晋）皇甫谧：《针灸甲乙经》，《丛书集成初编》第 1453 册，北京：中华书局，1991 年，第 1 页。
④ 钱超尘：《仲景论广〈伊尹汤液〉考》，《江西中医学院学报》2003 年第 2 期，第 26 ~ 29 页。钱超尘：《仲景论广〈伊尹汤液〉考》（续完），《江西中医学院学报》2003 年第 3 期，第 27 ~ 32 页。

太公、管子、伍子胥等为名的一系列古书，莫不如此。后人如以这些人物具体生活的绝对年代断定它们的成书年代，谬矣！对早期古书年代的判断，应采取长时段的"散点透视"方法。

二　《伊尹·九主》文本

关于伊尹的传世文献，清人马国翰、严可均有相应辑佚。① 从辑录内容来看，伊尹扮演的是一个见闻广博的"帝王之师"圣人形象，圣人的一个特点就是无所不知、无所不晓。② 和马王堆汉墓帛书中的伊尹文献相比，两者在思想性质上没有直接的联系。该篇文献出土的时候，没有篇题。从前述伊尹形象来看，也是诸子拿伊尹和汤"说事"，伊尹只是展示学说主张的"形象代言人"而已，文本内容没有具体的历史脉络可寻，欲就伊尹和汤做历史的考察，探讨他作为事件的身份，然后和传世文献相关记载进行比较，分孰对孰错，笔者认为意义不大。它应是《汉志》记录的《伊尹》其中一篇，从其他相关文献来看，题为《九主》确当。这里的研究，从以下几个角度着手。

（一）文本校释

此处录文，参考前辈先贤的成果，主要依据《马王堆汉墓帛书》［壹］中的相关图版及释文，简称"整理小组文"；③《文物》所刊凌襄《试论马王堆汉墓帛书〈伊尹·九主〉》中的释文及简注，简称"凌文"；④ 魏启鹏的《〈伊尹·九主〉笺证》一文，简称"魏文"。⑤原文不分段，这里分段。

汤用伊尹，既放夏桀以君王，[1]伊尹为三公，天下太平。汤乃自吾吾，[2]致伊尹，乃是其能吾，[3]达伊尹。伊尹见之，□□于汤曰：

---

① 孙启治、陈建华编《古佚书辑本目录》（附考证），第 209 页。
② 李零：《去圣乃得真孔子：〈论语〉纵横读》，第 115 页。
③ 国家文物局古文献研究室编《马王堆汉墓帛书》［壹］，释文第 29 ~ 33 页。
④ 凌襄：《试论马王堆汉墓帛书〈伊尹·九主〉》，《文物》1974 年第 11 期，第 21 ~ 24 页。
⑤ 魏启鹏：《〈伊尹·九主〉笺证》，见氏著《马王堆汉墓帛书〈黄帝书〉笺证》，北京：中华书局，2004 年，第 249 ~ 274 页。

"诸侯时有雒罪，过不在主。干主之不明，虐下蔽上，[4]□法乱常，以危主者，恒在臣。请明臣法，以绳适主之罪。"[5]汤曰："非臣之罪也，主不失道，□□□□□□□主法，以绳适主之罪。"乃许伊尹。

伊尹受命于汤，乃论海内，万邦……图，[6]□知存亡若会符者，得八主。八主适恶，[7]专授之君一，[8]劳□□□君一，寄一，[9]破邦之主二，灭社之主二，凡与法君为九主。从古以来，存者亡者，□此九已。九主成图，[10]请效之汤，汤乃延三公，伊尹布图陈策，[11]以明法君法臣。

"法君者，法天地之则者。志曰：[12]天，曰□曰四时，覆生万物，神圣是则，以配天地，礼数四则，[13]曰天纶。[14]唯天不失法，[15]四纶成则，古今四纶，道数不忒，[16]圣王是法，法则明分。"后曰："天法，何也？"伊尹对曰："天法无□，覆生万物，生物不物，[17]莫不以名，不可为二名，此天法也。"后曰："大矣哉！大矣哉！不失法。法则明分，何也？"伊尹对曰："主法天，佐法地，辅臣法四时，民法万物，此谓法则。天覆地载，生长收藏，分四时。故曰：事分在职臣。是故受职□□[臣]分□□□□□臣分也。有民，主分。以无职并听有职，[18]主分也；听□不敬□□诱□分□，[此]之谓明分。分名既定，法君之佐，佐主无声，谓天之命四则，四则当□，天纶乃得。得道之君，邦出乎一道，制命在主，下不别党，邦无私门，诤理皆塞。"

[后]曰："佐主无声，何也？"伊尹对曰："故法君为官求人，弗自求也。为官者不以妄予人，故知臣者不敢诬能。[19]□主不妄予，以分听名；臣不以妄进，曰强以受也。[20]自强者无名，无名者自责。[21]夫无名者，自强之命已。名命者，符节也，法君之所以强也。法君执符以听，故自强之臣莫[敢]伪会以当其君。佐者无偏职，有分守也。谓伞之命，[22]佐主之明，并列百官之职者也。是故法君执符以职，[23]则伪会不可□主，伪会不可□主矣，则贱不事贵，远不事近，皆反其职，信□在己心，是故……不出其身，昼夕不离其职。故法君之邦若无人，非无人也，皆居其职也。贱不事贵，远不事[近]，则法君之佐何道别主之臣，以为其党；空主之廷，朝之其门。所谓法君之佐，佐主无声者，此之谓也。"后曰："至矣哉！

至矣哉！法君、法臣，木直绳弗能罪也，木其能侵绳乎？”

伊尹又请陈策，以明八〔谪〕变过之所道生。[24]“志曰：唯天无胜，凡物有胜。”[25]后曰：“天无胜，何也？”伊尹对曰：“胜者，物□□所以备也，所以得也。天不见端，故不可得原，是无胜。”后曰：“极卜不见？”[26]伊尹对曰：“□故圣王□天，故曰：主不法则，乃反为物，[27]尚见必得，得有巨哉！得主之哉！□□能用主，邦有二道。二道之邦，长诤之理，辨党长争，……夫争道甍起，[28]大干天纪，四则相侵，主轻臣重，邦多私门，挟主与……矣。[29]虐訽可知，[30]以命破灭。”

伊尹既明八谪之所道生，请命八谪：“〔法〕君明分，法臣分定，以绳八谪，八谪毕名：过在主者四，罪在臣者三，臣主同罪者二。”[31]〔后曰〕：“四主之罪，何也？”伊尹对曰：“专授，失道之君也，故得乎人，非得人者也；作人邦，[32]非用者也，用乎人者也。是□□得擅主之前，用主之邦，故制主之臣。是故专授失政之君也，过在主。虽然，犹〔君〕也。主悟，则犹制其臣者也。”后曰：“呜呼，危哉！得主之哉。”

“劳君者，专授之能悟者也，□悟于专授主者也。能悟，不能反道，自为其邦者，主劳臣佚。为人君任臣之□，〔臣〕因主□□知，倚事于君，逆道也。凶归于主，不君。臣主□□，侵君也。未免于□□，过在主。虽然，犹君也，自制其臣者也，非作人者。”

“灭〔社之主〕……能用威法其臣，其臣为一，以听其君，恐惧而不敢尽□□，是□□□昔执□□施□伐□仇雠，民知之，无所告愬。是故同形共共谋为一，[33]民自□此，王君所明号令，□无道，处安其民，故兵不用而邦□举。两主异过同罪，灭社之主也，过在上矣。”后曰：“嗟！夏桀氏已夫！三臣之罪何？”

伊尹对曰：“专授之臣擅主之前，〔虐〕下蔽上，乘主之不悟，以侵其君，是故擅主之臣，罪无赦！[34]

半君者，专授而〔不悟〕者也。[35]〔是〕故擅主之臣见主之不悟，[36]故用其主严杀僇，□臣恐惧，然后□□私，[37]□主之臣，成党于下，与主分权。是故臣获邦之〔半〕，主亦获其半，则……则□危。臣主横危，危之至，[38]是故半君之臣罪无〔赦〕。”[39]〔后〕

曰："呜呼，危哉！半君〔也〕。"

"寄主者，半君之不悟者。^[40]□□□臣见主之〔不〕能……则主寄矣。是故或闻道而能悟，悟正其横臣者□，□□□未闻寄主之能悟者也。"后曰："哀哉，寄主。臣主同罪，何也？"

伊尹对曰："破邦之主，专授之不悟者也。臣主同术为一，以策于民。^[41]百姓绝望于上，分倚父兄大臣，此王君之所因以破邦也。两主异过同罪，破邦之理也，故曰臣主同罪。法君明分，法臣分定，八谪毕名。"后曰："□哉！"

"九主之图，所谓守备悉具，^[42]外内无寇者，〔此〕之谓也。"后环择吾见素，乃□三公，^[43]以为葆守，藏之重屋，臣主始不相悟也。^[44]

［校注］

〔1〕"王"，整理小组文释为"天"，凌文释为"王"，从凌文说法。

〔2〕"吾吾"，整理小组文断开，从凌文说法，合为一词，读为"语语"（语从吾得声，与"吾"通）。语语，《广雅·释训》载："喜也"。

〔3〕是，与"示"通。吾，与"悟"通。

〔4〕"唐"读为"谞"，两字皆吾声，可通。《鹖冠子·近迭》载："谞下蔽上，使事两乖。"又《天则》载："下之所谞，上之可蔽。"陆佃解："谞之言干也。"这里从整理小组文意见，解释为压制。

〔5〕绳，纠正、弹正。《尚书·冏命》载："绳愆纠谬。"孔颖达疏："绳谓弹正。"适，读为敌，当也。唐玄应《一切经音义》卷九载："适，犹敌也。言敌匹也。"

〔6〕"万邦"之"万"，整理小组文释为"四"，此从凌文释为"万"。所缺过多，从凌文，以省略号代替。

〔7〕适，从魏文说法，言归从于恶。

〔8〕《管子·明法》载："故君臣共道则乱，专授则失。"同书《明法解》载："故人主专以其威势予人，则必有劫杀之患；专以其法制予人，则必有乱亡之祸，如此者，亡主之道也。故《明法》曰：'专授则失'。"专授，意指人主"专以其威势予人""专以其法制予人"。

〔9〕依下所言，"寄"后少一"主"字。

〔10〕马王堆三号汉墓所出帛书中，有《九主图》残片。据《广川画跋》等书，

宋代曾流传有《九主图》，今已亡佚。陈松长《帛书"九主图残片"略考》一文探讨了这个问题，详参之。①

〔11〕"策"原作"笩"，应当来源于楚文字。仰天湖楚简 25.22 有笩、望山楚简 2.48 有笩。② 两字形为一字，皆从竹，从Ľ，可隶定为笩。笩显然从笩发展而来。笩、笩可能是战国中期中山国文字蓾的省写。③ 蓾，从竹，从片，从斤，隶定为箈，以刀斧器具整治的竹片，就是策义，所以箈为会意字。Ľ、Ľ为片字简写，同时省略"斤"字。因此，笩、笩正确的隶定应当为笲，竹片为策义，为上下连读成语的会意字。

〔12〕志，先秦古籍之一。《国语·楚语上》载："教之故志，使知废兴者而戒惧焉。"志是"使知废兴者而戒惧"的史籍。《左传·襄公二十五年》载："仲尼曰，志有之。"杜注："志，古书。"《吕氏春秋·贵福》载："志曰：'骄惑之事，不亡奚待?'"高诱注："志，古记也。"这里的志应是和黄老刑名法术文献相关的古书。整理小组文指出："天"字下疑有脱文，"曰"字下缺文疑是"地"字。

〔13〕从后文来看，四则指天、地、四时、万物之则。

〔14〕整理小组文引《庄子·刻意》载"一之精通，合于天伦"、《礼记·王制》载"凡制五刑，必即天论"，认为纶、伦、论都从仑得声，古可通用。魏文认为纶有绳意。二者解释没有根本差别，从具体绳子引申到抽象的标准、原则这个含义。

〔15〕"法"原作"夆"，整理小组文隶定为"乏"，读为"范"。④ 该字隶定及读法似乎可商。凌文认为此字为"法"之古文"仝"，把"仝"和"法"联系起来的，还有其他例子。《逸周书·籴匡解》载："国不称乐，仝不满壑。"朱右曾云："仝盖仝讹，古文法字。"⑤ 徐在国《隶定"古文"疏证》一书也讲到这个字的古文字形。⑥ 李零就上博简《缁衣》法字的隶定认为："从止从仝，'仝'字即'灋'字的古文（《说文》卷十上、《汗简》第八页背和第二十六页背、《古文四声韵》卷五第二十九页背）。古文'灋'应分析为从穴从乏（比较正规的写法是把'乏'字最上一笔写成斜画，但不太正规的写法则类似于'定'或'仝'字），实即'窀'字（参看中山王墓《兆域图》的'窀'字），并非'仝'字。"⑦ 这个结论确当，古文

---

① 陈松长：《帛书"九主图残片"略考》，《文物》2007 年第 4 期，第 79～85 页。

② 滕壬生编著《楚系简帛文字编》（增订本），第 438 页。

③ 容庚编著，张振林、马国权摹补《金文编》，北京：中华书局，1985 年，第 303 页。

④ 国家文物局古文献研究室编《马王堆汉墓帛书》[壹]，释文第 29 页。

⑤ 黄怀信、张懋镕、田旭东撰，黄怀信修订，李学勤审定《逸周书汇校集注》（修订本），第 80 页。

⑥ 徐在国：《隶定"古文"疏证》，合肥：安徽大学出版社，2002 年，第 206 页。

⑦ 李零：《上博楚简三篇校读记》，北京：中国人民大学出版社，2007 年，第 45 页。

字中从穴与从宀无别，因此窆与宎没什么差别。古文字中，乏字作 （《玺汇》3175）、（《玺汇》3177）、（《玺汇》3178），从止从丿，但最上一笔写成横笔容易和"正"字相混。所以法字古文从正从人，且其上长横上有一短横饰符。（《玺汇》3500），从宀从乏，正是宎字，与《九主》中的该字大致相同。何琳仪认为此字从宀，乏声，法之异文。① 由于人、宀，止、正、乏相近易混，隶定时造成宎与企、金的差别。其中，当隶定为企字的时候，与《说文》释为"举踵"义的"企"字为同形字，两字非一字。法，帮纽叶韵；宎从乏得声，乏，并纽叶韵。二字旁纽同韵，所以宎或企为法的古文。因此宎不必破读为"范"，亦可讲通。

〔16〕《荀子·天论》载："天有常道矣，地有常数矣。"《鹖冠子·世兵》载："道有度数，故神明可交也。"《说文·心部》载："忒，更也。"

〔17〕《鹖冠子·天权》载："彼天生物而不物者，其原阴阳也。"《庄子·在宥》载："物而不物，故能物物。"郭象注："夫用物者，不为物用也。不为物用，斯不物矣。不物，故物天下之物，使各自得也。"魏文认为：天生万物而不为物所同化，使万物各有其名而别之，各明其分而用之。

〔18〕整理小组文认为："无职就君主而言，有职就群臣而言。《吕氏春秋·君守》：'故善为君者无识，其次无事。……''无识'当读为'无职'，俞樾《诸子评议》已指出。"魏文从陈奇猷，认为俞说未得其旨，并引《韩非子·主道》载："形名参同，君乃无事焉……故有智而不以虑，使万物知其处；有贤而不以行，观臣下之所因；……群臣守职，百官有常，因能而使之，是谓习常。"可以发现"以无职并听有职"之旨。笔者认为识、职繁体均从戠得声，二字可以相通，职读为识。君王无识无虑，群臣有识有虑，正体现了黄老刑名法术的统治特点。

〔19〕"故知臣者不敢诬能"之"诬能"，指臣子无能而称能欺君。《荀子·大略》载："君子进则能益上之誉，而损下之忧。不能而居之，诬也。无益而厚受之，窃也。"《管子·法法》载："忠臣不诬能以干爵禄。"《韩非子·二柄》载："故君见恶，则群臣匿端；君见好，则群臣诬能。"

〔20〕"曰强以受也"。"曰"字，整理小组文没有破读。凌文读为"自"。"强"原作"蕌"，从艸，从弨声；弨从弓，从虫声。土、田古文字中可以通用，独写或双写无别，所以虫字，或是畺字之省。所以此字或从畺字得声，读为强。凌文直接将此字隶定为从艸从彊之字，读为强。

〔21〕"自强者无名，无名者自责"。"无名"，整理小组文作"先名"，下句"夫无名者"之"无"字，亦作"先"字，当是无、先形近易混所致，此从凌文。

---

① 何琳仪：《战国古文字典》，北京：中华书局，1998 年，第 1439 页。

〔22〕"谓夲之命"。夲字，不可解。

〔23〕职字，凌文认为乃"听"字之误。

〔24〕"讁"字，从凌文补。整理小组文补作"適"，认为"適疑读为讁，八適指所绳讁之八种过错"，并且认为"八適"和《管子·七臣七主》中的"六过"语意相近。"变"字，凌文作"辩"字，此从整理小组文。

〔25〕《淮南子·兵略》载："天圆而无端，故不可得而观；地方而无垠，故莫能窥其门。……凡物有胧，唯道无胧。所以无胧者，以其无常形势也。"《鹖冠子·度万》载："所谓天者，言其然物而无胜者也。"整理小组据此认为："意皆与帛书此段相近。据文义，帛书及《鹖冠子》之'胜'似当读为'胧'。无胧言无胧兆、无痕迹。"其说甚确，今从。

〔26〕"卜"字，凌文作"下"字。整理小组文引《尚书·大诰》载："予曷其极卜，敢弗于从。"正义以"穷极卜法"解"极卜"。今从。

〔27〕参前文"生物不物"的注。整理小组文："《鹖冠子·天则》：'天若离一，反还为物。'意与此近。……《管子·心术下》曰：'执一之君子，执一而不失，能君万物，日月与之同光，天地与之同理，圣人裁物，不为物使，亦可参考。'今从。

〔28〕"夫争道麇起"句，今从凌文。

〔29〕"挟"字，凌文作"族"；"矣"字，整理小组文作"失"。

〔30〕凌文认为："膚假为虞，义为乐。詷当即恫，义为忧。"膚从吾得声，虞从吴得声。吾、吴皆鱼韵疑纽，二字可通。古文字中，作为字的构件，言和忄相互借用，詷当即恫。詷不必破读，也可通，《集韵·效韵》："詷，言逆也。"膚，吾声，迕，午声，吾、午皆鱼韵疑纽，膚、迕可通。魏文："迕，逆也，背也。……此句乃指篡权之重臣言行皆迕逆其主，势所必然，其事可知也。故下文顺因果推断其主'以命破灭'。"此从魏文所释。

〔31〕凌文认为"二"当为"一"之误，所言正确。前已言"过在主者四，罪在臣者三"，此为七讁，再加上此处"臣主同罪者一"（下文亦言"寄主，臣主同罪"），正好"八讁"。

〔32〕作，为也。《诗经·大雅·皇矣》载："帝作邦作对。"郑笺："作，为也。"《尔雅·释言》载："作，为也。"下文云"自为其邦"，辞例大致相同。

〔33〕衍一"共"字。"形"原作"刑"，二字均耕韵匣纽，可通。《说文》载："形，象也，从彡，开声。""刑，罚罪也，从刀、幵，《易》曰：'幵者，法也。'幵亦声。"古文字中，幵常常讹变为爻、开、开，金文、战国文字中这样的例子不少。"刑"通"形"，义为势。

〔34〕"罪无赦"，整理小组文作"罪亦大矣"，此从凌文。

〔35〕整理小组文、凌文"而"字后均为"□□"符，但从下所言"主之不悟"

云云，当是"不悟"二字。此从魏文。

〔36〕整理小组文、凌文"故"字前是"□"符，魏文补"是"字。依文意，似当，此从之。

〔37〕私字，整理小组文作"利"字，此从凌文。

〔38〕凌文断此句为"臣主横，危危之至"，此从整理小组文。

〔39〕赦字，整理小组文作"□"，此从凌文所补，前文亦言及"罪无赦"。

〔40〕《管子·明法解》载："故治乱不以法断而决于重臣，生杀之柄不制于主而在群下，此寄生之主也。"整理小组据此认为寄主与寄生之主同义。另外，《仪礼·丧服》载："传曰：'寄公者何也？失地之君也。'"意思与此略有差别。

〔41〕策字，凌文作"笵"，认为可假为"范"。整理小组文作"策"，此从之，义为谋。

〔42〕悉字，整理小组文作"捣"，此从凌文。

〔43〕"后环择吾见素，乃□三公"，凌文作"后环择吾见素□□三公以为葆守"。今按此句不可解。

〔44〕悟字，整理小组文作"吾"，读为"忤"，凌文同作，读为"悟"，此从凌文破读。

（二）"九主"名称

该篇文献"九主"说法，可以纠正传世文献错误，《史记·殷本纪》记载伊尹事迹时，言及"九主"：

> 或曰：伊尹处士，汤使人聘迎之，五反而后肯往从汤，言素王及九主之事，汤举任以国政。①

《集解》引《别录》："九主者，有法君、专君、授君、劳君、等君、寄君、破君、国君、三岁社君，凡九品，图画其形。"② 所言和帛书"九主成图"的记载相符，所以汉司马迁和刘向似应看到过今天这篇文献。

---

① 《史记》同一史实记载，踌驳之处不少，每每为人诟病。此"或曰"二字，即是标明史料来源不同，和《韩非子》中的"一曰"、《荀子》中的"或曰"情况类似。一定限度内，保留了丰富的史料。伊尹为处士的说法，《孟子》已经说过，《史记》或本《孟子》的说法。

② （汉）司马迁撰，（南朝宋）裴骃集解，（唐）司马贞索隐，（唐）张守节正义《史记》，第94页。

帛书所言"九主"名称，可正《别录》之误。两者"九主"名称差异，如表 1 所示。

表 1　"九主"对照

《集解》引《别录》	帛书
法君	法君
专君、授君	专授之君
劳君	劳君
等君	半君
寄君	寄主
破君、国君	破邦之主二
三岁社君	灭社之主二

可以看出《别录》所言"九主"有几个错误：第一，把"专授之君"拆成"专君""授君"；第二，把"破邦之君"拆开"破君""国君"（汉代避刘邦的讳，改"邦"为"国"）；第三，"'三岁社君'的'三'是二字的误写，应该属于上句；'岁'是威即灭字的形误，'君'字后又漏写了一个'二'字"①。因此，和马王堆汉墓帛书《伊尹·九主》相比，很清楚地看出《别录》的错讹，并得出"九主"之义。

（三）写作时间

《九主》写作时间在什么时候？毕竟确认它年代序列上的大致位置，相应地，在一定学说流变中的位置也会得到确定。《九主》写定在先秦，这毫无疑问。秦朝"政"字避讳，汉代"邦"字避讳，《九主》一文中，既有"邦"字，也有"政"字，写定的下限不会晚至秦汉，那么写定的上限呢？凌襄认为《九主》中的"企"字，应该是"法"字的古文。和《管子·轻重戊》中的"六坔"的"坔"字，以及《说文》"法"字古文"佱"一样，应当是战国古文"法"的异体。他还提到《九主》中颇富时代特色的一个词——专授，《管子·明法》也提到这个词，他认为《管子·明法解》中的"专以其威势予人""专以其法制予人"，就称为"专授"，这个含义符合《明法》《九主》的原义。据此，《九主》

---

① 见《座谈长沙马王堆汉墓帛书》中李家浩的发言，《文物》1974 年第 4 期，第 47 页。

著成于战国中叶或者略晚一些的时期。① 余明光认为成书于战国中期前后。② 魏启鹏认为《九主》的成书年代当不晚于春秋末期，而不排除其成书更早的可能。③ 他们判断的方法有二。一是从语篇中的一些词语的时代性入手，力证这些词语也见于战国的文献，比如凌襄认为"专授"见于《管子》；余明光认为"天纮"可以和《黄帝四经》中的"天功""天当""天极"相印证；魏启鹏把"作邦""作人"和金文中的相关文献进行比较。二是从思想倾向来谈这个问题。余明光认为《九主》强调中央集权，战国中期的慎到、申不害，一直到晚期的韩非，都如此主张。魏启鹏则从形名之学出现及其内容所言甚早的角度，认为《九主》成书不晚于春秋末年。语言时代特色为文献时代的确定，提供一种可能的判断，但也不必求之过深，比如《九主》中"灋"也是"法"字的古文写法，但魏启鹏把"企"读为"启"，把"天启"与商周时期的天命观联系起来，这样把《九主》写作时间推前不少，其实传世文献没有"企"与"启"相通例证。综上，笔者认为《九主》成书于战国中期前后，大致不差。

（四）与《管子·七臣七主》的关系

《管子·七臣七主》讨论七种君臣关系，每一种君王的统治特点，都有一种大臣的相应表现。七主中一是六过，七臣中一是六过。④ 郭沫若认为："七主中有二'芒主'，七臣中有二'乱臣'。七主中之第一'芒主'当为'荒主'，第二'芒主'当为'亡主'，固无疑。七臣中之第一'乱臣'当从陈奂说，为'诎臣'之误。"在校理文字的基础上，将其列为对照表，甚便阅读。⑤ 据此，所谓"七主"，就是申主、惠主、

---

① 凌襄：《试论马王堆汉墓帛书〈伊尹·九主〉》，《文物》1974年第11期，第25页。

② 余明光：《帛书〈伊尹·九主〉与黄老之学》，陈鼓应主编《道家文化研究》第3辑，上海：上海古籍出版社，1993年，第347页。

③ 魏启鹏：《前黄老形名之学的珍贵佚篇》，陈鼓应主编《道家文化研究》第3辑，第339页。

④ 对于《七臣七主》篇章结构，争论不少，本篇中间一大段，即"故一人之治乱在其心"到"名断言泽"，清人张文虎认为是他篇错简。清人张佩纶认为"一国之存亡在其主"止，下接"上法臣亦法"，以起七臣，余皆《禁藏》篇错简。（黎翔凤撰，梁运华整理《管子校注》，第990页。）

⑤ 郭沫若等：《管子集校》，《郭沫若全集》（历史编）第7卷，北京：人民出版社，1984年，第213～215页。

侵主、荒主、劳主、振主、亡主；"七臣"为法臣、饰臣、侵臣、谄臣、愚臣、奸臣、乱臣。此说附和者不少，如胡家聪《管子新探》、张固也《〈管子〉研究》均赞同其说。①在《九主》可资对比的情况下，问题并不那么简单。笔者从二者所谈君臣关系、君臣不同表现来看这个问题。

从君臣关系来看，《九主》没有像《七臣七主》那样对比鲜明的君臣关系，但是仔细阅读，还是能发现一定的君王对应于一定的大臣。法君对应法臣，这个很容易看出。其后谈"三臣之罪"时提到了"专授之臣""擅主之臣""半君之臣"，"擅主之臣"和"法臣"含义相反，用来泛指"法臣"之外的八臣，所以可以用"专授之君"和"专授之臣"相对应。谈到"劳君"的时候，说"主劳臣佚"，所以"劳君"可以和"佚臣"相对。谈到"半君"的时候，可以用"半君之臣"和"半君"相对应。谈到"寄主"的时候，说"悟正其横臣者"，所以"寄主"可以与"横臣"相对。谈到"破邦之主"的时候，说到"臣主同术为一"，似乎可以用"破邦之臣"与之相对应。谈到"灭社之主"时，由于帛书此处损毁严重，不能看清楚，前已言及"破邦之主"与"破邦之臣"对应，此处似乎可以用"灭社之主"与"灭社之臣"对应，且由于"九主"中有"破邦之主二""灭社之主二"，也应存在两个"破邦之臣"、两个"灭社之臣"。所以《九主》也讨论了九主和九臣关系，势必为《七臣七主》的写作提供一个借鉴样本。

从君臣不同表现来看，"九主"明显有高低之分，法君是作者极力赞扬的君王，接下来是专授之君、"专授之能悟者"的劳君、"专授而不悟者"的"半君"、"半君之不悟者"的寄主，最后是"专授之不悟者"的破邦之主，虽说半君也是"专授而不悟者"，但其国仍在，所以在"寄主"之前。寄主和破邦之主之间，尚少灭社之主，可惜帛书残损，不得而知。笔者从文意出发，考虑到它们的递进关系，应该是"寄主之不悟者"是灭社之主，社是国家祭祀土神之处，但国未灭，所以灭社之主比寄主位置低，比破邦之主高。除法君之外的八主，都有

---

① 胡家聪：《管子新探》，北京：中国社会科学出版社，2003年，第340页。张固也：《〈管子〉研究》，济南：齐鲁书社，2006年，第327页。

"八谪"。"八谪"就是"八过""八罪"的意思。其中"过在主者四"是专授之君一、劳君一、灭社之主二,"罪在臣者三"是"专授之臣""擅主之臣""半君之臣","臣主同罪者二"即破邦之主二。因此"九主""一是八过","九臣"也"一是八过","一是"分别是"法君""法臣"。在这一点上,"七臣七主"各"一是六过",在逻辑上和它统一。从二者所言君臣关系、君臣表现特点来看,《七臣七主》中的申主相当于《九主》中的法君,劳主相当于劳君,这两个对应关系很明显,其他的君主对应关系,由于帛书残损,求之太甚,大可不必。①

　　同时,从《七臣七主》自身逻辑来看,两"芒主"及两"乱臣"彼此都有各自的特点,"芒""乱"肯定存在破读的可能,但就当时古人书写习惯而言,并不算错误。在此,还可以再进一步追问,为什么马王堆汉墓帛书《九主》只说到"九主",而不是八主、七主、六主?经学者努力发现的帛书"九主图残片",残存的主要是12个题记文字和比较完整的两幅"灭社之主"图,以及两幅已看不出图示的"破国之主"图。残图不同图形的线条为青、赤、白、黑,很容易使人想起帛书《刑德》甲、乙篇中所绘的"九宫图"中表示四方的有色线条,这种线条的色彩就是古代人们所认知宇宙四方观念的一种特殊形象的表达。②据此,笔者猜测九主图的排列,也应当是九宫图的排列,其中法君应当处于中心位置,其他八主根据"能悟"或"不悟"导致"邦"或"社"存废的差别,进行排列。

　　总体来看,《七臣七主》比《九主》结构严谨,论述有力,对比鲜明,同时语言用韵,短小精悍。《九主》虽然也含有"九臣"的论述,但是并没有像《七臣七主》那样具体描述。同时考虑到《九主》和《七

---

① 在《帛书〈伊尹·九主〉与黄老之学》一文中,余明光认为《九主》中的法君相当于《七臣七主》中的申主、专授之君类似于荒主,劳君相当于劳主,半君相当于侵主、寄君相当于惠主、灭社之君二相当于振主、破邦之君二相当于亡主。(余明光:《帛书〈伊尹·九主〉与黄老之学》,陈鼓应主编《道家文化研究》第 3 辑,第 346 ~ 347 页。)这里"荒主""亡主"从郭沫若说法,"灭社之君""破邦之君"各二,对应于振主、亡主各一,似乎不妥。

② 陈松长:《帛书"九主图残片"略考》,《文物》2007 年第 4 期,第 81 ~ 82 页。

臣七主》思想倾向，以及《管子》创作时间，①《九主》似乎成书于
《七臣七主》之前，后者是对前者参照比附之作。在这个模仿过程中，
把可能依照九宫图排列的"九主"减去二主，同时突显与之相应的七
臣表现，而这些大臣的表现在《九主》中反映并不明显。因此，《九
主》有"灭社之主二""破邦之主二"，相应地有"灭社之臣二""破
邦之臣二"。如果《七臣七主》模仿《九主》的创作为真，那么有两
"芒主"没什么奇怪，相应地有两"乱臣"也可以说得过去。如按郭
沫若的说法，最后一个"芒主"改为"亡主"的话，从文中"不酤则
见所不善，余力自失而罚"云云，②也看不出"亡主"之意。因此郭氏
说法，值得商榷。如果所言不虚，那么"七主"应该是申主一、惠主
一、侵主一、芒主二、劳主一、振主一；"七臣"为法臣一、饰臣一、
侵臣一、乱臣二、愚臣一、奸臣一。《管子》原文没什么错误，不必
改读。

另外，清华大学藏战国竹简《管仲》也可能与二者有关，③ 该文献
以齐桓公与管仲问答的形式，讨论君子学习、起事之本、从人之道、设
承立辅之法、施政之道、有道之君何以保邦、过去君王的好坏和称职、
君臣劳逸等种种问题，主要围绕君王品行和统治展开讨论，也讨论他与
大臣的关系，但内容没有二者紧凑和集中，思想学派性质不甚明显，只

---

① 对于《管子》创作时间，历代争论很多。陈丽桂《战国时期的黄老思想》对《管子》
成书及内容做了综述性介绍。详参陈丽桂《战国时期的黄老思想》，台北：联经事业出
版公司，1991 年，第 110~113 页。罗根泽举出三条证据，明确认为《七臣七主》为战
国末政治思想家作。详参罗根泽《罗根泽说诸子》，上海：上海古籍出版社，2001 年，
第 350 页。池万兴认为《管子》成书断限应该是春秋管仲时代到战国末年，详参池万
兴《〈管子〉研究》，北京：高等教育出版社，2004 年，第 63 页。

② 黎翔凤撰，梁运华整理《管子校注》，第 983 页。"不酤"云云，在"七主"中，除了
"申主"，谈论其他"六主"时，都有"不酤"云云句式，这是和《九主》相似的地
方，也说明二者关系。

③ 《管仲》释文，见清华大学出土文献研究与保护中心编《清华大学藏战国竹简（伍）》，
上海：中西书局，2016 年，第 110~117 页。相关研究可参——刘国忠：《清华简〈管
仲〉初探》，《文物》2016 年第 3 期，第 88~91 页；李锐：《清华简〈管仲〉初探》，
清华大学出土文献研究与保护中心编《出土文献》第 13 辑，第 111~115 页；张兵：
《通变、动态视角下的清华简〈管仲〉文本考察》，《济南大学学报》（社会科学版）
2019 年第 4 期，第 73~78 页；单育辰：《〈清华简（陆）·管仲〉释文商榷》，中国古
文字研究会、河南大学甲骨学与汉字文明研究所编《古文字研究》第 33 辑，北京：中
华书局，2020 年，第 495~498 页。

能说是先秦时期广义上的《管子》类作品。它和《九主》均使用问答体行文，而《七臣七主》为专题性论文。从诸子不同文体出现的时间而言，先有问答对话体，后有专题性论文，所以清华简《管仲》和帛书《九主》似应在《七臣七主》前，且清华简《管仲》时代可能最前，可能对《九主》《七臣七主》都有一定的影响。《九主》和《七臣七主》集中讨论了君臣关系的论题，但前者依托于伊尹，后者在《管子》一书中（也可以说依托于管子）；同样的论题却依托于不同的古人，在早期古书书名和人名统一的前提下，应该先以人分类，然后根据书的内容，其下再分不同的组，对伊尹、太公、黄帝等名下古书，似乎都应该这样做。此外，不必认为该古人生活的时代就是古书产生的绝对时代，也不必据此认为是伪书，笔者对《九主》亦如是观。

三 《伊尹·九主》思想

为什么《伊尹》作为《汉志》道家类文献的一种？笔者推测，除了本章开始所言情况，即伊尹根据时势不同，偏重于守、因、化，有谋略，有胆识，行为方式具备"阴谋"的特点，古书书名与人名统一，故将《伊尹》归于道家；还有一种可能，治黄老刑名之学的先秦时人，把伊尹作为说事的对象，把自己的思想"浇注"在其中，这种前提促使《汉志》把这样内容的《伊尹》归为道家类文献。

此处论述，结合马王堆汉墓出土的黄帝书——《十大经》《经法》《称》《道原》中的相关记载。因为《九主》附于《老子》甲本之后，其他几种黄帝书则附在《老子》乙本卷前，这种编排方式绝非寻常，它们代表的应该是同一派的思想。从传播学角度来看，下葬于墓穴中的文献，是体现墓主喜好的"凝固标本"，选择性极强。帛书最初整理者标为"空白页"的帛片的作用，也从保存方式上说明墓主极度喜爱这几类文献。① 研读这些文献后，笔者认为《九主》思想有以下几个

---

① "与'空白页'有关的帛书，并不是每一种都有，而主要集中在帛书《周易》、《黄帝书》、《老子》乙本这三种，而且这些'空白页'均有深褐色绢边。这种褐色绢边在所有帛书文献载体中都没有出现过，因此，这很可能是一种专门设计和制作的丝帛，它的主要作用是保护所抄的帛书，而且只有特别重要珍贵的文献才使用这种保护材料。"（陈松长：《马王堆帛书"空白页"及相关问题》，《文物》2008 年第 5 期，第 79 页。）

方面。①

第一，强调君主"以分听名"，"执符以听"。

这是黄老刑名法术统治的一个重要思想。《九主》认为："天法无
□，覆生万物，生物不物，莫不以名，不可为二名，此天法也。"从这个
描述，可以看出"天法"和常说的"道"一样，是最高上位的具有生成
意义的概念。有一物，就有一名，一个萝卜一个坑。法家其他代表也有
类似论述。申不害认为："名者，天地之纲，圣人之符。张天地之纲，用
圣人之符，则万物之情，无所逃之矣。"②《韩非子·扬权》载："用一之
道，以名为首。名正物定，名倚物徙。故圣人执一以静，使名自命，令
事自定。不见其采，下故素正。因而任之，使自事之。因而予之，彼将
自举之。"③ 从形名关系来看，吕思勉认为："名因形立，而既立之后，
又与形为二物，则因其形固可以求其名，因其名亦可以责其形。"④ 他基
本上总结了形名二者之间的关系，当然其他人也有相关论述，与此相差
不大。⑤ 就古籍中常言的"刑名法术"来看，"古者刑形通假，言形名者
亦作刑名，故法术者，形名之流；形名者，礼教之本"⑥。"形名之学，
也叫刑名之学，和法律讼辩有关，和治国用兵有关。形名是工具，可以
控制物。"⑦ 有一形，必有一名，有一名，必有描述该形内容含义的内在
规定性。"万物各有所当效之形，犹之欲成一物者，必有其模范。法之本
训，为规矩绳尺之类，实即模范之义。万物所当效之形，即法也。此道
德名法之所以相通也。"⑧ 所以道、德、形、名、法、术是一个抽象到具
体的过程，道家和法家正好是处于这个过程的两端，取径不一样，一个
往上走，一个往下走；一无为，一有为。

---

① 这里几个话题与余明光《帛书〈伊尹·九主〉与黄老之学》所言话题相同，但论述内
　容不尽相同，得出的结论也有差别。详参余明光《帛书〈伊尹·九主〉与黄老之学》，
　陈鼓应主编《道家文化研究》第 3 辑，第 340～348 页。
② （清）严可均校辑《全上古三代秦汉三国六朝文》第 1 册，第 33 页。
③ 陈奇猷校注《韩非子新校注》，第 145 页。
④ 吕思勉：《先秦学术概论》，昆明：云南人民出版社，2005 年，第 97 页。
⑤ 张尔田：《史微》，黄曙辉点校，上海：上海书店出版社，2006 年，第 45 页。陈钟凡：
　《诸子通谊》，上海：商务印书馆，1935 年，第 58 页。
⑥ 陈钟凡：《诸子通谊》，第 37 页。
⑦ 李零：《人往低处走——〈老子〉天下第一》，北京：三联书店，2008 年，第 25 页。
⑧ 吕思勉：《先秦学术概论》，第 98 页。

从形名出发，就君臣关系而言，《九主》认为："名命者，符节也，法君之所以强也。法君执符以听，故自强之臣莫［敢］伪会以当其君。"这里的"符"应该是君王驾驭群臣的"术"，它是"名命"的具体体现，君王循名责实，则臣下不敢欺骗君王。关于此点，马王堆汉墓出土的黄帝书也谈到了。《经法·名理》载："天下有事，必审其名。名□□循名究理之所之，是必为福，非必为材（灾）。"① 《十大经·名刑》载："欲知得失，请必审名察刑（形）。刑（形）恒自定，是我俞（愈）静。事恒自施，是我无为。"② 这些叙述为君王循名责实驾驭臣下提供了思想上的内在理路。除此之外，传世文献也有相关记载，《管子·九守》讨论的是君王驾驭臣下的九"术"，其中一"术"就是"督名"。③

第二，强调"明分"。

既然有名，就必然有名反映形的内在规定性，即"分"，所以《九主》强调"明分"的重要性，也就不难理解了。《九主》载："法君明分，法臣分定。"又载："事分在职臣。是故受职□□［臣］分□□□□臣分也。有民，主分。以无职并听有职，主分也；听□不敬□□诱□分□，［此］之谓明分。"这部分有残缺，意思不全，但大致能够看出来。凡一名，必有一分。君、臣都有处于相应位置的职责和分守，这是《九主》所谈的君君臣臣，与儒家中的君君臣臣父父子子不同，后者是以礼来规范。

其他文献中也有对"分"的论述。马王堆汉墓帛书《道原》载："分之以其分，而万民不争；授之以其名，而万物自定。"④《商君书》亦载："故圣人必为法令置官也、置吏也、为天下师，所以定名分也。名分定，则大诈贞信，民皆愿悫而各自治也，夫名分定，势治之道也；名分不定，势乱之道也。"⑤ 名分确定与否，被上升到治乱与否的高度。也正

---

① 陈鼓应：《黄帝四经今注今译》，北京：商务印书馆，2007年，第187页。
② 陈鼓应：《黄帝四经今注今译》，第336页。《名刑》命名问题，学界也有不同声音。如魏启鹏从李学勤说法，认为黄帝书的第二种总标题为《经》。（魏启鹏：《马王堆帛书〈黄帝书〉笺证》，第186页。）
③ 黎翔凤撰，梁运华整理《管子校注》，第1046页。
④ 陈鼓应：《黄帝四经今注今译》，第409页。
⑤ 蒋礼鸿：《商君书锥指》，北京：中华书局，1986年，第146页。

是从这个角度，《九主》反对君主"专授"，也就是《管子·明法解》中"专以其威势予人""专以其法制予人"的意思，认为"专授"致使君臣名分相乱，造成法君以外八主的出现。

第三，君无为而臣有为，以无职并听有职。

在《汉志》那里，道家被描述为君王南面之术，一个重要表现特点是君无为而臣有为，且建构出一套内在的理据。道家认为，君用天道而无为，臣用人道或地道而有为。《庄子·在宥》载："无为而尊者，天道也；有为而累者，人道也；主者，天道也；臣者，人道也。"① 为什么天道无为，人道有为呢？这和古人眼中天地的运行特点有关。《吕氏春秋·圜道》载："天道圜，地道方，圣王法之，所以立上下。何以说天道之圜也？精气一上一下，圜周复杂，无所稽留，故曰天道圜。何以说地道之方也？万物殊类殊形，皆有分职，不能相为，故曰地道方。主执圜，臣处方，方圜不易，其国乃昌。"② 《九主》也有类似表述，主张君主法天，群臣法地。所以《九主》说："以无职并听有职，主分也。"又说："主法天，佐法地，辅臣法四时，民法万物，此谓法则。天覆地载，生长收藏，分四时。故曰：事分在职臣。"这些是对君王统治背后的理据所作论述，相应地也规定了君王、群臣所应遵守的规则——"以无职并听有职""法君之佐，佐主无声"，也就是群臣各当其位，各守其分，这样君王才可以垂拱而治。

综合来看，《九主》一文谈论的是君王南面之术以及实行这种统治之术的背后理据，即天道无为，地道有为，君臣法天地而立，相应地君无为而臣有为的规定，也就自然而然了；有方法上的操作，即要求君王循名责实，君臣名分得当。同时也从反面立论，君臣名分不当，造成所谓的"八过"现象。考虑到传世文献的存在，如果要给《九主》一个确定的位置，那么它应当属于黄老刑名法术系列中的"术"派文献。通常所言法术，析言之，也有差别。《韩非子·定法》载："今申不害言术，而公孙鞅为法。术者，因任而授官，循名而责实，操杀生之柄，课群臣之能者也，此人主之所执者也。法者，宪令著于官府，刑罚必于民心，

① （清）王先谦撰《庄子集解》，第98页。
② 陈奇猷校释《吕氏春秋新校释》，第174页。

赏存乎慎法，而罚加乎奸令者也，此臣之所师也。"①《难三》载："人主之大物，非法则术也。法者，编著之图籍，设之于官府，而布之于百姓者也；术者，藏之于胸中，以偶众端而潜御群臣者也。故法莫如显，而术不欲见。"② 法、术二者所用的对象不同，法用来治民，术是人主用来管理统治群臣。《九主》谈论的多为君臣名实不当造成的各种君臣关系，潜在的对话对象是那些在位的君主与大臣，通过理想模型中的君臣——法君、法臣，告诫他们应遵守的实际规则是什么。因此笔者认为，尽管同属黄老刑名法术之派，与讲法的商鞅、讲势的慎子不同，《九主》应该与讲术的申子有一定的渊源关系。陈松长也持这个观点，他于《帛书史话》中认为《九主》有着浓厚的黄老刑名色彩，与申不害的理论非常接近。③

第三节　《太公》三书与《六韬》研究

《汉志》把《太公》二百三十七篇列于道家文献之列，下辖篇名及篇数分别为《谋》八十一篇、《言》七十一篇、《兵》八十五篇，也就是通常所说的《太公》三书。为什么汉人把《太公》三书划到道家类文献，这种分类的出发点何在？此处探讨分为如下部分：《太公》三书文献学考察、《太公》三书与《六韬》的古本研究。

一　《太公》三书文献学考察

这一部分主要探讨《太公》三书在目录书中的相关记载，以明其流传以及它们之间的相互关系，为它和《六韬》关系的研究张本。由于《六韬》在《太公》书中的地位较为特殊，也会探讨《六韬》的命名。此外，也探讨《太公》三书和"周书阴谋"的关系，以明其来源。

---

① 陈奇猷校注《韩非子新校注》，第957页。《申子》已佚，后世有辑文，可参孙启治、陈建华编《古佚书辑本目录》（附考证），第212～213页。除此之外，《韩非子·主道》与《吕氏春秋》中《知度》《任数》《勿躬》诸篇也是论述人主"用术"之道的文献。
② 陈奇猷校注《韩非子新校注》，第922～923页。
③ 陈松长：《帛书史话》，北京：中国大百科全书出版社，2000年，第42页。

（一）《太公》三书之间的关系考察

1. 《太公》在目录书系统中的记载探讨

《汉志》把《太公》二百三十七篇列于道家文献之列，和《伊尹》《鬻子》《辛甲》《筦子》为一类。但在《汉志》编撰的依据文献《七略》中，《太公》为兵权谋类文献，这是三书全部内容，还是其中某一部分内容，不得而知。致使后世目录书对《太公》书的记载较为驳杂，如在南朝王俭《七志》那里，《太公》三书变成《太公六韬》《太公阴谋》《太公兵法》，此处《太公六韬》在目录书中第一次出现。《隋书·经籍志》（下文如再引用，径称《隋志》）则有："《太公六韬》五卷（梁六卷。周文王师姜望撰）。《太公阴谋》一卷（梁六卷。梁又有《太公阴谋》三卷，魏武帝解）。《太公阴符钤录》一卷。《太公金匮》二卷。《太公兵法》二卷（梁三卷）。《太公兵法》六卷（梁有《太公杂兵书》六卷）。《太公伏符阴阳谋》一卷。……《太公三宫兵法》一卷（梁有《太一三宫兵法成立图》二卷）。《太公书禁忌立成集》二卷。《太公枕中记》一卷。《周书阴符》九卷。《周吕书》一卷。"①《隋志》既有《太公六韬》，又有《太公兵法》，说明在当时的人看来，二者可能并不是同一本书。《旧唐书·经籍志下》兵书类有《太公阴谋》三卷、《太公金匮》二卷、《太公六韬》六卷、《太公阴谋三十六用》一卷。②《新唐书·艺文志三》兵书类有《太公阴谋》三卷、又《阴谋三十六用》一卷、《金匮》二卷、《六韬》六卷、《周书阴符》九卷、《周吕书》一卷。③与《隋志》相比，两《唐志》中没有明确言及《太公兵法》，而《太公阴谋三十六用》可能和通常所言的三十六计有关，如果这样的话，和《太公兵法》还是有潜在的关系，具体如何，不得而知。

到了宋代，由于把《六韬》刻入《武经七书》内，确立了《六韬》的经典化地位，宋人关于《太公》系列的书多集中在《六韬》的说明上。晁公武《郡斋读书志》兵家类载："《六韬》六卷。……按兵法，汉

---

① （唐）魏徵、令狐德棻撰《隋书》，北京：中华书局，1973 年，第 1013 页。李零认为《周书阴符》《周吕书》也可能是太公书。（李零：《简帛古书与学术源流》，第 371 页。）

② （后晋）刘昫等撰《旧唐书》，北京：中华书局，1975 年，第 2039～2040 页。

③ （宋）欧阳修、宋祁撰《新唐书》，北京：中华书局，1975 年，第 1549 页。

成帝尝命任宏分权谋、形势、阴阳、技巧为四种。今又有卜筮、政刑之说，盖在四种之外矣。"① 晁氏对《六韬》的性质提出自己的看法，指出它在《汉志》所分的兵书四种之外，带有一定的当时技术性质。陈振孙《直斋书录解题》载："《六韬》六卷。武王、太公问答。其辞鄙俚，世俗依托也。"② 郑樵《通志·艺文略》载："《太公六韬》五卷（世言太公撰，盖后人作）。《太公阴谋》一卷，又三卷（魏武帝注）。《太公阴谋三十六用》一卷。《太公兵法》二卷，又六卷。《太公金匮》二卷。"又载："改正《六韬》四卷。"③ 郑樵关于《六韬》的记载，和他人不同。但是宋代以降，《六韬》六卷的事实，为宋以后的目录书所认定，没有什么改动。

因此，从上面的叙述来看，《汉志》之后，《太公》三书的名称和分合变化很大，《太公言》不见于后世著录，它和后世所言《太公阴谋》《太公金匮》什么关系，不明。相反，《汉志》并没著录的《六韬》，倒是被后世目录书所著录。

2.《太公》在文献引文系统中的记载探讨

《汉志》中《太公》有三书，即《谋》《言》《兵》，但是三者关系似乎并不平等，从先秦秦汉典籍中来看，不见于《汉志》的《太公六韬》倒是被人频频提起，提到《太公兵》《太公言》的很少。

先秦已有《六韬》名称，《庄子·徐无鬼》载："徐无鬼出，女商曰：'先生独何以说吾君乎？吾所以说吾君者，横说之则以诗书礼乐，从说之则以《金板》《六弢》。'"王先谦引《经典释文》说："本又作《六韬》，谓太公《六韬》，文、武、虎、豹、龙、犬也。"④ 这是古籍中最早提到《六韬》的记载。又《淮南子·精神》载："故通许由之意，《金縢》、《豹韬》废矣。"高诱注："《金縢》、《豹韬》，周公、太公阴谋图王之书也。"⑤《豹韬》是《六韬》中的一篇，此单举之，"古书本自单篇别

① （宋）晁公武撰，孙猛校证《郡斋读书志校证》，上海：上海古籍出版社，1990年，第631页。
② （宋）陈振孙撰《直斋书录解题》，徐小蛮、顾美华点校，第359页。
③ （宋）郑樵撰《通志》，北京：中华书局，1987年，第798页。
④ （清）王先谦撰《庄子集解》，第209~210页。
⑤ 刘文典撰《淮南鸿烈集解》，第236页。

行，以《豹韬》中多阴谋，故取以与《金縢》为对也"①。《史记·齐太
公世家》载文王初见太公时，"西伯将出猎，卜之，曰：'所获非龙非彨，
非虎非罴；所获霸王之辅。'"② 该卜辞源自《六韬·文师》，至少对司马
迁而言，他很熟悉《六韬》内容。《汉书·萧何传》载："（萧何曰）夫
能讪一人之下，而信于万乘之上者，汤武是也。"③ 宋洪迈对此句有详细
解释，他在《容斋随笔·三笔》卷十五"讪一人之下"条说道："《六
韬》云：'文王在岐，召太公曰：吾地小。太公曰：天下有粟，贤者食
之；天下有民，贤者牧之。屈于一人之下，则申于万人之上，唯圣人
能为之。'然则萧何之言，其出于此，而《汉书》注释诸家，皆不曾引
证。"④ 这很微妙地证明汉代《六韬》流传甚广。汉以降，古书经常提到
《六韬》，如《太平广记》卷一九一引《拾遗录》载："魏任城王章，武
帝子也。少而刚毅，学阴阳纬候之术，诵《六韬》、《洪范》之书数千
言。武帝谋伐吴，问章，取其利师之决。"⑤《后汉书·何进传》载："大
将军司马许凉、假司马伍宕说进曰：'太公《六韬》，有天子将兵事，可以
威压四方。'"又《左雄传》章怀太子注引谢承书曰："淑字伯进，……善
诵太公《六韬》，交接英雄，常有壮志。"⑥ 提到《金匮》《阴谋》的相
对少些，《文选》卷四六任彦升《王文宪集序》载："若乃《金版玉匮》
之书，海上名山之旨，沉郁澹雅之思，离坚合异之谈，莫不总制清衷，
递为心极。"李善引《七略》注："太公《金版玉匮》，虽近世之文，然
多善者。"⑦ 此处《金版玉匮》就是《庄子·徐无鬼》中的《金板》（又

① 余嘉锡：《四库提要辨证》，第589页。
② （汉）司马迁撰，（南朝宋）裴骃集解，（唐）司马贞索隐，（唐）张守节正义《史记》，第1478页。
③ （汉）班固撰，（唐）颜师古注《汉书》，第2006页。
④ （宋）洪迈撰《容斋随笔》，孔凡礼点校，北京：中华书局，2005年，第613页。洪迈引文见于《群书治要》卷三一所引《武韬》。详参（唐）魏徵等编《群书治要》，元和二年（1616年）古活本，现藏日本公文书馆。下文如再引用《群书治要》，皆此版本，不再说明。
⑤ （宋）李昉等编《太平广记》，北京：中华书局，1961年，第1429页。
⑥ （南朝宋）范晔撰，（唐）李贤等注《后汉书》，北京：中华书局，1965年，第2246、2020页。提到《六韬》的其他典籍还有《三国志·蜀书·诸葛亮传》《三国志·吴书·吕蒙传》《宋书·谢灵运传》《梁书·侯景传》《魏书·程峻传》《隋书·礼仪志五》《北史·程峻传》等。
⑦ （梁）萧统编，（唐）李善注《文选》，北京：中华书局，1977年，第653页。

作《金版》），和后世的《太公金匮》一样，都属于《太公》书。尽管《汉志》没有著录《六韬》，但先秦以降，《六韬》的盛行历历可见。除了以上我们提到的引《六韬》的中古材料，其他还有，如东汉中期许慎曾作《六韬注》，据《太平御览》卷三五七兵家类"棓"字条引征可知。

但是要注意和《汉志》儒家类的《周史六弢》六篇的区别，班固对《周史六弢》自注："惠、襄之间，或曰显王时，或曰孔子问焉。"① 颜师古又注曰："即今之《六韬》也，盖言取天下及军旅之事，弢字与韬同也。"② 此说法有误，清沈涛《铜熨斗斋随笔》卷四"六弢"条载："今《六韬》乃文王武王问太公兵战之事，而此列之儒家，则非今之《六韬》也。六乃大字之误，《古今人表》有周史大弢，古字书无弢字，《篇》、《韵》始有之，当为弢字之误。《庄子·则阳》篇'仲尼问于太史大弢'，盖即其人，乃其所著书，故班氏有孔子问焉之说，颜氏以为太公之《六韬》误矣。今之《六韬》当在《太公》二百三十七篇之内。"③ 梁启超认同此说，④ 余嘉锡也认为沈涛的考证"极为真确，真不刊之说也"⑤。除此之外，《周史六弢》不是《六韬》的例证还有，"如果《周史六弢》即《六韬》，那么按照班固著录的体例，就应当开列出《周史六弢》一书，同《管子》、《孙卿子》等并引。班固没有开列，说明《周史六弢》不是一部兵书，其中也没有涉及兵法问题，《周史六弢》与《六韬》是不相干的"⑥。

从出土文献来看，1972 年山东临沂银雀山西汉墓中出土未署《六韬》之名，但部分内容与今本一致的《太公》书。经与今本《六韬》及提到《六韬》内容的引文相对照，整理者将它的简文编排为 14 组。它们当中只有第十组有篇题《葆启》，其他篇题未曾发现。银雀山汉墓竹简精装本编辑说明对《六韬》的定名也是持怀疑态度，认为简本的内容可

---

① （汉）班固撰，（唐）颜师古注《汉书》，第 1725 页。
② （汉）班固撰，（唐）颜师古注《汉书》，第 1727 页。
③ （清）沈涛：《铜熨斗斋随笔》，中华书局编辑部编《清人考订笔记（七种）》，北京：中华书局，2004 年，第 700～701 页。沈涛言六乃大字之误，古文字六、大常常相混，引论中讲《十大经》命名时，谈到过这个问题，详参之。
④ 梁启超：《清代学术概论》，北京：东方出版社，1996 年，第 95 页。
⑤ 余嘉锡：《四库提要辨证》，第 590 页。
⑥ 刘宏章：《六韬初探》，《中国哲学史研究》1985 年第 2 期，第 52 页。

能包括在《汉志》所列的《谋》《言》之内，当时未必叫《六韬》。① 李
零也是这样认为："它几乎没有论兵的内容。所以，比较稳妥，还是叫
《太公》好。"② 1973 年河北定州八角廊汉简有《太公》书，也被整理者
称为《六韬》。这部分简文保留了 13 个篇题，从篇名的序数看，次序最
高的是第卅一（简号 2492），因此篇数不少于三十一篇，所有篇名不见
于今本，内容上和今本也绝大部分对不上。"它们未必就是早期的《六
韬》，更不是《太公兵法》。"③ 今本《六韬》共六十篇，历代古书引用
的佚文不下三十篇，因此蒋伯潜《诸子通考》认为"似为《太公》二百
三十七篇中《兵》八十五篇之一部分"。④ 余嘉锡认为："况太公之《六
韬》、《阴谋》、《金匮》等，皆兵八十五篇中之子目，自更不暇见于著录
矣。"⑤ 对这些说法，在面对出土的"《六韬》"内容及今本《六韬》和
《六韬》佚文时，还需重新思考。

　　总体来看，就《汉志》所言《太公》三书而言，蒋伯潜《诸子通
考》认为："太公佐文王、武王，完成伐纣代商之功业。其所陈嘉谟，
即所谓'言'也；其所设策略，即所谓'谋'也；伐纣时部署行军，即
所谓'兵'也。善言录于金版，法令录于史官，倘当时即已纂录成篇，
即为官书；即仅存档案，亦是史料。"⑥ 陈国庆编著的《汉书艺文志注释
汇编》引清沈钦韩《汉书疏证》的说法："《谋》者，即《太公》之
《阴谋》。《言》者，即《太公》之《金匮》，凡善言书诸金版。兵者，
即《太公兵法》。"⑦ 李零也这样认为。⑧ 这是用后世目录书所言《太公金
匮》、《太公阴谋》与《汉志》比照得出的结论，这一点也为笔者所认可。
但是，《太公》三书中剩下的《太公兵法》并不意味着就是先秦时就有的
《六韬》，这一点由前面的叙述也可看出。我们的态度是，《六韬》属于
《太公》书系列，这没问题，但不是《太公兵法》所能涵盖的。它在先秦

① 银雀山汉墓竹简整理小组编《银雀山汉墓竹简》［壹］，编辑说明、释文第 9～10 页。
② 李零：《简帛古书与学术源流》，第 372 页。
③ 李零：《简帛古书与学术源流》，第 372 页。
④ 蒋伯潜：《诸子通考》，杭州：浙江古籍出版社，1985 年，第 440 页。
⑤ 余嘉锡：《四库提要辨证》，第 590 页。
⑥ 蒋伯潜：《诸子通考》，第 439～440 页。
⑦ 陈国庆编《汉书艺文志注释汇编》，第 118 页。
⑧ 李零：《简帛古书与学术源流》，第 371 页。

时可能独自流传，到《汉志》的时候，又被纳入《太公》书系列中，但与《太公谋》《太公言》《太公兵》的具体关系如何，今不可知。

就《太公》三书与《六韬》的关系，还有其他意见，如赵逵夫认为这二百三十七篇《太公》已删并为《六韬》六篇："其《武韬》5 篇，当由《太公言》71 篇删削而来；《文韬》12 篇，当由《太公谋》81 篇而来；其余则《龙》、《虎》、《豹》、《犬》计 33 篇，太公兵 85 篇内容，有所删并也。其中或者有后学之附意，班固已言之。"①　笔者不认可这个观点，先秦时期，《六韬》已单篇流传，不必删节《太公》三书而成《六韬》。即便如赵逵夫所言，那么梁、隋、唐的时候，《太公六韬》与《太公兵法》、《太公阴谋》一起流传，又如何解释？

另外，还要说明一点，《汉志》提到《太公》书时，班固自注："吕望为周师尚父，本有道者。或有近世又以为太公术者所增加也。"②　从这个注来看，班固也不太肯定是太公所作。《史记》"后世之言兵及周之阴权皆宗太公为本谋"③　的记载，也使"太公"成为后世这类兵书依托的缘由，使《太公》阴谋系列的书的创作处于一个开放的层面，在兵书中自成一派。"他的传人，名气最大，是苏秦和张良。前者是纵横家，后者是画策臣。"④　"如苏秦传太公术，而有《苏秦》；张良传太公术，而有《黄石公三略》，即其余绪。特别是《三略》，东汉三国很有名，不仅《韬》、《略》并称，而且有很多续作。"⑤　"我们不妨把《三略》的流传当作一个连续体，上承《太公》、《苏秦》，下启托名黄石公和张良的兵书。"⑥

---

①　赵逵夫《六韬评议》手批，白本松主编《十大兵书》，郑州：河南人民出版社，1996年。田天《定州汉墓竹简〈六韬〉之初步研究》则认为："很可能在成书之初，三书就没有绝对的界限。且因为背景相近，容易互相混淆。或许在流传的过程中，《太公》三书的具体内容划分界限会愈加模糊。"（田天：《定州汉墓竹简〈六韬〉之初步研究》，北京大学本科毕业论文，2005 年，第 17 页。）

②　（汉）班固撰，（唐）颜师古注《汉书》，第 1927 页。

③　（汉）司马迁撰，（南朝宋）裴骃集解，（唐）司马贞索隐，（唐）张守节正义《史记》，第 1478～1479 页。

④　李零：《兵以诈立——我读〈孙子〉》，第 379 页。

⑤　李零：《简帛古书与学术源流》，第 390 页。

⑥　李零：《简帛古书与学术源流》，第 390 页注释 1。李零一直持这种观点，相同的说法还有："《太公兵法》的创作是个连续体，从先秦到两汉甚至唐宋，不断有人添油加醋。不但原书有续写，还有很多仿效之作。"（李零：《简帛古书与学术源流》，第 385 页注释 3。）

（二）《太公》三书以及与"周书阴谋"的关系

在先秦诸子眼中，和伊尹形象一样，太公也是他们"说事"的一个对象，① 寄托着他们各自的信念。但他和伊尹也有区别，由于《史记·齐太公世家》所言太公史事颇详，因此对太公作历史性的考察，优势要比伊尹大，但相应地诸子对太公发挥各自理解的余地，要比伊尹小。② 我们完全可以据此对太公的形象进行分析，前文对伊尹形象的探讨所采用的方法，同样也可用于太公形象的探讨。并且在道家、兵家那里，《史记》对太公形象的说明"周西伯昌之脱羑里，归，与吕尚阴谋修德以倾商政，其事多兵权与奇计，故后世之言兵及周之阴权皆宗太公为本谋"③ 为他们所认可，成为依托的重要背景，所以此处不对古书中太公的记载再作历史性考察。

就《太公》一书的性质及来源来看，"依托辅佐明君的贤臣，讲他们如何出谋画策，夺取天下或取威定霸，其中《太公》，是与《鬻子》、《辛甲》为同类，则与《逸周书》有关，与文武图商的故事……有关"④。这是对《太公》书文献性质的定性，并指出它的来源。《淮南子·要略》载："文王四世累善，修德行义，处岐周之间，地方不过百里，天下二垂归之。文王欲以卑弱制强暴，以为天下去残除贼而成王道，故太公之谋生焉。"⑤ 这里讲到《太公谋》产生的原因。《史记·太史公自序》载："（太公）功冠群公，缪权于幽。"《集解》引徐广曰："权智潜谋，幽昧不显，所谓太公阴谋。"《正义》："言吕尚绸缪于幽权之策，谓《六韬》、

---

① 太公的名字，古书中有三种说法，一种是吕尚，一种是吕牙，一种是吕望。后人所称"太公望"或"太公"，都不是他的本名，只是他的一种外号。参见李零《兵以诈立——我读〈孙子〉》，第 376 页。姜亮夫在《殷周三巨臣考》一文中，论述太公的姓名氏族，辨太公为齐称其祖之词，师为三公之称。（姜亮夫：《殷周三巨臣考》，第 106～114 页。）

② 兵家从太公三就文王、三就商纣角度出发，强调用间的重要。道家从文王访贤故事角度考虑，太公钓鱼——愿者上钩，着眼于无为而无不为。除此之外，太公的鼓刀屠夫与钓叟形象，也是古书喜欢探讨的问题。

③ （汉）司马迁撰，（南朝宋）裴骃集解，（唐）司马贞索隐，（唐）张守节正义《史记》，第 1478～1479 页。

④ 李零：《简帛古书与学术源流》，第 371 页。

⑤ 刘文典撰《淮南鸿烈集解》，第 708 页。

《三略》、《阴符》、《七术》之属也。"① 也谈到太公阴谋的产生问题。在行事方法和取径上，和《老子》提倡的贵柔尚弱的做法相似，也正是在这一点上，《太公》和道家的关系甚为密切。

就它的来源来看，前人也有这方面的探讨。"战国之士，好托古改制，于是好事者自断简残论、口耳传说中，辑采太公之遗言旧闻，又取苏、张权谋，孙、吴兵法之类以增益之，乃成此二百三十七篇之书尔。故《太公》者，后世依托之书，非周初之著述，更非太公所自著也。"②下文从这个观点出发，探讨《太公》系列的书与先秦其他古籍之间的联系。

首先要注意的是《逸周书》中的有关篇章与《太公》系列的书之间的关系。关于此点，古人早已注意到。"其中时涉阴谋，如《寤儆》之叹谋泄，《和寤》之记图商，多行兵用武之法，岂即战国时所称《太公阴符》之谋与？"③ 就现存《逸周书》五十九篇而言，《武称》《允文》《大武》《大明武》《小明武》《武顺》《武纪》等篇是公认的兵书。④ 就以上篇章的写作年代来看，《武称》、《允文》、《大武》、《大明武》、《小明武》和《武顺》作于春秋早期，《武纪》作于春秋中期。⑤ 罗家湘则认为《武称》《允文》《大武》不晚于春秋前期，《武顺》应作于春秋中期，《大明武》《小明武》作于春秋末期，《武纪》是春秋末期小国以德

① （汉）司马迁撰，（南朝宋）裴骃集解，（唐）司马贞索隐，（唐）张守节正义《史记》，第 3307 页。
② 蒋伯潜：《诸子通考》，第 439～440 页。
③ （清）谢墉：《刊卢文弨校定逸周书序》，黄怀信、张懋镕、田旭东撰，黄怀信修订，李学勤审定《逸周书汇校集注》（修订本），第 1198 页。
④ 《逸周书汇校集注》所附陈逢衡《逸周书补注叙略》载："《武称》、《允文》、《大武》、《大明武》、《小明武》、《柔武》、《武顺》、《武纪》，皆兵法也。诸篇不无战国谋略先声。"[黄怀信、张懋镕、田旭东撰，黄怀信修订，李学勤审定《逸周书汇校集注》（修订本），第 1208 页。]唐大沛《逸周书分编句释凡例》载："《大明武》、《小明武》、《允文》、《武寤》，皆韵语古雅；《武穆》、《武称》、《大武》、《武纪》，皆兵家要言，而《武纪》尤醇正。"[黄怀信、张懋镕、田旭东撰，黄怀信修订，李学勤审定《逸周书汇校集注》（修订本），第 1226 页。]刘起釪则认为："《武称》、《允文》、《大武》、《大明武》、《小明武》、《柔武》、《武顺》、《武寤》、《文政》、《武纪》等十余篇，是战国兵家之作。"（刘起釪：《尚书学史》，北京：中华书局，1989 年，第 97 页。）杨宽《论〈逸周书〉》以《武称》《大武》《大明武》《小明武》《柔武》《武顺》《武穆》《武纪》为兵书。（杨宽：《西周史》，上海：上海人民出版社，2003 年，第 870 页。）
⑤ 黄怀信：《〈逸周书〉源流考辨》，西安：西北大学出版社，1989 年，第 97 页。

自保的作品。① 所分时限，比黄怀信细，但比《太公》系列的书要早。②
这些都为探讨二者之间的关系提供了材料。

　　从文本相近角度考察，《逸周书》论兵内容与《六韬》逸文存在交
叉。如（1）《太平御览》卷八四引《周书》载："文王独坐，屏去左右，
深念远虑，召太公望曰：'帝王猛暴无文，强梁好武，侵凌诸侯，苦劳天
下，百姓之怨心生矣。其灾予奚行而得免于无道乎？'"③ 银雀山汉简
《六韬》载："文王在酆，召太公望曰："呜呼，谋念哉！啻〈商〉王猛极
秋罪不我舍。汝尝助予务谋，今我何如？"④ 二者意思非常相近。（2）《逸
周书·大聚解》载："王若欲求天下民，先设其利而民自至。譬之若冬
日之阳，夏日之阴，不召而民自来。"⑤《群书治要》卷三一引《虎韬》
载："夫民之所利，譬之如冬日之阳，夏日之阴。冬日之从阳，夏日之从
阴，不召自来。"（3）《逸周书·大武解》载："同好相固，同恶相助。"⑥

---

① 罗家湘：《〈逸周书〉研究》，上海：上海古籍出版社，2006 年，第 35 ~ 49 页。另外，
　　湖南慈利竹简中也有与《逸周书·大武》相重合的内容，如"武有七制：征、攻、侵、
　　伐、搏、战、斗"。（张春龙：《慈利竹简概述》，邢文、艾兰编《新出简帛研究》，第 8
　　页。）出土竹简的 M36 号墓年代为战国中期前段，比郭店一号楚墓时间略早，这也为确
　　定《大武》创作年代的下限提供了帮助。
② 就属于《太公》书系列的《六韬》而言，徐勇、解文超认为基本成书于战国中后期。
　　（徐勇主编《先秦兵书通解》，天津：天津人民出版社，2002 年，第 213 页。解文超：
　　《先秦兵书研究》，上海：上海古籍出版社，2007 年，第 104 ~ 107 页。）笔者认可这种
　　说法。除此之外，学界还有成书于春秋说、战国中期以前说、周显王时期至秦末汉初
　　说、秦汉之际说、秦始皇时说，此不缕举相关证明。
③ （宋）李昉等编《太平御览》，第 395 页。《逸周书》也被称为《周志》，《左传·文公
　　二年》载："《周志》有之：'勇则害上，不登于明堂。'"杜预注："《周志》，《周书》
　　也。"［（晋）杜预注，（唐）孔颖达等正义《春秋左传正义》，第 1838 页。］该文见
　　《逸周书·大匡》，作"勇知害上，则不登于明堂。"［黄怀信、张懋镕、田旭东撰，黄
　　怀信修订，李学勤审定《逸周书汇校集注》（修订本），第 367 页。］先秦诸子也将
　　《逸周书》称为《周书》，它和《尚书》中的《周书》什么关系？前人争论很多。陈梦
　　家《尚书通论》之《论〈尚书〉逸文》称："《韩非子》以前，只有《左传》和《国
　　语》所引《周书》是《尚书》的《周书》部分，因此二书所引《周书》有在今所见
　　《尚书》29 篇以内。此二书大约为战国前半期时作，晚于它的诸子所引《周书》则
　　不属于 29 篇而是 71 篇《周书》。"（陈梦家：《尚书通论》，北京：中华书局，2005 年，
　　第 287 页。）笔者从陈说。
④ 银雀山汉墓竹简整理小组编《银雀山汉墓竹简》［壹］，释文第 113 页。
⑤ 黄怀信、张懋镕、田旭东撰，黄怀信修订，李学勤审定《逸周书汇校集注》（修订
　　本），第 408 页。
⑥ 黄怀信、张懋镕、田旭东撰，黄怀信修订，李学勤审定《逸周书汇校集注》（修订
　　本），第 109 页。

《六韬·武韬·发启》作"与人同病相救，同情相成，同恶相助，同好相趋"。①《文选》卷三五《册魏公九锡文》李善注"同恶相济"句引作"同恶相助，同好相趋"，为《周书》太公语。②（4）《逸周书·殷祝解》载："天下非一家之有也，有道者之有也。"③《武韬·顺启》作"天下者非一人之天下，唯有道者处之"，此句亦出现在《文韬·文师》《武韬·发启》。（5）《吕氏春秋·听言》引《周书》："往者不可及，来者不可待。贤明其世，谓之天子。"④《汉书》中《晁错传》引作"传曰：往者不可及，来者犹可待，能明其世者，谓之天子"。⑤银雀山汉简《六韬》所引与《晁错传》所引基本相同，只有"犹"字作"不"字。（6）《太平御览》卷四四九引《周书》："容容熙熙，皆为利谋；熙熙攘攘，皆为利往。"又卷四九六引《六韬》："天下攘攘，皆为利往；天下熙熙，皆为利来。"⑥（7）《北堂书钞》卷八〇引《周书》载："礼义，治国之粉泽也。"《初学记》卷二一引《太公六韬》载："礼者，天理之粉泽。"《太平御览》卷五二三、卷六一〇引作"《六韬》曰"云云。⑦（8）《北堂书钞》卷一一三所引、唐写本《六韬》（P. 3454）所录《周志廿八国》，⑧记述廿八国灭亡之事，警醒国君的意图很明显，这部分内容也见于《逸周书·史记解》。⑨说明了《六韬》的创作者对《逸周书》的借鉴。（9）《战国策·秦策一》谓苏秦"得《太公阴符》之谋"⑩，《史

---

① 《六韬》，据常熟瞿氏铁琴铜剑楼影宋抄本，《四部丛刊初编》第 343 册，上海：商务印书馆，1919 年。以下所引《六韬》，皆此版本，不再标注。

② （梁）萧统编，（唐）李善注《文选》，第 501 页。

③ 黄怀信、张懋镕、田旭东撰，黄怀信修订，李学勤审定《逸周书汇校集注》（修订本），第 1045 页。

④ 陈奇猷校释《吕氏春秋新校释》，第 703 页。

⑤ （汉）班固撰，（唐）颜师古注《汉书》，第 2298 页。

⑥ （宋）李昉等编《太平御览》，第 2067、2268 页。

⑦ （唐）虞世南：《北堂书钞》，清光绪十四年南海孔广陶三十有三万卷堂校注重刊陶宗仪传钞宋本，董治安主编《唐四大类书》第 1 册，北京：清华大学出版社，2003 年，第 332 页。（唐）徐坚等撰《初学记》，北京：中华书局，1962 年，第 500 页。（宋）李昉等编《太平御览》，第 2377、2743 页。

⑧ 唐写本《六韬》（P. 3454），黄永武主编《敦煌宝藏》第 128 册，台北：新文丰出版公司，1983—1986 年，第 384～385 页。

⑨ 黄怀信、张懋镕、田旭东撰，黄怀信修订，李学勤审定《逸周书汇校集注》（修订本），第 942～971 页。

⑩ （汉）刘向集录，《战国策》，第 85 页。

记·苏秦列传》作"《周书阴符》"。①

　　以上情况说明《逸周书》与《太公》系列书之间的相似并不偶然，《逸周书》成书在前，极可能为《太公》成书提供了借鉴。另外，《逸周书序》载："文王卿士诤发教禁戒，作《文开》。维美公命于文王，修身观天以谋商难，作《保开》。"② 而今本《六韬》有《发启》《文启》《顺启》等篇，银雀山汉墓竹简整理小组认为它们与银雀山汉简中的《葆启》同一类型。汉人因避景帝讳往往改"启"为"开"，"保""葆"古通，所以《保开》与《葆启》二名实同，③《文启》与《文开》含义相同。可惜的是《文开》《保开》已佚，无从知晓两书思想上的内在发展脉络。但《六韬》具体章节的命名，受《逸周书》的影响很大，很容易看出。

　　从内容来看，《六韬·文伐》为探讨《六韬》与道家"阴谋"类文献的关系，提供了很有价值的线索。《文伐》主要讲述谋略思想，"十二节"是这种谋略思想的具体体现。运用各种谋略手段，加速敌方的腐朽，为我方的胜利创造先决条件。兵不血刃，不露声色，意欲除掉敌方而后快。周初姜太公辅助周文王、武王，使偏处一隅的周，灭掉了商，这为后人思考并总结"十二节"提供了遐想的空间。还有广为人知的越王勾践灭吴复越故事，其中使用了"十二节"中的各种手段。公元前 494 年，吴王夫差大败越国，越被迫臣服。在谋臣范蠡等人的帮助下，越王勾践一方面选用贤能，奖励农桑，训练军队，另一方面，对强大的吴国实施了一系列"文伐"谋略。对吴王曲意奉迎，进献美女和金玉珠宝，让他坠入温柔的陷阱，放松对越国的警惕。对吴国不同类型的大臣，则分别对待，贿赂太宰嚭，利用他蒙蔽吴王，并打击陷害吴国忠臣伍子胥，致其伏剑自杀。公元前 482 年，吴王夫差剑指中原，与晋争霸。越国趁此机会，一举攻破姑苏。夫差闻讯回救，兵败自杀。吴国灭亡。《文伐》所言谋略，与勾践、范蠡灭吴计谋相比，有惊人的相似，《六韬》的作

---

① （汉）司马迁撰，（南朝宋）裴骃集解，（唐）司马贞索隐，（唐）张守节正义《史记》，第 2242 页。

② 黄怀信、张懋镕、田旭东撰，黄怀信修订，李学勤审定《逸周书汇校集注》（修订本），第 1122 ~ 1123 页。

③ 银雀山汉墓竹简整理小组编《银雀山汉墓竹简》［壹］，释文第 123 页。

者可能受越灭吴历史教训的启发，而有此文的创作。

另一方面，有关范蠡、文种的文献，《汉志》兵家有《范蠡》两篇、《大夫种》两篇，今已佚。现在对范蠡思想的了解，主要依据《国语·越语下》中的论述，其他文献如《越绝书·计倪内经》中的有些内容也可能与范蠡有关。[1] 就其思想性质而言，侯外庐认为"可以视为阴阳说在南方的发展"[2]，任继愈主编的《中国哲学史》则认为范蠡思想着眼点是政治军事方面的问题，而不是自然哲学方面的问题。因此，范蠡的天道思想在认识自然之天的本来面貌上起了很大的推进作用，但是把天道思想进一步发展为一种唯物主义的自然哲学体系，是直到战国时期的道家才完成的。[3] 这个结论暗示出范蠡思想是道家思想某种先声，很有意思。更能说明范蠡思想与道家关系的文献是马王堆汉墓帛书中的黄帝书。《越语下》与黄帝书的关系，最早由唐兰指出，二书的语句有不少共同之处。[4] 李学勤则据此认为："《越语下》的范蠡思想与战国至汉初盛行的黄老道家及阴阳数术有非常紧密的关系。这一类思想学说，流行于南方广大地区，对当时整个学术界都有影响。"[5] 这样就从思想性质上重新界定了范蠡的思想。尽管《六韬·武韬·文伐》中的谋略思想没有明确呈现出与范蠡的直接联系，但是可以看出范蠡的经验，这就为我们提供了探讨范蠡作为"阴谋家"形象的思路，而这两种形象都与道家有关，很耐人寻味。

总之，与先秦其他古书类似，由于历史上太公真实存在，后世依托其活动，进行有利于己的价值和经验的整合，就诞生了依托类系列古书

---

① 《史记·货殖列传》载："昔者越王勾践困于会稽之上，乃用范蠡、计然。"《索隐》："《范子》曰：'计然者，葵丘濮上人，姓辛氏，字文，其先晋之公子。南游越，范蠡师事之。'《吴越春秋》谓之'计倪'。《汉书·古今人表》计然列在第四，则'倪'之与'研'是一人，声相近而相乱耳。"〔（汉）司马迁撰，（南朝宋）裴骃集解，（唐）司马贞索隐，（唐）张守节正义《史记》，第3256~3257页。〕《越绝书·计倪内经》中的计倪对越王之言，李学勤认为是一种阴阳数术性质的学说。（李学勤：《范蠡思想与帛书〈黄帝书〉》，见氏著《简帛佚籍与学术史》，第313页。）

② 侯外庐主编《中国思想史纲》上册，北京：中国青年出版社，1980年，第39页。

③ 任继愈主编《中国哲学史》（先秦），北京：人民出版社，1983年，第131页。

④ 唐兰：《马王堆汉墓帛书〈老子〉乙本卷前古佚书的研究——兼论其与汉儒法斗争的关系》，《考古学报》1975年第1期，第9页。

⑤ 李学勤：《范蠡思想与帛书〈黄帝书〉》，见氏著《简帛佚籍与学术史》，第314页。

《太公》。前文已经说道:"战国之士,好托古改制,于是好事者自断简残论、口耳传说中,辑采太公之遗言旧闻,又取苏、张权谋,孙、吴兵法之类以增益之,乃成此二百三十七篇之书尔。"① 这个结论大致不差,但是还应该看到,《六韬》取材甚广,还有其他的历史经验掺杂其中,比如范蠡的思想、阴阳数术的思想。它还与先秦其他古书有一定的关系,《管子·九守》以及《鬼谷子·符言》与唐写本《六韬》中《主用》《大礼》《启明》《远视》,有文本上相类似的地方。② 另外,"依托"也是一种历史解释,是对历史事实的另一种接受,在有中生无的过程中,"暗渡"了自己的表达,从前文对伊尹的解释就可看出这一点,它同样也可适用于对太公的看法。先秦秦汉古书书名往往就是人名,这是古人的叙述模式,今人不必斤斤计较被依托者和古书作者的一致,这中间肯定有个时间差。传统辨伪学面对这种存在情况,不能不说充满尴尬。

二 《太公》三书与《六韬》古本研究

《汉志》所言《太公》三书,已无完帙,今天惟赖辑本引文得以窥见一二,关于三书的综合研究甚少。只有属于《太公》书系列的《六韬》还流传至今,曾经的真伪问题,在出土简本的证明下,已无须再辨,此处就《六韬》的版本流传作些探讨。现在看到的不同时期《六韬》文本,差别也很大。依解文超所言,《六韬》文本有以下几个系统:《武经七书》系统中的版本、引文系统中的《六韬》、竹简残本(包括银雀山汉墓竹简本和定州八角廊汉简内含《六韬》的《太公》文本)及敦煌遗书残本《六韬》、《六韬》辑佚本。③ 辑佚是对文献引文的系统整理和挖掘,第二种和第四种可以算是一个系统。当如徐勇所言,《六韬》有三个系统。④ 即《武经七书》系统,也就是所谓的今本;今本以前的引文系统,主要是唐宋类书节引的《六韬》,虽不如今本系统完整,但也有许多不见于今本的内容,其他还有敦煌文献中的唐写本(P. 3454)、《群

① 蒋伯潜:《诸子通考》,第439~440页。
② 张大超:《〈太公书〉与〈六韬〉》,北京大学中文系硕士学位论文,2000年,第28页。
③ 解文超:《先秦兵书研究》,第113~116页。
④ 徐勇主编《先秦兵书通解》,第217页。

书治要》中的《六韬》，简称为中古本；出土的竹简文本系统，尽管不是原始的《六韬》文本，但年代较早，相对于前两种，简称为古本。此外，还有西夏文《六韬》，系乾祐年间（1180 年前后）西夏官刻本，①于 1910 年前后为俄国人科兹洛夫在内蒙古黑水城遗址掠走，解、徐二人皆未言及该文本，可归为中古本。此处，先考察《六韬》的命名问题。

（一）《六韬》的名称来源试探

《六韬》命名及篇章次序，相关记载并不一致。《经典释文》引司马彪、崔譔云："《金版》《六弢》皆周书篇名，或曰秘识也。本又作《六韬》，谓《太公六韬》，文、武、虎、豹、龙、犬也。"②唐魏徵《群书治要》卷三一引《六韬》，篇目次第为《文韬》《武韬》《龙韬》《虎韬》《犬韬》，未说及《豹韬》。《后汉书·何进传》章怀太子注云："《太公六韬》篇：第一《霸典》，文论；第二《文师》，武论；第三《龙韬》，主将；第四《虎韬》，偏裨；第五《豹韬》，校尉；第六《犬韬》，司马。"③李零认为章怀太子"把全书比喻为《周礼》六官式的系统（前两篇象天地，后四篇象四时），即天子御将，将御偏裨，校尉御司马。这是古人的一种解释。其中《霸典》、《文师》就是今本的《文韬》、《武韬》"④周凤五认为"韬"引申有隐秘、深藏之意；六韬，即六种秘诀，六种行军用兵、治国平天下之宝典。⑤笔者认为关于《六韬》的命名，还有其他可能。"韬"的本义是用来装弓矢的皮匣套。考虑到每一"韬"之下，都包括多寡不一的篇，所以正如"韬"可以装弓矢一样，作为书

---

① 相关研究如下——聂鸿音：《〈六韬〉的西夏文译本》，《传统与现代化》1996 年第 5 期，第 57~60 页；林英津：《西夏语译〈六韬〉释文札记》，《辽夏金元史教研通讯》2002 年第 2 期，第 61~102 页；宋璐璐：《〈六韬〉西夏译本研究》，中国社会科学院研究生院 2004 年硕士学位论文；宋璐璐：《西夏译本中的两篇〈六韬〉佚文》，《宁夏社会科学》2004 年第 1 期，第 79~80 页；贾常业：《西夏文译本〈六韬〉解读》，《西夏研究》2011 年第 2 期，第 58~81 页；邵鸿、张海涛：《西夏文〈六韬〉译本的文献价值》，《文献》2015 年第 6 期，第 32~38 页。

② （唐）陆德明：《经典释文》，《丛书集成初编》第 1199 册，北京：中华书局，1985 年，第 1547 页。

③ （南朝宋）范晔撰，（唐）李贤等注《后汉书》，第 2247 页。

④ 李零：《花间一壶酒》，北京：同心出版社，2005 年，第 117 页。

⑤ 周凤五：《太公六韬佚文辑存〈前言〉》，毛子水先生九五寿庆编委会主编《毛子水先生九五寿庆论文集》，台北：台湾幼狮文化事业公司，1987 年，第 275 页。

内容长度的章或卷可以包含节或篇，因此这里的"韬"应该与章或卷的意义一致。只是我们还应思考，考虑到《六韬》的性质，为什么要选择这几种动物命名呢？

对《六韬》篇名的思考，还要考虑到兵书系统的叙述模式。《孙子》对后世兵书编撰风格与体裁有广泛的影响，它"突出的特点是舍事而言理，词约而义丰，具有高度的哲理性。后世兵书祖述《孙子》，很自然形成了以哲理谈兵的传统"[1]。以"哲理谈兵"的内容，也就是李零所谓《孙子》内篇两组：权谋组和形势组，其中权谋组包括《计》《作战》《谋攻》三篇，形势组包括《形》《势》《虚实》三篇。内篇两组侧重军事理论。[2] 这一特点也确实在后世兵书中有所体现，如《吴子》中的《图国》《料敌》，《尉缭子》卷一中的《天官》《兵谈》《战威》，卷二中的《兵权》《守权》《武议》，讲的是概括性很强的军事理论，正是承《孙子》"舍事言理"或"以理系事"创作风格而来。《六韬》的《文韬》《武韬》也是秉承兵书这一传统的体现，那《龙韬》《虎韬》《豹韬》《犬韬》的命名呢？

在兵书中，多从所绘的动物类型讨论旗、章的性质、功用。《管子·兵法》载："旗所以立兵也，所以利兵也，所以偃兵也。……一曰举日章则昼行，二曰举月章则夜行，三曰举龙章则行水，四曰举虎章则行林，五曰举鸟章则行陂，六曰举蛇章则行泽，七曰举鹊章则行陆，八曰举狼章则行山，九曰举韇章则载食而驾，九章既定，而动静不过。"其中的"韇"字，黎翔凤引清王念孙说法，认为本作"皋"，即"橐"字也。[3]《列子·黄帝》载："黄帝与炎帝战于阪泉之野，帅熊、罴、狼、豹、䝙、虎为前驱，以雕、鹖、鹰、鸢为旗帜，此以力使禽兽者也。"[4]《周礼·春官宗伯·司常》载："司常掌九旗之物名，各有属以待国事。日

---

① 徐勇主编《先秦兵书通解》，第 11 页。
② 李零：《兵以诈立——我读〈孙子〉》，第 55 页。
③ 黎翔凤撰，梁运华整理《管子校注》，第 320～321 页。
④ 杨伯峻撰《列子集释》，北京：中华书局，1979 年，第 84 页。关于《列子》真伪，历代争论也不少。第一种意见认为《列子》是伪书，以宋高似孙、黄震，明宋濂，近现代的陈三立、梁启超、章炳麟、顾实、马叙伦、陈文波、吕思勉等人为代表；第二种意见认为它真伪参半，以唐柳宗元、清姚际恒为代表；第三种意见认为它是真书，以日本学者武内义雄为代表。另外，今人郑良树、陈广忠对《列子》真伪也有讨论。

月为常，交龙为旂，通帛为旜，杂帛为物，熊虎为旗，鸟隼为旟，龟蛇为旐，全羽为旞，析羽为旌，及国之大阅，赞司马颁旗物。"① 赞是助的意思，司马在古代是军队的官职，所以画有各种动物的旗帜和军事联系在一起。从这些描述来看，一定的旗帜有特定的意义，使用该旗帜的军队组织的职责也就得到具体的落实。这些旗帜的合理使用，使整个军队的调度效率得到保证。

另一方面，章、节、卷和篇作为承载书本内容的篇幅单位，它们的差别何在？清章学诚《文史通义·篇卷》载："大约篇从竹简，卷从缣素，因物定名，无他义也。……篇之为名，专主文义起讫，而卷则系乎缀帛短长，此无他义，盖取篇之名书，古于卷也。故异篇可以同卷，而分卷不闻用以标起讫。"② 章学诚认为篇和卷是古书不同载体的分类，并且在内容上，篇具有独立意义，而卷不必这样。这个观点也被后人认可，陈槃在《先秦两汉简牍考》一文中认为，一"篇"或数"篇"可以卷而为"卷"。③《说文解字》载："章，乐竟为一章。从音，从十，十，数之终也。"④ "章"字，在商代金文中，从辛，从田，构义不明。战国文字在中央竖笔或斜笔上加圆点、横笔为饰，小篆从音是割裂田形中央竖笔的讹变。因此严格说来，许慎就改变后的字形立说，并不确切。但是后世的"章"字，正是从这个角度而言作为古书的长度单位。"章者，积句所为，不限句数也。以其作者陈事须有多少章总一义，必须意尽而成故也。累句为章，则一句不可，二句得为之。"⑤ 积字成句，积句成章。一章须有一致的主题，以及集中的文意，相应也要求作者围绕这个主题来安排词句，"调兵遣将"。在这一点上，和军事上有一定指示、号召功能的旗、章相类似。所以相对于由书写载体造成的卷、篇长度单位而言，章节应当是作者探讨不同主题而造成的不同文意"单位"的结果呈现。笔者怀疑，古人或许正是从"章"的颜色特点带来的号召聚集的功能出发，让"章"成为文章长度单位。

---

① （汉）郑玄注，（唐）贾公彦疏《周礼注疏》，第 826 页。
② （清）章学诚撰，叶瑛校注《文史通义校注》，第 305 页。
③ 陈槃：《先秦两汉简牍考》，《学术季刊》1953 年第 4 期，第 12~13 页。
④ （汉）许慎撰，（清）段玉裁注《说文解字注》，第 102 页。
⑤ （汉）郑玄笺，（唐）孔颖达等正义《毛诗正义》，第 274 页。

因此，从卷、篇的角度来看，笔者认为《六韬》也就是六卷书，《文韬》《武韬》《龙韬》《虎韬》《豹韬》《犬韬》只是这六卷书的标目而已，每一"韬"之下的文章，可以被视为"篇"。从章节的角度来看，《六韬》是六章书，《文韬》《武韬》《龙韬》《虎韬》《豹韬》《犬韬》也只是这六章书的标目，每一"韬"下的文章，可以被视为"节"。它们与用第一、第二、第三、第四、第五、第六卷或章，并没有根本性的差别。还要考虑到古人著书立说的叙述模式，他们从日常经验出发，即便谈论抽象问题，也喜欢用生动直观的形象进行表述，即便在安排古书章节名称时，也可见出他们别具匠心。同时，还要考虑到战国对方术归类命名的特点，《庄子·刻意》、张家山汉简《引书》、《淮南子·精神》、《抱朴子·杂应》、马王堆汉墓帛书《导引图》提到的"禽戏"术式，李零把它们归结为十类：龙类、虎类、鹿类、熊类、猿类、鸟类、龟蛇类、兔类、狼类、虫类。① 它们本身是不同招式的分类，都以动物命名，动物同时又是该招式的形象表现。在这样的背景下，战国文献《六韬》的命名也可能受其影响。

这样看来，《六韬》以动物名字标示章卷名称的方式，背后有多种因素，既与它作为兵书，喜欢用不同动物形象标明某些军事建制的习惯有关，也和古人的叙述模式以及当时的文化大背景有关。作为一部兵书，不同的"韬"表明不同的主题，其中各"韬"包含不同的篇，又围绕这个主题展开论述。这是对"韬"的形象理解，结构完整，论述体系谨严，这在古书中并不多见。

（二）《六韬》不同文本系统比较

此处主要从篇章分合、内容多寡两个方面，探讨上述三类文本系统的差异。

1. 篇章分合的差异

《淮南子·精神》已经提到《豹韬》，同时从书名来看，《六韬》应当是六组文章，所含《文韬》《武韬》《虎韬》《豹韬》《龙韬》《犬韬》的称谓，汉前应该已出现。但是每一"韬"下面包含的具体文章，不同文本差别很大。

---

① 李零：《中国方术正考》，北京：中华书局，2006 年，第 297 页。

从出土简本来看，定州汉简《六韬》共有篇题 13 个，完整篇题不多，有些仅存篇名目次，如《□贤而不知贤仁第四》（简 1101）、《治国之道第六》（简 2392）、《乱之要第七》（简 1125）、《以礼义为国第十》（简 1173）等等，最高篇序为"第卅一"（简 2492），所存篇题不到今本 60 个篇题的四分之一。这些篇题没有一个和今本完全相同，但有和唐写本相似或相近的。如《以礼义为国第十》，唐写本有篇题《礼义》；简本有《□大失第十四》，唐写本则有《大失》篇。又，简文篇题有《乱之要第七》，简文有"王问太公：'治乱奈何？'太公曰：'其本。'"（简 2282）。推测即此篇内容，今本则无此篇题。竹简篇题有《□□□国所贵第八》（简 2505），今本无此篇题，但唐写本《利人》和《群书治要》本《六韬·龙韬》中有"文王问太公：'愿闻治国之所贵。'太公曰：'贵法令之必行……'"。推测即此篇内容。① 就定州简本《六韬》内容来看，简文和今本《六韬》相合的有三篇，即《文韬·国务》《文韬·举贤》《龙韬·农器》。和唐写本《六韬》相合的有五篇，即《利人》《趉舍》《礼义》《大失》《动应》。从这个结果来看，唐写本《六韬》与它最接近。

银雀山汉简《六韬》自题的篇目有如下几个：《尚正》，但内容和今本《六守》同；《守土》，今本同；《三疑》，今本同；《葆启》，今本无。除此之外，简文也有和今本《文师》《守国》《发启》《文启》相重合的地方。

《群书治要》本《六韬》，皆无篇名，但有《序》，《序》所言与今本《文韬·文师》相合。唐写本《六韬》，无具体"某韬"的名字。但可以看出具体篇章名称，通常是行文中提出二字，上下留出一定的间隔，特征性明显。篇题名称有《举贤》《利人》《趉舍》《礼义》《大失》《别贤》②《动应》《守国》《守土》《六守》《事君》《用人》《主用》《大礼》《启明》《远视》《明传》《大诛》《周维正月》③《假权》《距谏》。

① 河北省文物研究所定州汉墓竹简整理小组：《定州西汉中山怀王墓竹简〈六韬〉的整理及其意义》，《文物》2001 年第 5 期，第 84 页。
② 此篇没有和先前一样的分篇标志，但从"文王问太公曰别贤奈何"和其他篇章开头所言的格式相同，它们均以开头两字命名，因此命名为《别贤》。
③ 该部分无篇名，但有分篇横线标志，依古书篇名惯例，用篇首四字作为篇名。

此外还有，"涓涓不塞，将为江河；荧荧不救，炎炎若何。……文王曰："何谓仁？'……"① 此节有间隔的标志，但没有篇章名称。"奇谋非智，正见为智。谏王问贤，受谏为贤。有智非德，任智为圣……"② 该段也有间隔标志，段前有"船没"二字，疑为篇章名称。这样算来，唐写本共有《六韬》篇章应为二十二篇，与今本相合的有《举贤》《守国》《守土》《六守》《明传》，其他篇章和今本或多或少存在对应内容。

西夏文译本的现存部分为"卷上文韬第一"的《文师》《盈虚》《国务》《大礼》《明传》《六守》《守土》《守国》，"卷中龙韬第三"的《兵征》《农器》，"卷中虎韬第四"的《军用》《军略》《一战》《临境》诸篇。《文韬》和《虎韬》均保存有完整的目录，其中《文韬》篇目与汉文本全同，而《虎韬》却比汉文今本的十二篇多出了两篇，即在今本《军略》和《临境》之间另有《一战》篇，在今本《略地》和《火战》之间另有《攻城》篇。③ 所据底本应是一个分为上、中、下三卷，文武龙虎豹犬六韬齐全的汉文《六韬》。研究者们均认为，这个本子属于北宋以后流传的《六韬》，也就是我们所说的今本《六韬》。④

另外，宋罗泌《路史》提到《六韬》一些篇章名称。《路史》卷一二《后纪》卷三注引"《六韬·两疑》"，今本有《三疑》，笔者怀疑两篇当为一篇。卷一九《后纪》卷一〇注引《六韬·决大疑》。卷二〇《后纪》卷一一注引《六韬·计用》，今本则作《盈虚》。卷三二《发挥》卷一引《六韬·大明》。所言篇名和今本的差别很大

综上，比较不同时代《六韬》具体篇章名称，可知它们并未从一开始就固定下来，而是流动性很强，传承性弱，差不多同时代的篇名就不相同，如银雀山汉简和定州汉简相重合的篇名就不多，更不用说不同时代的篇章名称了。同一篇名，在后代往往也有其他名称。如银雀山汉简《尚正》，今本为《六守》。从古本《六韬》就有自题篇名的特点来看，每一"韬"下，肯定分布着多寡不一的篇。但各"韬"之下的篇章数量

---

① 唐写本《六韬》，黄永武主编《敦煌宝藏》第 128 册，第 384 页。
② 唐写本《六韬》，黄永武主编《敦煌宝藏》第 128 册，第 386 页。
③ 聂鸿音：《〈六韬〉的西夏文译本》，《传统与现代化》1996 年第 5 期，第 57~58 页。
④ 邵鸿、张海涛：《西夏文〈六韬〉译本的文献价值》，《文献》2015 年第 6 期，第 33 页。

及名称，限于材料，今人不清楚，估计会很复杂。如"武王问太公曰：
'欲与兵深谋，进必斩敌，退必克全，其略云何？'太公曰：'主以礼使
将，将以忠受命……'"此出《群书治要》引《犬韬》文，见于今本
《龙韬·立将》。这说明，同一篇文章可能隶属于不同的"韬"。早期古
本《六韬》篇章数目，可能多于今本的六十篇，此点从早期《六韬》有
着不同于后来的篇名可以看出。今本《六韬》依托《武经七书》存在，
宋神宗时，朝廷为适应武举考试需要而编定《武经七书》，校订者何去
非将其中的《六韬》整理成现在的模样。正如顾实所言："今本《六韬》
与《群书治要》所载异，已非汉、隋、唐《志》之旧，而为宋元丰间所
改定本。"① 根据先前对这三个系统篇目的考察来看，结论确当。

2. 内容的多寡

首先从篇章分布来看，定州汉简本、银雀山汉简本、唐写本能够和
今本相对应的内容，多集中在今本《文韬》《武韬》《龙韬》《虎韬》
中，尤其今本《文韬》《武韬》中的内容和出土文献相对应的最多。前
面已经说到，《六韬》的《文韬》《武韬》也是秉承《孙子》"舍事言
理"或"以理系事"创作风格而来。在这种创作风格上，和《吴子》中
的《图国》《料敌》，《尉缭子》卷一中的《天官》《兵谈》《战威》，卷
二中的《兵权》《守权》《武议》一样，讲的是概括性很强的军事理论。
从这个角度而言，定州汉简、银雀山汉简、唐写本《六韬》多是讲述治
国策略，君主如何顺应民心、治理国家、富国强兵。它们涉及较少的
《龙韬》《豹韬》《犬韬》，则是具体的用兵思想和战术原则。

如何解释上述这种现象？我们当然可以说出土文献中的《六韬》用
兵思想和战术原则的内容正好残缺，或者正好出土的就是概括性很强的
军事理论内容，但这种现象应该不是偶然的。而从《六韬》的逸文来
看，有很多神怪感应之事，风角占候、观云望气的内容。如《太平御
览》卷三二八载："周武王伐纣，师至泥水牛头山。风雨甚疾，鼓旗毁
折。王之骖乘惶震而死。"卷三二九又载："纣为无道，武王于是东伐
纣。至于河上，雨甚雷疾，王之乘黄振而死，旗旌折，阳侯波。周公进
曰：'天不祐周矣，意者君德行未尽，而百姓疾怨，故天降吾祸。'于是

---

① 顾实：《重考古今伪书考》，上海：上海大东书局，1926 年，第 182 页。

太公援罪人而戮之于河，三鼓之，率众而先，以造于殷，天下从之。"①
这些记载文字多寡不一，但明显是一个神怪感应的故事。又《太平御
览》卷七二六载："文王问散宜生：'卜伐殷，吉乎？'钻龟，龟不兆。
祖行之日，雨辖至轸。行之日，帜折为三。散宜生曰：'此凶，四不祥，
不可举事。'太公进曰：'非子之所知也。龟不兆，圣人生天地之间，承
衰乱而起。龟者，枯骨；著者，朽草；不足以辨吉凶。祖行之日，雨辖
至轸，是洗濯甲兵也；行之日，帜折为三，此军分为三。如此，斩纣首
之象。"② 这是用龟卜筮占预测的感应故事，但太公用另外一套解释系统
把它解构了。这样的神怪故事，还很多，此不一一具录。属于数术之列
的风角望气的说法，也可在《六韬》逸文中见到，《太平御览》卷三二
八载："从孤击虚，高人无余，一女子当百夫。风鸣气者，贼存在十里；
鸣条，百里；摇枝，四百里。雨，沾衣裳者谓润兵；不沾者，谓泣兵。
金器自鸣及焦气者，军疲也。"③ 这是古代军事气象学中的望气之法。
《太平御览》卷七三七载："武王伐殷，丁侯不朝。太公乃画丁侯于策，
三箭射之。丁侯病困，卜者占云：'祟在周。'恐惧，乃请举国为臣。太
公使人甲乙日拔丁侯着头箭，丙丁日拔着口箭，戊己日拔着腹箭。丁侯
病稍愈。四夷闻，各以来贡。"④ 这是数术中的厌劾、祠禳之术。如果考
虑到《六韬》与《太公兵法》的关系，把《太公兵法》看成《六韬》
之余，那么《六韬》背后隐藏的数术方技的知识就更多了。

　　但是在今本中很少见到以上这些内容，这是因为为了适应武将的教
育和选拔的需要，宋真宗庆历后武举规定"自今策试武举人毋得问阴阳
诸禁书"⑤，所以整理者把这些怪力乱神的内容删去了，殊不知，这些内
容正是古人兵书赖以存在的知识背景。

　　另外，王继光统计了唐写本、《群书治要》本及《武经七书》本
《六韬》诸篇字数（见表2）。

---

① （宋）李昉等编《太平御览》，第 1509、1512 页。
② （宋）李昉等编《太平御览》，第 3217 页。
③ （宋）李昉等编《太平御览》，第 1510 页。
④ （宋）李昉等编《太平御览》，第 3267～3268 页。
⑤ （清）徐松辑《宋会要辑稿·选举十七之八》，北京：中华书局，1957 年，第 4534 页。

表 2　唐写本、《群书治要》本及《武经七书》本《六韬》诸篇字数

篇目	唐写本字数	《治要》本字数	《七书》本字数
举贤	（残）	456	193
利人	175	90	—
大失	151	135	—
动应	188	194	—
守国	230	207	—
守土	199	229	—
六守	307	212	264
大礼	100	199	—
明传	144	48	130

注：王继光：《唐写本〈六韬〉残卷校释》，《敦煌学辑刊》1984 年第 11 期，第 51～52 页。

　　由表 2 来看，诸篇字数多寡不一，但是总体来说"所增极少而所删较多"①。由此可看出文字的多寡，带来内容上的差异。

　　这两个方面在逻辑上其实是一致的。今本篇章数目的减少，也就是单位上文本数量和长度的减少，自然带来内容上的减少。排除虽减少篇章但剩余篇章长度加大，带来内容上不减反增的极端情况。特定内容的减少，说明了古书整理者某种特定的导向。不同系统的文本关系又是如何？相比之下，定州汉简《六韬》、银雀山汉简《六韬》与唐写本都有多寡不一的重合内容。从这些重合内容的量上来看，银雀山汉简《六韬》的内容更多一些。当然，这部分的原因在于它出土的内容较多。它们之间如果非要说一个非黑即白的关系，好像也不太容易。但有一点不容置疑，那就是它们反映出的早期古本《六韬》篇章名称的数量，远多于宋代整理以后的本子。

　　总体上来看，就《六韬》与《太公》系列书而言，先秦时《六韬》很可能独自流传，"《六韬》或《太公兵法》和《太公》的关系，当类似《轻重》诸篇之于《管子》，既是独立的著作，又可从属于后者的整

① 王继光：《唐写本〈六韬〉残卷校释》，《敦煌学辑刊》1984 年第 11 期，第 52 页。

体之中"①。但这种情况并非静止不变，由于依托背景和其他《太公》系列书类似，以致在后世的流传中和它们多有交叉。对这种相互影响的深浅程度，内容交叉和演变的情况，限于种种条件，我们不能十分了解。就其自身的流传来看，通过以上不同系统的比较，早期《六韬》作为兵书的特点，似乎并不太突出，因为它讲"阴谋图国"之说较多，记载先秦秦汉时期的数术方技知识多，而讲述具体的用兵原则、作战技术的内容少。从这个角度，可以推测不同时期的创作者依托太公故事，以先秦秦汉的数术方技为背景，整合提炼一定的历史经验和教训，尤其是战争方面的经验，借鉴先秦其他古书，如《逸周书》《管子》《鬼谷子》等书，创作出《六韬》。后世传本作为兵书的特点突出，讲述具体的用兵原则、作战技术多，但反映先秦秦汉时期的数术方技的内容却被删削不少。同时相较于早期的《六韬》，文辞雅训，句式整齐。不同时期的这些文本，在篇章数目、内容的多寡上，呈现出一定的流动性。田天认为："与经典古书被保护并反复阐释不同，非经典古书被人任意增删改动，在传抄过程中呈现出极强的流动性，以致最后与早期版本差异颇大，似乎也是习见之事。《六韬》即是一个相当典型的例子。"② 笔者认可此说。

第四节　余论

把郭店楚简《说之道》放在道家类文献中，是我们向上追溯，努力还原它的位置的一种结果，其中应该注意的是纵横家与道家的关系。马王堆汉墓帛书《九主》属于阴谋类文献，可能是汉人所言《伊尹》中的一篇，况且《九主》本身和道家关系也很密切，其中应注意的是黄老学派与道家的关系。作为《太公》系列书的《六韬》，也进入了道家阴谋类文献的范围。因为《汉志》把《太公》列为道家文献，其中的关键在于应该如何看待兵家与道家的关系，尽管早期的《六韬》侧重于兵家的记载并不太多。从这个角度来看，这种归类为探讨道家与其他诸子的关

---

① 徐勇主编《先秦兵书通解》，第 209 页。
② 田天：《定州汉墓竹简〈六韬〉之初步研究》，第 31 页。

系提供了一种机会。

阴谋类文献为何能进入道家文献，二者的结合点在什么地方？要回答这个问题，应该知道思想的定义为何。史华兹（Benjamin Schwartz）认为"思想史的重点并不仅仅限于一般所谓的'自主过程'的思想领域内。它主要着重在人类对他所处的生活环境和意识反应"，[①] "'意识反应'，它包括所谓'感情态度'、'感动力'、'感觉的倾向'等等。但无论如何，所有这些我们可以说都是人类对他们所处的环境的'意识反应'而已"。[②] 运用西方理论来看中国的传统学术，是不是会影响到传统学术自身的主体性和逻辑性？如果把西方研究中国的理论作为一种参照，或一个问题的本身，这不无道理。比如墨学逻辑，我们把它纳入现代逻辑学范围之内，把它和西方的形式逻辑、数理逻辑进行对比，这固无不可。但是中国古代逻辑自身有其理路，会不会因此受到损害？关于思想史的定义，有很多种，这里史华兹的定义仅为其一。如果仅仅以史华兹这个定义来看先秦诸子思想，他们的学说是对当时世界的一种反应，似乎也无可厚非。先秦诸子为身处其中的世界开出的药方各不相同，儒家是礼、乐、仁、义等，法家是法、术、势等。道家最为驳杂。在笔者看来，作为道之术的"阴谋"，代表一种行事方法和特点的表述，它在取径上和道家看问题的角度、行事的特点一致；然后将这些思想依托于颇有"谋略"的"帝王之师"伊尹、太公等人身上讲述，而先秦古书书名和人名统一，以人类书，就有了阴谋类文献。这些文献是道家对现实世界姿态很低的思考，所以在思想内容上与纵横家、法家、兵家有一定的交叉。

笔者认为纵横家在《汉志》诸子略中位置突兀，姚名达在《中国目录学史》中说道："《诸子略》以思想系统分。"[③] 面对这个结论不能不说纵横家是个例外。在《汉志》中，相比于儒家、墨家、道家、法家而言，纵横家无核心人物、经典、派系弟子，它倒像一种技术之学。《汉志》中纵横家类的小序载："孔子曰：'诵《诗》三百，使于四方不能专对，虽多亦奚以为？'又曰：'使乎！使乎！'言其当权事制宜，受命而

①　许纪霖、宋宏编《史华兹论中国》，北京：新星出版社，2006年，第11页。

②　许纪霖、宋宏编《史华兹论中国》，第5页。

③　姚名达：《中国目录学史》，上海：上海古籍出版社，2002年，第46页。

不受辞。"① 对纵横家的评价为"当权事制宜，受命而不受辞"，这是对做事特点、行事方法的评价。《孟子》卷一三下《尽心上》载："执中无权，犹执一也。"赵岐注："执中和近圣人之道，然不权。圣人之重权，执中而不知权，犹执一介之人，不知时变也。"②《孟子》卷七《离娄上》载："嫂溺，援之以手者，权也。"③《礼记》卷六三《丧服四制》载："有恩、有理、有节、有权，取之人情也。恩者，仁也；理者，义也；节者，礼也；权者，知也。"孔颖达疏："尊卑有定，礼制有恒，以节为限。或有事故，不能备礼，则变而行权，是皆变而从宜，取人情也。……量事权宜，非知不可，故云：'权者，知也。'"④ 综合看来，"权"当是结合所处的时事状况，灵活机动地展开原则的执行活动，这些活动应以适合"宜"（通常在古代被声训为"义"）——现实环境的内在规定性与行事原则的指向性圆融无碍境界的存在为旨归。近代章太炎说："自尔以来，儒家不兼纵横，则不能取富贵，……汉初谒者，称为大儒，而其人皆善纵横之术。"⑤ 章氏提出纵横之术的说法，"术"可见出纵横家行事的技术特点。他还讲道："儒家者流，执中趋利，故未有不兼纵横者。"⑥ 此言纵横之术为儒家趋利求富的工具，纵横之术作为一种生活技术手段，诸子皆可兼擅。因此纵横家出于行人之官，下变游士。在时局混乱、天下纷争的环境下，干说人主，"推销"自己的学说时，方法策略、机会很重要，为了达到自己的目的，临事制权，遇事变通，非常必要。谋、时为他们所看重，也就不难理解了。在这一点上，与道家的行为方式类似，强调守势，以退为进；根据时势，因之、化之，为我所用。而郭店楚简内容不晚于公元前 300 年。《说之道》应受《太公言》影响而产生于公元前 300 年前，处于走向纵横家"经典"文献的路上，因此把它的文献性质定位成道家阴谋类文献。

---

① （汉）班固撰，（唐）颜师古注《汉书》，第 1740 页。
② （汉）赵岐注，（宋）孙奭疏《孟子注疏》，第 2768 页。
③ （汉）赵岐注，（宋）孙奭疏《孟子注疏》，第 2722 页。
④ （汉）郑玄笺，（唐）孔颖达等正义《礼记正义》，第 1694～1695 页。
⑤ 章太炎：《诸子学略说》，《章太炎学术史论集》，北京：中国社会科学出版社，1997年，第 179 页。
⑥ 章太炎：《诸子学略说》，第 178 页。

就法家与道家的关系而言，从历史记载来看，《史记·孟子荀卿列传》载："（慎到、田骈、环渊）皆学黄老道德之术。"①《史记·老子韩非列传》载："申不害之学本于黄老，而主刑名。……韩非喜刑名法术之学，而其归本于黄老。"②吕思勉认为："盖古称兼该万事之原理曰道，道之见于一事一物者曰理，事物之为人所知者曰形，人之所以称之之辞曰名。以言论思想言之，名实相符则是，不相符则非。就事实言之，名实相应则治，不相应则乱。就世人之言论思想，察其名实是否相符，是为名家之学。持是术也，用诸政治，以综核名实，则为法家之学。此名、法二家所由相通也。法因名立，名出于形，形原于理，理一于道，故名法之学，仍不能与道相背也。"③法的本义与范有关，"刑法的运用导致了人们重新塑造（reshape）行为。……它是自上而下强加的强制性样式或模型"④。以刑名为接榫点，一方面刑名是道的具体体现，另一方面与道的运行特点对人世的塑造、启示逻辑相同，刑名对人世也有一定的塑造功能。法家将道家的理论变为实用，所以《韩非子·大体》载："祸福生乎道法而不出乎爱恶。"又云："因道全法。"⑤从这个叙述可以看出法家对道家的自觉依偎。王叔岷认为"黄老之学，易流于阴谋权变。刑名之学，易流于残刻寡恩"⑥。从中也可以看出阴谋类文献与道家的关系。现在把《伊尹·九主》放在道家阴谋类文献，正是从依托的伊尹行为方式以及文意角度，进行的归类。

探讨以《六韬》为代表的兵家与道家的关系，要比讨论纵横家、法家与道家的关系复杂一些。《文韬》《武韬》体现了兵书以哲理谈兵的传统，可以说是用兵思想高度道家化的兵家文献，考察先秦秦汉道家与兵家的关系，此点不能不注意。兵家与道的思想联系，唐王真、宋苏辙、

① （汉）司马迁撰，（南朝宋）裴骃集解，（唐）司马贞索隐，（唐）张守节正义《史记》，第 2347 页。
② （汉）司马迁撰，（南朝宋）裴骃集解，（唐）司马贞索隐，（唐）张守节正义《史记》，第 2146 页。
③ 吕思勉：《先秦学术概论》，第 96～97 页。
④ 〔美〕本杰明·史华兹著，程钢译，刘东校《古代中国的思想世界》，南京：江苏人民出版社，2004 年，第 337 页。
⑤ 陈奇猷校注《韩非子新校注》，第 555 页。
⑥ 王叔岷：《先秦道法思想讲稿》，第 203 页。

清王夫之、近人章太炎，于此均有论述。① 受李泽厚关于中国辩证思维源于军事经验说法的启示，② 何炳棣《中国思想史上一项基本性的翻案——〈老子〉辩证思维源于〈孙子兵法〉的论证》一文认为《孙子兵法》成书在前，《老子》在后；《孙子兵法》提到的一些辩证的术语，为《老子》所损益。《老子》有关军事的内容较为简略，而涉及的思想范畴要比《孙子兵法》广。③ 这是从辩证思维的角度来看两家的继承关系，在笔者看来，兵家与道家的关系还不止于此。

从道家典籍的构成来看，本身就包含讲述兵事的篇章，如《鹖冠子》之《世兵》《兵政》，《淮南子·兵略》，马王堆汉墓帛书《十大经·兵容》诸篇，这说明二者的密切关系。另外从思想上来讲，除了以上所言辩证思维，还有如下内容。

第一，用兵战略思想上，与道的运行特点一致，强调"全战"。《文韬·文师》载："凡人恶死而乐生，好德而归利。能生利者，道也。道之所在，天下归之。"所言的道侧重于从人性的角度解释，在这一点上，与法家有一定的交汇。《文韬·兵道》载："凡兵之道，莫过乎一。……用之在于机，显之在于势，成之在于君。"用"一"即道的特点述说战略的指导思想。《武韬·发启》讲述天道特点影响着战略决策："全胜不斗，大兵无创，与鬼神通。""大智不智，大谋不谋，大勇不勇，大利不利。"④ "故道在不可见，事在不可闻，胜在不可知。"这里提出的"全胜"谋略，继承了《孙子》"上兵伐谋""不战而屈人之兵"的思想。言语叙述模式与《老子》非常相像。《淮南子·兵略》载："故得道之兵，车不发轫，骑不被鞍，鼓不振尘，旗不解卷，甲不离矢，刃不尝

---

① 王真《道德真经论兵要义述·叙表》、苏辙《老子解》卷二、王夫之《宋论·神宗》、章太炎《訄书·儒道》，都有详细论述，此不一一具引。

② "古兵家在战争中所采取的思维方式就不只是单纯经验的归纳和单纯观念的演绎，而是以明确的主体活动和利害为目的……以一种概括性的二分法即抓住矛盾的思维方式来明确、迅速、直截了当地去分别事物、把握整体，以便作出抉择。"（李泽厚：《中国古代思想史论》，北京：三联书店，2008 年，第 80 页。）

③ 何炳棣：《有关〈孙子〉〈老子〉的三篇考证》，台北：中研院近代史研究所，2002 年，第 1~35 页。

④ 《庄子·齐物论》载："夫大道不称，大辩不言，大仁不仁，大廉不嗛，大勇不忮。"〔（清）王先谦撰《庄子集解》，第 21 页。〕《武韬·发启》所言与《庄子》此数句所言，表达方式相似。

血,……大国必朝,小城必下。"① 从道的角度论述"全胜"的特点,与前文《六韬》所言相像。此外,在具体作战思想以及对将领的要求上,也可见出"道"的运行特点。如《管子·兵法》载:"善者之为兵也,使敌若据虚,若搏景。无涉无形焉,无不可以成也。无形无为焉,无不可以化也,此之谓道矣。"② 这是对用兵最高境界的描述,从中很明显地看出以"道"运行特点为标准。

第二,作战方法上,与道家共享着当时数术方技知识。古代战争是密集性、综合性"工程",和数术方技关系密切。《汉志》兵书略含有兵阴阳类文献,"古之阴阳家说,是以四方配四时,而以天地八风、阴阳消息变化解释节令变化。即天为阳,地为阴;春夏为阳,秋冬为阴;东、南为阳,西、北为阴"③。《文韬·守国》载:"故春道生,万物荣;夏道长,万物成;秋道敛,万物盈;冬道藏,万物静。……圣人配之,以为天地经纪。……故发之以其阴,会之以其阳。"古人认为秋冬属阴,"发之以其阴",是说以刑治民;春夏属阳,"会之以其阳",是说以德治民。治理统治民众,要与四时特点相应。《龙韬·兵征》载:"凡攻城围邑,城之气色如死灰,城可屠;城之气出而北,城可克;城之气出而西,城必降;城之气出而南,城不可拔;城之气出而东,城不可攻。"在时空搭配中,春与东、夏与南相配,属阳,所以城不可攻、不可拔;秋与西、冬与北相配,属阴,所以城必降、可克。这是兵阴阳家的云气占候之说。所以葛洪感叹道:"天地之情状,阴阳之吉凶,茫茫乎其亦难详也,吾亦不必谓之有,又亦不敢保其无也。然黄帝、太公皆所信仗,近代达者严君平、司马迁皆所据用。"④《孙子》也有相关记载。⑤ 此外,《淮南子·兵略》载:"明于星辰日月之运,刑德奇赅之数,背乡左右之便,此战之助也。"⑥《六韬·五音》有"吹律审声""师出以律"的记载,这些听音预测之术为当时方术之一。《周礼·春官宗伯·大师》载:"大师,

---

① 刘文典撰《淮南鸿烈集解》,第 494 页。
② 黎翔凤撰,梁运华整理《管子校注》,第 326 页。
③ 李零:《〈孙子〉十三篇综合研究》,北京:中华书局,2006 年,第 422 页。
④ 王明撰《抱朴子内篇校释》,北京:中华书局,1985 年,第 301 页。
⑤ 李零:《〈孙子〉十三篇综合研究》,第 421~423 页。
⑥ 刘文典撰《淮南鸿烈集解》,第 496 页。

执同律以听军声，而诏吉凶。"①《史记·律书》载："王者制事立法，物度轨则，壹禀于六律，六律为万事根本焉，其于兵械尤所重，故云望敌知吉凶，闻声效胜负，百王不易之道也。"② 所说"望敌知吉凶"是指"望气"之术，所言"闻声效胜负"是指"听音"之术。因此这些记载反映兵家对数术方技知识的吸取，将其作为作战的方法、手段来使用。道家文献也有这方面论述，《老子》第五十章载："盖闻善摄生者，陆行不遇兕虎，入军不被甲兵，兕无所投其角，虎无所用其爪，兵无所容其刃。"第五十五章载："含德之厚，比于赤子。蜂虿虺蛇不蛰，猛兽不据，攫鸟不搏。骨弱筋柔而握固。"③ 何炳棣认为"战国中期，这种滥觞于古代巫术、方技，新兴的养生、神仙之术的概念和修炼已经形成雏形的'避兵术'了"④。

因此，作为《太公》系列书之一的《六韬》，就以上这两点而言，"与《管子》相似，《六韬》是以道家黄老思想为主导的兵家著作"⑤。学界对此多有类似声音："太公《六韬》的政治理论是黄老之学的理论，它主张'法法'，亦即以'法'为政治行为的最高指导原则，而'法'的来源就是'天'。书中明引'黄帝曰'，且有多处阐发老子思想的文字，这些迹象显示太公《六韬》书中不但有兵法，而且还有不少西汉初年盛行的'黄老之学'。由《汉书·艺文志》将太公《六韬》笼统归入'太公二百三十七篇'，列在诸子略道家类这一事实，也可以证明上述对太公《六韬》性质的理解是正确的。"⑥ 陈锦松也几乎如此

① （汉）郑玄注，（唐）贾公彦疏《周礼注疏》，第796页。
② （汉）司马迁撰，（南朝宋）裴骃集解，（唐）司马贞索隐，（唐）张守节正义《史记》，第1239页。
③ 高明：《帛书老子校注》，第67～68、89～93页。
④ 何炳棣：《有关〈孙子〉〈老子〉的三篇考证》，第18页。李零：《马王堆汉墓"神祇图"应属避兵图》，《考古》1991年第10期，第940～942页。《墨子·迎敌祠》"记御敌之术，在城内设东、南、西、北四坛，各有灵巫分别以祭牲青、赤、白、黑四色旗与四方神，这是典型的后来道教法师以'避兵术'退敌的滥觞"（刘昭瑞：《墨者行为与道教法术》，《中国史研究》1993年第2期，第130页）。
⑤ 徐勇主编《先秦兵书通解》，第226页。
⑥ 周凤五：《敦煌唐写本太公〈六韬〉残卷研究》，《幼狮杂志》1985年第4期，第54页。

认为。① 他们都着眼于《六韬》背后道家黄老思想，这也是笔者把它归为道家类文献的根本原因，只是考虑到它和《汉志》中《太公》系列书的关系，把它放在阴谋类文献中而已。

---

① 陈锦松：《〈六韬〉是部黄老道家的兵书》，《上海第二工业大学学报》1994 年第 1 期，第 78～85 页。

第二章　道论文献研究

"道论"是先秦道家对万物本原"道"的论述，但放在先秦秦汉整个大背景下，"道论"只是其时一种宇宙论模式而已。道家对宇宙的思考，相比于先秦其他诸子，有显著差异。着眼于以下几个方面：一是解释宇宙的本原；二是结合对宇宙本原的认识，探讨宇宙的演化；三是在认识宇宙本身的过程中，演绎出一定的理据，作为人世统治的理论基础。

对这个问题的探讨，并不是因为近些年出土文献中有这类内容，不容忽视；更是因为体现古人超越自身世界的追问，极有穿透力——我们以历史的眼光看待他们，却发现他们思考的问题也在未来继续下去，变成我们自身经验的一部分，或许他们的思考很幼稚，但是这并不能说明毫无意义；尽管我们凭借现在的知识对他们的问题及答案很不屑，但这并不能证明我们比他们高明。道家的宇宙论也体现了古人对自身的困惑，也是他们尝试救赎有限生命的无助感的表现，在努力确定自我与这个世界的关系中，打上了寻找自由的标记，我们应该肃然起敬于这种超越自身狭隘的努力。再考虑到先秦秦汉时期宇宙论与当时大知识背景的关系，它成为后世思想史研究的共享资源，成为道教、理学反复阐释的一个兴奋点，显示出它超越诸子学派的范围，向其他领域跃迁的能力。因此对宇宙论的探讨，笔者充满了期待，期待在于发现它在古人思想文化结构中处于什么样的位置。

结合传世文献相关内容，本章探究以《太一生水》《恒先》《道原》为代表的道论，讨论它们的文本构成、价值及意义。在传统学术分类中，至少在《汉志》中它们没有单独位置，此处对它们的归类探讨，着眼于传统"道论"思想在这个问题上的延伸，而不像本书前后几章那样，以《汉志》为文献分类的基础。

第一节　《太一生水》研究

《太一生水》是 1994 年郭店楚墓出土的一篇重要文献，它和传世文献的关系，如本书引论所言，属于独立文献，无复依傍，横空出世。对它的释读、内容、学派性质以及成书时间，时贤探讨甚多，几无剩义。这里的探讨，狗尾续貂耳，着眼于文本构成、思想观念两大方面。这两方面内容相辅相成，文本不同结构相应地带来篇幅的多寡、内容的不一，这势必影响对它思想观念的评价。同时，古书形制自身特点使《太一生水》文本构成的争论变得错综复杂。

一　文本构成

本组简共存 14 枚，竹简两端平齐，简长 26.5 厘米，上下两道编线的间距为 10.8 厘米。其形制及书体均与《老子》丙组相同，原来可能与《老子》丙组合编为一册。篇名为整理者据简文拟加。① 篇中有章号，作墨钉"■"形；有句读，作短横形；有重文、合文号，作两横形。以上信息告诉我们，简文现存 284 字，重文 12 字、合文 10 字。该文献无篇号，但这只是就现存竹简提供的信息而言，简 8 下部残缺，李零据此认为，如果现在的两章次序颠倒，也不是没有篇号在后面的可能。② 原书释文包括三个编连组：简 1～8；简 9；简 10～14。从内容上来看，可以分为两大部分：简 1～8 为一部分；简 9、简 10～14 为一部分。简文如下：③

> 大一生水，水反辅大一，是以成天。天反辅大一，是以成地。天地［复相辅］〈1〉也，是以成神明。神明复相辅也，是以成阴阳。阴阳复相辅也，是以成四时。四时〈2〉复［相］辅也，是以成寒热。[1]寒热复相辅也，是以成湿燥。湿燥复相辅也，成岁〈3〉而止。

---

① 荆门市博物馆编《郭店楚墓竹简》，第 125 页。
② 李零：《郭店楚简校读记》（增订本），第 41 页。
③ 所录简文，本李零所释。详参李零《郭店楚简校读记》（增订本），第 41～42 页。

故岁者，湿燥之所生也。湿燥者，寒热之所生也。寒热者，［四时之所生也］。四时〈4〉者，阴阳之所生［也］。阴阳者，神明之所生也。神明者，天地之所生也。天地〈5〉者，大一之所生也。

是故大一藏于水，行于时，周而又［始，以己为］〈6〉万物母；一缺一盈，以己为万物经。此天之所不能杀，地之所〈7〉不能埋，阴阳之所不能成。君子知此之谓［□，不知者谓□。■］〈8〉

天道贵弱，削成者以益生者，伐于强，责于［□；□于弱，□于□］。〈9〉下，土也，而谓之地。上，气也，而谓之天。道亦其字也，青昏其名。[2] 以〈10〉道从事者必托其名，故事成而身长。圣人之从事也，亦托其〈11〉名，故功成而身不伤。天地名字并立，故讹其方，不思相［当：天不足］〈12〉于西北，其下高以强。地不足于东南，其上［□以□。不足于上］〈13〉者，有余于下。不足于下者，有余于上。■〈14〉

[校注]

〔1〕"是以成寒热"之寒字，争论不少。原作仓，整理小组认为读作沧，并引《说文》"寒也"、《周书·周祝》"天地之间有沧热"。① 此说可从。李零认为，此字与楚文字中的"寒"字相像，也有可能是积非成是的"寒"。②

〔2〕"青昏其名"之"青昏"二字含义，争议很大，夏德安（Donald Harper）指出"青昏"应即天地的名，马王堆帛书《却谷食气》讲述天地六气有"清昏"，或即这里的"青昏"。这点也为李零所认可。③ 裘锡圭不认可这个观点，认为"青昏"是天地本名，在古书中没有根据。④ 或可读为"请问"，但下文没有给出答案；或仍作"青昏"二字，不破读，但通篇没有其他信息描述天地的形象。笔者存疑。

此篇文献文本构成问题，争议之处，主要集中在以下几个地方：它与《老子》的关系如何？《太一生水》文本自身的构成如何？我们的讨论也围绕这两个方面展开。

---

① 荆门市博物馆编《郭店楚墓竹简》，第 126 页。

② 李零：《郭店楚简校读记》（增订本），第 264 页。

③ 李零：《郭店楚简校读记》（增订本），第 266 页。

④ 裘锡圭：《〈太一生水〉"名字"章解释——兼论〈太一生水〉的分章问题》，安徽大学古文字研究室编《古文字研究》第 22 辑，第 222 页。

就它与《老子》的关系而言，由于它的形制及书体与《老子》丙组相同，第一种看法据此认为它应该与同墓出土的《老子》丙组同篇，皆为《老子》书的一部分。[①] 这就意味着，《太一生水》不是独立的一篇文献。第二种看法是，简本《老子》甲组为经，乙组、丙组和《太一生水》为传，[②] 或者认为《太一生水》是《老子》的传。[③] 第三种看法是，《老子》丙组与《太一生水》是各自的两篇文献，持这种看法的人占绝大多数。

第一种看法把《老子》丙组和《太一生水》看作同篇，笔者不认同这种看法，从《老子》文本自身的流传来看，没有相关的直接文本表明《太一生水》与《老子》有关系。就《太一生水》文本自身的叙述来看，"水"在《太一生水》的宇宙演化论述中，是物质形象；而在《老子》那里，则是以描述性的术语（如水、婴儿、玄牝等）类比"道"。在《太一生水》中，"太一"在宇宙演化中，是最高范畴，其他范畴皆从此出；在《老子》那里，"道"则是最高范畴。因此，两种文本叙述内容差别极大，不为同一文本，显而易见。

第二种看法认为简本《老子》甲组为经，乙组、丙组和《太一生水》为传。或者认为《太一生水》是《老子》的传。其说亦可商。首先，《老子》甲、乙、丙三组，在后世《老子》诸本中，皆可见到。三组皆属于《老子》文本，不存在谁隶属于谁，谁说明谁的问题。即便存在经、传关系，经、传单行，但是经、传之间的大意并不统一。笔者认为不同文本之间所谓的"经传"关系亦不可信。

以文意上的区别为判断标准，不以外在形制上的差别作为判断标准，

① 持此看法的有崔仁义、李学勤、邢文。见崔仁义《荆门郭店竹书〈老子〉研究》，北京：科学出版社，1998年，第36~39页；李学勤《荆门郭店楚简所见关尹遗说》，《中国哲学》第20辑，沈阳：辽宁教育出版社，1999年，第160~164页；李学勤《论郭店简〈老子〉非〈老子〉本貌》，《中国古代文明研究》，上海：华东师范大学出版社，2005年，第235页；邢文《论郭店〈老子〉与今本〈老子〉不属一系——楚简〈太一生水〉及其意义》，《中国哲学》第20辑，第165~186页，此文又见于邢文编译《郭店老子与太一生水》，北京：学苑出版社，2005年，第231~248页。
② 周凤五：《郭店竹简的形式特征及其分类意义》，《郭店楚简国际学术研讨会论文集》，第54~55页。
③ 陈伟：《〈太一生水〉校读并论与〈老子〉的关系》，安徽大学古文字研究室编《古文字研究》第22辑，第230页。

笔者认同第三种看法。《老子》是《老子》，《太一生水》是《太一生水》，二者文本之间没有直接的交叉关系。尽管书写《太一生水》与《老子》丙组的竹简有形制上的相同，但这并不足以说明二者文本上的联系。

　　就《太一生水》文本的自身构成而言，包括两个方面：一是内容章节安排，也就是简序问题；二是内容章节之间的关系。《太一生水》共有14枚简，其中简1、6、8、9、12、13、14，下部有程度不一的残缺。简8与简9，释文不能确定具体的缺文字数。简9与简10的首字正好是一句话的开头，简14末有墨钉，这是一章的结束。所以在简文的编连上，可以造成三种可能。第一，简1~8是一章，简9~14是一章。第二，崔仁义、刘信芳和陈伟等学者把简9插入简12和简13之间，不分章。① 第三，简1~8为一章，叫"太一生水"章；简10~13章是一章，叫"名字"章；简9、14章为一章，叫"天道贵弱"章。这是裘锡圭的理解。② 在笔者看来，今人对《太一生水》简序的排列或章名的称呼，只是逼近真实的努力，这种努力在多大程度上和古人的认识一致，判断标准是什么，仁者见仁，智者见智。我们应该从篇章大意入手，《老子》和《太一生水》不是同一篇的文本，但为什么抄在了一起，这是一个有意思的问题。笔者感觉，《太一生水》的语体特点和《老子》相似，内部章节并不是板上钉钉，此章节和彼章节一定要在一起。《老子》内部章节安排也是如此，从抄写来看，郭店《老子》似乎并未分道经、德经。那个时代应有《老子》分章的做法，从简上墨钉的作用可看出此点。但章节顺序安排，似乎很松散，当时的人对此并不以为然，似乎有自己的理解，或许这也可解释为什么《老子》抄为三组。《太一生水》也是如此，有分章节的做法，但章序安排的观念并不强烈。今天的各种分类，由于理解上的差异，并无不可，但相对于古人而言的绝对真实只

① 崔仁义：《荆门郭店楚简〈老子〉研究》，北京：科学出版社，1998年，第36~37页。刘信芳：《荆门郭店竹简老子解诂》，附录一《太一生水》，台北：艺文印书馆，1999年，第75~76页。陈伟：《〈太一生水〉考释》，《古文字与古文献》试刊号，台北：楚文化研究会，1999年，第65~72页。陈伟：《〈太一生水〉校读并论与〈老子〉的关系》，安徽大学古文字研究室编《古文字研究》第22辑，第227~331页。
② 裘锡圭：《〈太一生水〉"名字"章解释——兼论〈太一生水〉的分章问题》，安徽大学古文字研究室编《古文字研究》第22辑，第219~226页。

是一种可能，非要分出非彼即此、非黑即白的结果来，大可不必。比如裘锡圭所谓的"天道贵弱"章和"名字"章的分类，其实两章内容主题相同，但和之前的部分有很大区别。李零认为它们共同的主题是"损有余而补不足"，笔者也是如此认为，不必把它们分开。

总之，《太一生水》和《老子》有区别，不是同一文本。从它的实际存在情况来看，完全确定一个众人认可的文本也不太可能，在考虑到竹简实际编连位置的前提下，以及《太一生水》语体特点，简序的安排应以思想内容的相同或相近为着眼点，对章节顺序似乎不必求之太深。

二　思想探讨

学界对《太一生水》思想的研究，可谓丰富多彩。主要从以下几个方面展开：一是探讨其使用的概念术语；二是研究它涉及的宇宙演化；三是考察其思想性质，有的学者从当时的知识背景出发，认为它是数术家文献，也有学者从道家文献内部进行探讨，认为它是道家文献。

（一）《太一生水》中的概念术语

学者们主要集中在"太一""神明"的阐释上。"太一"的问题，前辈时贤对这个问题的阐释已很充分。在前人研究"太一"的文章中，钱宝琮《太一考》是最具综合性、代表性的文章。[1] 在该文中，钱氏讨论了作为星象的"太一"，以及作为哲学本体概念和宗教崇拜对象的"太一"。但此文受顾颉刚影响很大，对古书年代做了许多错误的估计。李零《"太一"崇拜考古研究》一文借助考古发现的材料，[2] 讨论了先秦时代"太一"具备星、神和终极物三重含义，且它们之间是"同出而异名"，"太一"的这些名称在战国时代是一种共时的现象，在发生原理上属于互换互释的现象。笔者在这里略微论述"太一"在天文学、宗教学与哲学中的地位。

---

[1] 钱宝琮：《太一考》，中国科学院自然科学史研究所编《钱宝琮科学史论文选集》，北京：科学出版社，1983 年，第 207～234 页。后来顾颉刚、杨向奎发表《三皇考》，涉及同一问题，内容更详。详参顾颉刚、杨向奎《三皇考》，《古史辨》第 7 册（中编），上海：上海古籍出版社，1982 年，第 20～282 页。

[2] 李零：《"太一"崇拜的考古研究》，见氏著《中国方术续考》，北京：中华书局，2006 年，第 158～181 页。

　　"太一"见于古文字资料，望山楚简、包山楚简及天星观楚简作"太"，马王堆《避兵图》作"大一"。这是因为古文字中，大、太与天，往往不分，所以数者皆可通。另外，古文献中也有"泰一"。李零认为"太"作"泰"，可能是秦系文字的写法，如泰山刻石和碣石刻石都有"泰"字（原石，前者残，后者佚，但翻刻的传拓本有之，《史记·秦始皇本纪》的录文亦有之）。汉代的"泰"字可能来源于秦文字，如汉泰官鼎①的"泰"字即同于秦刻石。②"一"为万数之源，在古文献的描述中，它有本体作用的概念，论时间，它是起点或开端；论空间，它是中心或枢轴；论数字，它是搁在一边的余数，也是奇偶转换的加数。③

　　今天来看"太一"在天文学上的意义，其实等于说是对古人在当时知识背景下，确定自我与世界位置的一种审视。如钱宝琮所言，"太一"应即北极五星中的北极或帝星。只是还应注意北斗在描述这个过程中的重要意义，冯时认为极星是画定璇玑的标准星，同时又是上古时代的授时主星。④ 因为在中国天文学史上，北斗中的天枢始终由极星独享，并且是天神太一的常居之地，从而使北斗理所当然地成为天空中最重要的星神——天神太一。又由于北斗在古代天文学史上的重要意义，它又成为具有一定神格的宗教崇拜对象。如战国中晚期的"兵避太岁"戈、包山楚简中的占卜类简文中的形象即是如此。⑤ 在确定"太一"在宇宙时空中的意义认知过程中，古人透露出的想象和推理，在一定程度上成为政治社会领域内君王统治的合法性依据。于是，在汉代文献中，我们可以看到它又成为国家祭祀制度中的一个重要对象。

　　明确提到"太一"的传世文献，最早可以追溯至战国晚期文献，如

---

① 参见孙慰祖、许谷甫《秦汉金文汇编》，上海：上海书店出版社，1997 年，第 66 页：80。
② 李零：《郭店楚简校读记》（增订本），第 279 页。
③ 李零：《从占卜方法的数字化看阴阳五行说的起源》，见氏著《中国方术续考》，第 67 页。"零"不是万数的起源，旧说"零"是从印度传入，但饶宗颐《说"零"》则以为中国固有。（饶宗颐：《说"零"》，《饶宗颐史学论著选》，上海：上海古籍出版社，1993 年，第 324～328 页。）
④ 冯时：《中国天文考古学》，北京：中国社会科学出版社，2007 年，第 131 页。
⑤ 除了以上材料，李零《"太一"崇拜的考古研究》一文还提到马王堆《避兵图》、汉甘泉宫遗址、曹氏墓解谪瓶上的朱符、唐敦煌星图等材料，这些涉及"太一"的材料，时间跨越了战国中晚期、两汉、唐代，对我们重新检验以往的研究无疑很重要。（李零：《中国方术续考》，第 167～175 页。）

《庄子·天下》、《荀子·礼论》、《吕氏春秋·大乐》、《鹖冠子·泰鸿》和《鹖冠子·泰录》等篇。"太一"在古代哲学本体概念范畴中出现，扮演的似乎是宇宙万物的始点形象。就它的这一形象与作为星、神的形象相比而言，笔者感觉"太一"作为星象的特点，是古人对它的最初认识，它在星空中的崇高位置，使其成为具有神格的崇拜对象。当然，这一过程的实现，也与中国先民思想文化结构中对天地的理解有关。古人在进行形而上的思考，探讨万物来源时，很容易联想到"太一"的这些特点，把它作为衍生万物的始点对象考虑，这样就和"道""太极"的形象有一定的关联。因此，"太一"的宗教学和哲学上的意义，可能是由它的星象特点发展而来。

关于《太一生水》中的其他术语，如"神明"，时贤对此探讨的文章不少，这里笔者从略。① 笔者认为从天地、阴阳对列而言，将神明分开解释为"神""明"二物为妥。

（二）《太一生水》的宇宙演化特点

对宇宙演化的叙述，往往是先秦秦汉时代的宇宙论内容之一。《太一生水》于此也不例外，对宇宙演化的论述非常有特色。时贤注意到这个问题的也不少，李零认为《太一生水》的宇宙生成模式，是古书所言"一星在后，三星在前"的"太一锋"的另一种展示。它和宋代的周敦颐图解《系辞》宇宙论的"太极图"比较相像。② 邢文不同意他的看法，对这个图提出新的看法。③ 陈松长则把"太一生水"理解成"太一生于水"，并在此基础上提出新的宇宙生成模式。④

与其他宇宙论模式相比，《太一生水》有几点值得注意。演化的始

---

① 李零认为"神明"指代阴阳之神或日月之神。[李零：《郭店楚简校读记》（增订本），第 46～49 页。] 熊铁基《对"神明"的历史考察——兼论〈太一生水〉的道家性质》一文对"神明"也有详论。（熊铁基：《对"神明"的历史考察——兼论〈太一生水〉的道家性质》，《郭店楚简国际学术研讨会论文集》，第 531～537 页。）邢文《〈太一生水〉与郭店〈老子〉》一文认可韩禄伯教授的观点，"神明"应当与天地、阴阳、四时等一样，是意义相对、相反的概念。（邢文：《〈太一生水〉与郭店〈老子〉》，邢文编译《郭店老子与太一生水》，第 233 页。）
② 李零：《郭店楚简校读记》（增订本），第 269～274 页。
③ 邢文编译《郭店老子与太一生水》，第 233 页。
④ 陈松长：《〈太一生水〉考论》，《郭店楚简国际学术研讨会论文集》，第 542～546 页。

点是什么？这个要注意。《太一生水》明确说道，"太一生水"，但后文也说"太一藏于水"，即水是太一所藏之处。其他文献也提到此点，《子华子》载："栖三阳之正气于水，枢其专精之名曰太一。"① 这里水是气的藏身之处，其"精"之名为太一，也是太一藏于水之义。北宋末年刘温舒《素问运气入式论奥》之《论生成数第十》载："由是论之，则数以阴阳而配者也，若考其深义，则水生于一。天地未分，万物未成之初，莫不先见于水。故《灵枢经》曰：'太一者，水之尊号。先天地之母，后万物之源。'以今验之，草木子实未就，人虫胎卵胎胚皆水也，岂不以水为一？及其水之聚而形质化，莫不备阴阳之气在中而后成。"② 刘温舒认为天地之初，水是万物之源，它生于一，并引《灵枢经》佐证自己的这个见解。今本《灵枢经》无此文，细究起来，《灵枢经》认为"太一"是水的尊号，也就是说太一等同于水，它是天地之母、万物之源。"一"是"太一"的话，刘氏之意与之不完全一样。由此可见，把"太一生水"理解成"太一生于水"并不确切，先秦典籍《灵枢经》也有太一是万物之源的说法，水生于它，不是它生于水。因此，万物的始点是太一，不容置疑。

其他宇宙论演化模式，无论是虚无创生说、神创说，还是气本原说，它们都是单一之物的生成，线性递进演化模式。即便是《系辞》中谈到宇宙论时所说"易有太极，是生两仪，两仪生四象，四象生八卦"③，每一结果的生成，都是上一结果的倍数，但也只是线性的递进模式。但《太一生水》不是单纯的线性递进模式，是成对之物的生成，并且是双轨式的。水反辅太一，成天；天反辅太一，成地。天地复相辅，接下来所成之物，两两相对，相辅又成次一级之物，这一点和其他宇宙生成演化模式相比，有很大差异。

就它这个演化模式而言，笔者并不认为它是简单地演绎《老子》第四十二章所言，即"道生一，一生二，二生三，三生万物。万物负阴而

---

① 《子华子》，明正统《道藏》本。关于《子华子》一书的讨论，见后文。

② （北宋）刘温舒撰《素问入式运气论奥》，日本后光明天皇庆安二年（1649）吉野屋权兵卫刊本，现藏日本早稻田大学图书馆。

③ （魏）王弼等注，（唐）孔颖达等正义《周易正义》，第82页。

抱阳，冲气以为和"。①《太一生水》只是演化到"岁"为止，没有涉及万物的生成；使用的术语，也和《老子》差别很大。上一级所成之物，两两相对，概念相反，二者相辅，得以生下一级之物，这个特点不为《老子》所言。因此，和《老子》相比，有一定的差别。

（三）《太一生水》思想性质的定位

《太一生水》思想性质有道家说和数术阴阳说。李零认为它是一篇道论，与《老子》属同一类型的作品；它的宇宙论描述，以古代数术思想为基础，但又不是技术层面的东西。② 丁四新认为前 8 枚简构成的《太一生水》，其学派性质与道家、数术家、阴阳家相近，是楚阴阳家的著作。③ 其他也有从数术角度对《太一生水》进行探讨的文章。④ 笔者这里的探讨，只能舍此求彼。考虑到《太一生水》虽说不是以水为万物始点的宇宙论，但还是有必要梳理一下以水为本原的宇宙论模式，以期知晓《太一生水》在这种模式中的地位。至于《太一生水》与其他种类宇宙论模式的比较，容后文详细论述。

先秦时代对宇宙万物本原的思考，有借助水这一具体的物质进行阐释的模式，但在中国古代宇宙论模式中，这一模式不占主流地位，并且在后世的申说中，水并不都是处于最高极点的位置。

这一观点最早明确见于《管子·水地》："水者，何也？万物之本原

---

① 高明：《帛书老子校注》，第 29 页。严遵《道德真经指归》卷八注《老子》第四十二章载："故诸有形之徒皆属于物类，物有所宗，类有所祖。天地，物之大者，人次之矣。夫天人之生也，形因于气，气因于和，和因于神明，神明因于道德，道德因于自然，万物以存。"[（汉）严遵撰《老子指归》，王德友点校，北京：中华书局，1998年，第17页。]在严遵看来，宇宙生成模式为道→神明→太和→（气）→天地→万物，在术语使用和演化模式上，与《太一生水》的不一样。

② 李零：《郭店楚简校读记》（增订本），第 54 页。

③ 丁四新：《楚简〈太一生水〉研究——兼对当前〈太一生水〉研究的总体批评》，丁四新主编《楚地出土简帛文献思想研究》（一），武汉：湖北教育出版社，2002 年，第 244～245 页。

④ 李学勤：《太一生水的数术解释》，陈鼓应主编《道家文化研究》第 17 辑，北京：三联书店，1999 年，第 297～300 页。张思齐：《太一生水与道教玄武神格》，《郭店楚简国际学术研讨会论文集》，第 547～555 页。冯时：《〈"太一生水"〉思想的数术基础》，艾兰、邢文编《新出楚帛研究》，第 251～253 页。李零：《郭店楚简校读记》（增订本），第 280～288 页。

也，诸生之宗室也。"① 此数句话，在《太一生水》的映衬下，被时人艳
称之至。但实际上，《管子》并没有非常系统的以水为本原的宇宙论，
自然也就没有演化模型的具体叙述。关于以水为本原，或者以水为演化
过程中某个环节的宇宙论，倒可以在《管子》之外的古书中见到。

如《子华子》上卷《阳城胥渠问》载："夫混茫之中，是名太初，
实生三气。上气曰始，中气曰元，下气曰玄。玄资于元，元资于始，始
资于初。太真剖割，通三而为一，离之而为两，各有精专，是名阴阳。
两两而三之，数登于九而究矣。是以栖三阴之正气于风轮，其专精之名
曰太玄。栖三阳之正气于水枢，其专精之名曰太一。太一，正阳也。太
玄，正阴也。阳之正气，其名赤。阴之正气，其色黑。水，阳也，而其
伏为阴。风，阴也，而其发为阳。上赤下黑，左青右白。黄潜于中宫而
五运流转，故有轮枢之象焉。水涵太一之中精，故能润泽百物，而行乎
地中。风涵太玄之中精，故能动化百物，而行乎天上。上赤之象，其宫
成离。下黑之象，其宫成坎。"② 这是一个较为完整的宇宙论模式，但数
术色彩很浓，其中谈到了八卦在九宫中的分布问题、五位与五行的配置
问题。③ 宇宙最初的原点是"太初"，太初生三气，三气合为一。一气又
可分为二气，也就是阴气和阳气。阴气分为三，阳气分为三，和原来太
初生出的上中下三气，合为九气。值得注意的是下面的叙述，"栖三阳之
正气于水轮，其专精之名曰太一"，也就是《太一生水》中"太一藏于
水"的叙述。水为阳，风为阴，但各自以相反的面目出现，这为阴阳二

---

① 黎翔凤撰，梁运华整理《管子校注》，第 831 页。
② 《子华子》，明正统《道藏》本。此段话中，"其名赤"之"名"，当为"色"字之误。
《子华子》真伪，争论很多，一种观点是伪书，持这种观点的有宋朱熹、晁公武、陈振
孙，明宋濂、王士祯、焦竑、胡应麟，清谭献，近现代张心澂。一种观点认为是真书，
持这种看法的有清黄宗羲、胡渭。刘建国《先秦伪书辨正》一书力证《子华子》非伪
书，详参之。(刘建国：《先秦伪书辨正》，第 265～275 页。) 钱穆认为子华子生活年代
与韩昭侯魏季梁王同时，较杨朱季梁稍后，较惠施庄周稍前。这样看来，他大约在前 380
年至前 320 年在世。(钱穆：《先秦诸子系年》，第 314～315 页。) 晁福林认为，子华子
的生卒年当分别为前 400 年和前 320 年，他是老、庄之间的道家派别中的人。(晁福
林：《子华子考析》，《史学月刊》2002 年第 1 期，第 30 页。) 综合以上认识，我们认
为战国中期甚至偏晚的时候《子华子》成书可能性大。
③ 李学勤认为五行说的时代不能早过春秋。(李学勤：《从学术方面评杨荣国著〈中国古
代思想史〉》，《李学勤早期文集》，第 22 页。) 这为前述《子华子》的断代提供了
佐证。

气的消长与五行的配合奠定了基础，也就是下文所言的"轮枢之象"。与《太一生水》相比，《子华子》中的"太一"没有《太一生水》中的"太一"位置高，不是处于宇宙原点的位置。但《子华子》中"黄潜于中宫而五运流转，故有轮枢之象焉"的叙述，和后世所言"太一行九宫"的论述有一定的关系。个人认为，《太一生水》的成书可能与《子华子》差不多同时，或稍前。它的叙述思路、术语的运用，对《子华子》有一定的影响，所以《子华子》有"太一生水"的说法。就它与数术的关系来看，它没有《子华子》与《易纬乾凿度》厚重的数术之学的影子。

后世，以水为本原的宇宙论多有变形。汉代纬书《春秋纬元命苞》载："水者，天地之包幕，五行之始焉，万物之所由生，元气之津液也。"① 水包括天地，五行和万物由此而生，但水是元气的"津液"，所以水在这个系列中是次一级的范畴。《史记·天官书》索隐引《春秋文耀钩》的记载："中宫大帝，其精北极星。含元出气，流精生一也。"② 精为精水，元气的津液，但生成的主体是北极星，与前稍异。魏晋杨泉《物理论》载："所以立天地者，水也。夫水，地之本也，吐元气，发日月，经星辰，皆由水而兴。"③ 水是立天成地的根本，它可以吐元气，发日月，经星辰，和《春秋纬元命苞》中水的形象不一样，比元气高一等，在宇宙演化的序列中，是最高上位的范畴。其时佛教典籍也出现了类似说法，北魏菩提流支译佛经《提婆菩萨释楞伽经中外道小乘涅槃论》载："本无日月星辰、虚空及地，唯有大水。时大安荼（引者按："安荼"即梵语 Anda，音译，义为鸡卵）生如鸡子，周匝金色，时熟破为二段，一段在上作天，一段在下作地，彼二中间生梵天，名一切众生祖公，作一切有命无命物。"④ 谈到水为万物的本原，水中生出似鸡卵的东西，后来卵破为二，上为天，下为地，中生万物。这是较为完整的以

① 《春秋纬元命苞》卷下，上海古籍出版社编《纬书集成》，上海：上海古籍出版社，1994年，第1334页。
② （汉）司马迁撰，（南朝宋）裴骃集解，（唐）司马贞索隐，（唐）张守节正义《史记》，第1289页。
③ （宋）李昉等编《太平御览》，第10页。
④ 〔日〕高楠顺次郎、渡边海旭主编《大正新修大藏》卷三二，东京：大正一切经刊行会，1925年，第158页。

水为本原的宇宙论。

宋代伴随理学的兴盛，对宇宙本原的思考也掀起了高潮。宋人对以水为本原的宇宙模式的阐述之盛，关注者之多，宋之前后时代不能相比。除了前述刘温舒《素问运气入式论奥》一书所载内容，朱熹认为："天地始初，混沌未分时，想只有水火二者。水之滓脚便成地。今登高而望，群山皆为波浪之状，便是水泛如此。只不知因甚么时凝了。初间极软，后来方凝得硬。……水之极浊便成地，火之极清便成风霆雷电日星之属。"① 这里提到天地创生之前，水火是大地风霆雷电的根源，把水火并提，而不是单提一种。王柏（字会之，1197—1274）《天地万物造化论》载："天地初分，只有水火，水便是地，火便是日、星也。土之所附，其气融结，则峙而为山；水之所趋，其势蓄泄，则流而为川。"② 认为水与火是地与日月星辰的组成材料，然后土成山，水成川，基本上附和前文朱熹所言，只是在朱熹那里水也可成地。这个说法也被其他宋人所发展。南宋末年姚勉（字述之、成一，号蕣卿、飞卿，1216—1262）《送葛山人说》曰："太极剖开，阴降阳升，其初也，天地间皆水也，得风而凝，柔者始坚，故今之山皆波涛汹涌之状，而山之巅，凿之即有水，山盖清气之中有渣滓者，故凝，水则纯乎者，故流也。"③ 只承认天地之初，它们之间只存在水，而且引进了风的作用，其他论述和朱熹差别不大。

明代以水为本原的宇宙论也不少见，但是"明代学者在论及宇宙本原与演化时，多突出水与火的关键作用，还有金木水火土五行组构天地的思想。这些特点较南宋末年还要突出"④。如叶子奇（字世杰，约1327—1390）《草木子·管窥》载："天，始惟一气尔，庄子所谓溟涬是也。计其所先，莫先于水。水中滓浊，历岁既久，积而成土，水土震荡，渐加凝聚，水落土出，遂成山川，故山形有波浪之势焉。于是土之刚者成石，而金生焉；土之柔者生木，而火生焉。五行既具，乃生万物，万物生化，而变化无穷焉。"⑤ 天始为气，水为气之先，土起始于水，这个

① （宋）黎靖德编，王星贤点校《朱子语类》，北京：中华书局，1986年，第7页。
② （宋）王柏：《天地万象造化论》，《格致丛书》本，明万历虎林胡氏刻本。
③ （宋）姚勉：《雪坡舍人集》卷四〇，《全宋文》第352册，上海：上海辞书出版社、合肥：安徽教育出版社，2006年，第67页。
④ 陈美东：《中国古代天文学思想》，北京：中国科学技术出版社，2007年，第79页。
⑤ （明）叶子奇：《草木子》，北京：中华书局，1959年，第1页。

说法受宋代朱熹的影响很大。但叶子奇言及五行相生的问题，由此论述万物相生，从中明显可以看出水为万物本原的思想。其他明人对这个问题也多有论及，此不一一论述。①

以上以水为本原的宇宙论中，水的形象并不统一。一是作为物质的形象而存在，一是以其柔弱的形象作为描述术语被运用。以水为本原的宇宙论中，以前者的形象为主，但往往解释到天地星辰山川土地为止，解释日月四时则不足。"它试图把复杂的自然界统一于水这种单一的物质之中，是关于世界的统一性思想的体现，但对于世界的多样性的解释往往遇到难以克服的困难。"② 后者柔弱的形象特点，在《老子》中可以见到，其他如《淮南子·原道》载："夫无形者，物之大祖也；无音者，声之大宗也。其子为光，其孙为水，皆生于无形乎！夫光可见而不可握，水可循而不可毁，故有像之类，莫尊于水。"③ 从这个生成模式来看，郭店竹简《太一生水》在先秦秦汉时代并不是独一无二的例子，至少《淮南子》这段话与之可以相应。但是在笔者看来，这还不是某种完整具体的宇宙论表述，无形为万物之祖，光可见而无形，水可见而有形，无形→光→水，这中间存在一种自然的递进，光、水的形象只是各自阶段的特征描述而已。但是"水"在《太一生水》中是具体的物质形象，并且以"水"为关节，天地皆由此而生成。接下所成之物，两两相辅，得以成次一级之物。

与后世以水为本原的宇宙论相比，《太一生水》中的"水"没有在任何演化阶段中出现特征性的变化，在这一点上，它和气不一样。《太一生水》中，"水"也不像后世论述的那样，似乎并没有与五行有紧密的联系。引入的概念术语"湿燥""寒热"，描述性很强，分析性较弱；并且只到"岁"的形成而止，没有旁及万物的形成。就它的思想性质来看，除了"太一藏于水，行于时"，已有时贤以数术知识对其观照，还

---

① 如明庄元臣（字忠甫，号方壶子，1560—1609）《叔苴子·内篇》，陆深（字子渊，号俨山，1477—1544）的《玉堂漫笔》对此均有论述，详参之。分别见（明）庄元臣《叔苴子》，《丛书集成初编》（补印本）第0609册，上海：商务印书馆，1959年，第9~10页；（明）陆深《玉堂漫笔》，《丛书集成初编》第2905册，上海：商务印书馆，1936年，第2页。

② 陈美东：《中国古代天文学思想》，第41页。

③ 刘文典撰《淮南鸿烈集解》，第28~29页。

有"天倾西北"云云，时贤多用《淮南子·天文》所载共工触不周山的故事为证，[①] 但这个特点也有数术背景，它"只能理解为天极的位置不在天之中央，而向西北倾倚。显然，对天极的认识是这种古老天文观得以建立的基本前提"[②]。这段话不是讲地理形势，而是借此讲天之道的特点，在这一点上，与《老子》第七十七章所言很相似。[③]

　　总之，《太一生水》为先秦宇宙论之一，应毫无疑义。以数术知识为其背景，但又超越了简单的数术知识层面，将其作为阐发自己学说的源泉。与《老子》相比，[④] 它显得"稚嫩"，它与数术知识走得比《老子》近，《老子》概括性比它强。如果非要考虑它与《老子》成书的先后，笔者感觉，从和数术知识结合的紧密程度来看，《太一生水》固然一方面反映了战国中期古人天象之学，但另一方面又欲超越这个层面，把它纳入形而上的论说层次；而《老子》陈说背景里数术知识的影子很淡，自身系统性不需要强烈色彩的数术知识的介入；再结合它采用的术语和概念，《太一生水》似受《老子》一定的影响，但在陈说中又接受数术之学，形成自己的学说。这也为解读《老子》提供了一种思路。

第二节　《恒先》研究

　　《恒先》一文见于《上海博物馆藏战国楚竹书》第 3 册，全篇共 13 枚简，第 5 简、第 13 简下端略残，其他简没有缺失文字。竹简长度约 39.4 厘米，有三道编绳，共 510 字，重文 13，有墨钉符号。第 3 简背面有篇题"恒先"。

　　这里的写作仍然从两方面着手，即从它的文本物理构成样态及思想角度，研究它在道家宇宙论中的价值和意义。

---

① 天倾西北，地不足于东南的说法，也见于屈原《天问》、《列子·汤问》、《淮南子·原道》、王充《论衡·谈天》、司马贞《补三皇本纪》。

② 冯时：《中国天文考古学》，第 127 页。从这点来看，它与"是故太一藏于水，行于时"一样，有内在的数术知识背景，不能简单地将《太一生水》这三段话割裂开来，视为三种不同的文本。

③ 李零：《郭店楚简校读记》（增订本），第 276 页。

④ 对《老子》与《太一生水》的关系，李学勤已有专文论述。详参李学勤《荆门郭店楚简所见关尹遗说》，《中国文物报》1998 年 4 月 8 日，第 3 版。

一 释读及编连

《恒先》文本整理者为我们提供了精当的释文，但还有些值得商榷的问题。在现有的讨论基础之上，笔者对《恒先》一文的断句，做出自己的判断，同时也对其编连做出自己的理解，以期为接下的讨论提供一个清晰的框架。为了更好地理解文意，对文章进行了分章。

恒先 〈3 背〉[1]

恒先无有，[2] 质、静、虚。[3] 质，大质；静，大静；虚，大虚。自厌不自忍，或作。有或焉有气，[4] 有气焉有有，有有焉有始，有始焉有往者。[5] 未有天地，未〈1〉有作行出生，虚静为一，若寂梦梦静同，而未或明，未或滋生。气是自生，恒莫生气。气是自生自作。恒气之〈2〉生，不独有与也。或，恒焉，生或者同焉。

昏昏不宁，求其所生。翼生翼，畏生畏，悼生悲，悲生悼，[6] 哀生哀，求欲自复，复〈3〉生之生行，浊气生地，清气生天。[7] 气信神哉！云云相生。信盈天地，同出而异性，因生其所欲。察察天地，纷纷而〈4〉复其所欲。明明天行，唯复以不废。知既而荒思不殄。[8]

有出于或，性出于有，音出于性，言出于音，名出于〈5〉言，事出于名。[9] 或非或，无谓或；有非有，无谓有；性非性，无谓性；音非音，无谓音；言非言，无谓言；名非〈6〉名，无谓名；事非事，无谓事。祥义、利巧、采物出于作，[10] 作作焉有事，[11] 不作无事，举天之事，[12] 自作为事，庸以不可更也？凡〈7〉多采物，[13] 先者有善，有治无乱，有人焉有不善，乱出于人。先有中，焉有外。先有小，焉有大。先有柔，焉〈8〉有刚。先有圆，焉有方。先有晦，焉有明。先有短，焉有长。

天道既载，唯一以犹一，唯复以犹复。恒气之生，因〈9〉言名，[14] 先者有疑，[15] 恋言之，[16] 后者校比焉。举天下之名虚树，习以不可改也。举天下之作，强者，果。天下〈10〉之大作，其窳尨不自若。[17] 作，庸有果与不果？两者不废。举天下之为也，无舍也，无与也，而能自为也。〈11〉举天下之性同也，其事无不复。天下之作也，无许恒，无非其所。举天下之作也，无不得其恒而果遂，庸或〈12〉得之？庸或失之？举天下之名，无有废者，举天下之明王、明君、名士，庸有求而不虑？〈13〉

[校注]

〔1〕文字隶定，绝大部分从李零释文，① 但断句稍有不同。又承李零告知，原释文凭借复印件做得，未见楚简图版，看不清重文符号之处，不在少数。现在凭借发表的彩文图版，得以看见图版上的各种符号，所以这里有一定的补字。

〔2〕"恒先无有"之恒，原作"亘"，它描述事物在时间延展过程中的存在样态，强调它们恒常不动、不变之意义，与英语中的 always 相当。文献中的"极"字，在楚系文字中以及马王堆汉墓帛书中，往往作"恒"。李零认为这属于形近混用，类似古文字中"苍""寒"混用。他也不认可裘锡圭提出的过去释为"恒"的字都是"极"的说法，此说法见裘锡圭提交给 2007 年中国简帛学国际论坛的论文《是"恒先"还是"极先"？》（2007 年 11 月 10～11 日，台北）。理由是：第一，《恒先》另有从心从亟读为"极"的字，写法不同，不能认为是同一字；第二，古书固有"恒"字，不能全改成"极"字，比如陈恒（田恒），不能改成"陈极"；第三，古书中的"恒"字，避讳作"常"，不能认为是避"极"字。这样做，就抹杀了古书中所有"恒"字。② 另外，李学勤把帛书《道原》篇中的"恒无"改读为"恒先"。③ 在其他文章中重复这一观点。④ "恒先"含义当为终极的"先"，李零认为终极的"先"就是"恒先"。庞朴也认为"恒先"是"极先，绝对的先，最初的最初"⑤。从时间起点上，"恒先"一词描述了宇宙本原状态，所以被李零、李学勤认为是道。笔者认为"恒先"如果不是一个具体实体概念，那宇宙的始点是什么？这就面临一个描述上的尴尬。如果考虑到"道"在时间延展过程中的属性，把"恒先"说成是"道"似无问题。

〔3〕质，原隶定为屡字，李零认为此字可能为"朴"。此字下部"乃楚简'察'（从言旁）、'寴'（从攴旁）、'质'（从攴旁）、浅（从水旁）、带（从系旁）

① 李零：《恒先》，马承源主编《上海博物馆藏战国楚竹书》（三），第 287～299 页。
② 李零：《人往低处走——〈老子〉天下第一》，第 24 页注释 1。
③ 李学勤：《帛书〈道原〉研究》，《古文献丛论》，上海：上海远东出版社，1996 年，第 162～168 页。
④ 李学勤：《楚简〈恒先〉首章释义》，《中国哲学史》2004 年第 3 期，第 81～82 页。
⑤ 庞朴：《试读〈恒先〉》，简帛研究网，2004 年 4 月 26 日。

等字的声旁，字形隶定还值得研究"①。刘钊则认为羑是辛字变体，辛本为辛字的分化字。② 甲骨文从♈、▽之字，后来常变作从羍、辇的字，但其下部与羑还是有一定的区别。这里从李零的说法。

〔4〕"有或焉有气"之"或"，联系后句"有气焉有（动词）有（实体性概念）"，可知"或"在"气"、"有"（实体性概念）之前出现。李学勤认为应当读作"域"，训为界，与宇意义类同。③ 廖名春读为"宇"。④ "宇"是空间，笔者认为"气"的形状不能以空间上的概念，比如上下、大小、前后、左右来描述，它本身没有一定的界域，"或"在"气"之前，应该也没有界域。从文意上来看，"或"应是介于纯无和实有之间，似形成但未形成气的或然趋势，在这点上，笔者从李零的意见。

〔5〕李学勤认为"有始焉有往者"之"往"字下少一重文符号，连下应读成"有始焉有往，往者未有天地"。⑤ 所言很有道理，但毕竟原文没有重文符号，不必加，也可讲通。

〔6〕"愇生悲，悲生愇"原作"韦生非，非生韦"，廖名春从李学勤说法，认为存在倒文现象，应该和前后句型一样，作"韦生韦，非生非"。⑥ 笔者相对保守一些，在出土文献信息有效性方面，除非有与之相对应的传世文本，以及明显错误有字词证明，笔者不主动对文本字词进行增、删、乙正等修改。

〔7〕"浊气生地，清气生天"。《文子·九守》《黄帝内经·阴阳应象大论》《广雅·释天》诸篇有类似描述，后文详论。

〔8〕"知既而荒思不殄"，争议很大。李零认为："既"是尽的意思，"荒"疑是荒废之义，"不殄"是不灭的意思。⑦ 李锐将此句读为"知几而亡思不天"，并引《五行》为证。⑧ 董珊训"几"为"几微"。⑨ 既，尽也；荒，有大义，《诗经·周颂·天作》载："天作高山，大王荒之。"毛传："荒，大也。"⑩ 这句话的意思，廖名春的解释似乎更好些。他解释为：如果知道欲求的实现有尽止，那么大智就不会灭。⑪

---

① 李零：《恒先》，马承源主编《上海博物馆藏战国楚竹书》（三），第288页。
② 刘钊：《利用郭店楚简字形考释金文一例》，中国古文字研究会、中山大学古文字研究所编《古文字研究》第24辑，第277~281页。
③ 李学勤：《楚简〈恒先〉首章释义》，《中国哲学史》2004年第3期，第81~82页。
④ 廖名春：《上博藏楚竹书〈恒先〉新释》，《中国哲学史》2004年第3期，第85页。
⑤ 李学勤：《楚简〈恒先〉首章释义》，《中国哲学史》2004年第3期，第81~82页。
⑥ 廖名春：《上博藏竹书〈恒先〉新释》，《中国哲学史》2004年第3期，第86页。
⑦ 李零：《恒先》，马承源主编《上海博物馆藏战国楚竹书》（三），第293页。
⑧ 李锐：《〈恒先〉浅释》，简帛研究网，2004年4月23日。
⑨ 董珊：《楚简〈恒先〉初探》，简帛研究网，2004年5月12日。
⑩ （汉）郑玄笺，（唐）孔颖达等正义《毛诗正义》，第585页。
⑪ 廖名春：《上博藏竹书〈恒先〉新释》，《中国哲学史》2004年第3期，第87页。

〔9〕"音出于性，言出于音，名出于言，事出于名"诸句意思，它书可见。《逸周书·官人》载："气初生物，物生有声。"① 《大戴礼记·文王官人》载："初气生物，物生有声。"② 二者文字稍有差异，但句意相近。季旭昇把"音"释为"意"。③ 笔者认为如果把"音"解释为"意"，则前面所言的"性"和"意"冲突，音、言、名都应当是从不同角度描述"性"的词，还是解释"音"为妥。

〔10〕"祥义、利巧、采物出于作"，争议较大。祥义，原作"恙宜"，李零读作"详宜"，今从廖名春的说法，读作"祥义"。"巧"字隶定，也有分歧。此字作筆形，李零释作"主"字。甲骨文中有丂字，即丫（《殷墟文字乙编》2316）、丁（《天壤阁甲骨文存》下 34）。构形不明，到了后世，金文作丁（同簋）、乁（散氏盘）、弓（黐镈），其上与弧笔上均有饰笔，战国文字承袭金文。《说文解字》载："丂，古文以为亏字，又以为巧字。"④ 其实在后世文字中，又与"于"字相混，董珊根据以上"丂"字形体，以及郭店楚简《老子》甲本1号简中的阝、乙本14号简攺字形，认为筆字与上揭郭店《老子》"考"字左边构件相同，将此字改释为"丂"，读为"巧"。"采物"可如廖名春读为"彩物"（见马王堆帛书《易传·二三子问》、《左传·文公六年》），典籍或作"物彩"（《左传·隐公五年》）。⑤ 这句话是说礼义、机巧、礼制品物，皆由人作而起。

〔11〕"作作焉有事"，第一个"作"字后，有墨横二道，颜色甚淡。李零认为是句读符号，廖名春认为是重文符号，今从廖说。

〔12〕"举天之事"之"天"下，庞朴认为应当有"下"字。不加，意思也可讲通。举，尽也。凡是顺应天道之事，都是自作为事。

〔13〕"凡多采物"，李零属下读，未断开，此从廖名春说，断开。多，强半之辞。如《史记·秦本纪》载："鸟兽多驯服。"⑥ 刘淇于此认为："凡云多如何者，强半之辞也。"⑦

〔14〕"气"之后诸物是具体实体，借助"名"言说，所以"因言名"。

〔15〕"先者有疑"之"疑"，读为凝，定也。《诗经·大雅·桑柔》载"靡所止

---

① 黄怀信、张懋镕、田旭东撰，黄怀信修订，李学勤审定《逸周书汇校集注》（修订本），第 775 页。

② （清）王聘珍撰《大戴礼记解诂》，王文锦点校，北京：中华书局，1983 年，第 190～191 页。

③ 季旭昇：《〈上博三·恒先〉"意出于生，言出于意"说》，简帛研究网，2004 年 6 月 22 日。

④ （汉）许慎撰，（清）段玉裁注《说文解字注》，第 203 页。

⑤ 廖名春：《上博藏楚竹书〈恒先〉新释》，《中国哲学史》2004 年第 3 期，第 88 页。

⑥ （汉）司马迁撰，（南朝宋）裴骃集解，（唐）司马贞索隐，（唐）张守节正义《史记》，第 173 页。

⑦ （清）刘淇著，章锡琛校注《助字辨略》，北京：中华书局，1954 年，第 85 页。

疑",毛传:"疑,定也。"① 前已言"先者有善,有治无乱",以及"先有某,焉有某",先者是后者产生的决定因素,"先者"首先确定下来,然后才有后者。

〔16〕"恋言之"之"恋",亡声,疑读为荒,大也。恋言,大言也。"先者"确定下来,然后用言语极力描述它。

〔17〕"举天下之作,强者,果。天下之大作,其寱尨不自若。"李零断前面数句为:"举天下之作强者,果天下之大作。"此处与之不同。果,成也。强者之作,可以是成。但天下之大作的状态,却是寱尨不自若。其中寱尨二字,其他学者读为其他的字,笔者存疑。作者强调强者之作与天下之大作的区别。

简序最初的编连,有些学者不太同意,基于各自的理解,提出自己的简序编连方式。撇开李零简序是否合理不讲,从各个简的文句特点上来看,第1、2简因为有"未有天地""未有作行"两句对应,两简连续性可以确认。第4、5简相对,均论述了"复",也可以确认应该排在一起。第5、6简,连续出现"某出于某"的句型,可以连续排列。第6、7简出现"某非某,无谓某"的句型,也可以连续排列。第7简与第8简皆有对"采物"的论述,不应分开。第10、11简,以及第11、12简中都有"举天下之某"的句型,另外第10简与第11简,有"果"与"不果"的论述,两简不当分开,也可以确定连续性。第12、13简有"庸或得之,庸或失之"句型相对,也可以确定连续性。连续性不明确的是第2与第3简、第3与第4简、第9与第10简。现在我们考虑它们与其他简排列的各种可能性。假如第2简尾端与第4简首端相连,则变成"恒气之生之生行","之生"重文,依古书书写特点,应该有重文符号,但此处无,所以第2简与第4简不可能在一起。若第9简尾端与第3简首端相连,则变成"因生",第3简接第10简则变成"复言名",这也不太可能。根据以上认识,看看其他学者的意见。

目前,针对李零的编连,已有几位学者提出异议。顾史考重新排列的简序为:1—2—4—3—5—6—7—8—9—10—11—12—13,② 即3、4两简应该互换。按他这个意见,所成文本如下:"……气是自生,恒莫生

① (汉)郑玄笺,(唐)孔颖达等正义《毛诗正义》,第558页。
② 顾史考:《上博竹简〈恒先〉简序调整一则》,美国蒙特霍利约克学院(MT. Holyoke College,又译曼荷莲文理学院)"Confucianism Resurrected"(儒学复兴)中国出土文献国际学术研讨会发表论文,2004年4月24日;又见简帛研究网,2004年5月8日。

气，气是自生自作。恒气之〈2〉生之生行，浊气生地，清气生天。气信神哉，云云相生，信盈天地。同出而异性，因生其所欲。察察天地，纷纷而〈4〉生，不独有与也。或，恒生焉，或者同焉。昏昏不宁，求其所生。翼生翼，畏生畏，愇生悲，悲生愇，哀生哀，求欲自复，复〈3〉，复其所欲。明明天行，唯复以不废……"他认为"之生"是衍文，又怀疑第3简中的"焉生"误倒。笔者认为，由于该文献的唯一性，没有其他文本可以比勘，同时也没有特别显著的标志来证明字词的错误，最好不要轻易地增删、变动原文。即使如他所言，简3末字"复"，与简5首字"复"字重复，这又如何解释？细玩文意，简4与简5不能断开，简4"生其所欲"与简5"复其所欲"、简4"察察天地"与简5"明明天行"明显是对应的文句。因此，李零整理的简3与简4顺序，不容颠倒。

庞朴排列的简序为：1—2—3—4—8—9—5—6—7—10—11—12—13，① 也就是在第4简与第5简中间插入第8、9简。按这个看法，形成的文本如下："……察察天地，纷纷而〈4〉多采，物先者有善，有治无乱。有人焉有不善，乱出于人。先有中，焉有外。先有小，焉有大。先有柔，焉〈8〉有刚。先有圆，焉有方。先有晦，焉有明。先有短，焉有长。天道既载，唯一为犹，唯复以犹复。恒气之生，因〈9〉复其所欲。明明天行，唯复以不废……"庞朴没有说明更改简序的原因。另外，"采物"是一个固有名词，廖名春认为它指区别于等级的旌旗、衣物等，典见《左传·文公六年》、马王堆汉墓帛书《易传·二三子问》，② 这为多数学者所认可，因此第4、5简不应分开。

曹峰排列的简序为：1—2—3—4—5—6—7—10—8—9—11—12—13。③ 他把第10简放在了第7简与第8简之间，形成的文本如下："……凡〈7〉言名先者有疑，恋言之后者校比焉。举天下之名虚树，习以不可改也。举天下之作，强者果。天下〈10〉多采物。先者有善，有治无

---

① 庞朴：《〈恒先〉试读》，姜广辉主编《中国古代思想史研究通讯》2004年第2辑，第21～23页。

② 廖名春：《上博藏楚竹书〈恒先〉新释》，《中国哲学史》2004年第3期，第88页。

③ 曹峰：《谈〈恒先〉的编连与分章》，《清华大学学报》（哲学社会科学版）2005年第3期，第52～58页。

乱，有人焉有不善，乱出于人。先有中，焉有外。先有小，焉有大。先有柔，焉〈8〉有刚。先有圆，焉有方。先有晦，焉有明。先有短，焉有长。天道既载，唯一以犹一，唯复以犹复。恒气之生，因〈9〉之大，作，其窃宠不自若。作……"调整简序的原因是，他认为李零释文中"凡多采物先者有善"云云，读起来生硬，如果读成"凡言、名"就通顺多了。但要看到支撑李零简序的因素，第 10 简论述的"果"，应当与第 11 简论述的"不果"相连。同时"恒气之生"云云，实际上通过时间延展过程中各个阶段的"名"的特点来展现，这势必有个先后问题，先者、后者自有意义，前文注释中已经言及，所以第 10 简与第 11 简不可分开。

美国芝加哥大学夏德安根据《恒先》的语法结构、修辞结构、内容等特点，认为第 1 简到第 7 简的顺序没什么问题。但他把第 10、11 简置于第 7 简后，也就是 1—2—3—4—5—6—7—10—11—8—9—12—13。形成这样的文本："……凡〈7〉言名，先者有疑，恙言之，后者校比焉。举天下之名虚树，习以不可改也。举天下之作，强者果。天下〈10〉之大作，其窃宠不自若。作，庸有果与不果？两者不废。举天下之为也，无舍也，无与也，而能自为也。〈11〉多采物，先者有善，有治无乱，有人焉有不善，乱出于人。先有中，焉有外。先有小，焉有大。先有柔，焉〈8〉有刚。先有圆，焉有方。先有晦，焉有明。先有短，焉有长……"他这样做的原因有二："1）简十延续了简五至简七，关于'言'与'名'的讨论；2）在语法关系与修辞上，简十'习以不可改也'一语，与简七'庸以不可更也'一语有平行关系。"[①] 笔者认为该编连不妥，固然第 5、7、10 简都论述"言"与"名"的关系，但是第 10、11、12、13 简是对上文的总结，其中道及"举天下之名""举天下之作""举天下之为""举天下之性"诸特点即是，且第 8 简开始所言"多采物"不词。与以上学者们简序排列相比，李零简序排列还是更合理一些。

二　思想研究

目前学界认为《恒先》属于道家文献，笔者对此毫无异议。但它和传

---

① 〔美〕夏德安：《读上博楚简〈恒先〉》，2007 年中国简帛学国际论坛会议论文。

世文献有没有交叉的地方？它在道家宇宙论中的地位如何？相对于其他模式，它提供了什么？等等，这些还值得思考。此处从以下几个方面入手。

（一）《恒先》演化模式探讨

如果说《太一生水》的概念、术语和文意，在传世文献中还能找到点影子，那么在演化模式上，《恒先》和它有显著差别。《恒先》和传世文献交叉的内容很少。现在为了更好地理解其演化模式，首先看一下简文采用的术语。李零认为简文的术语主要有三套：一是讲宇宙创生，包括恒先、或、气、有、始、往；二是讲形名关系，包括或、有、性、音、言、名、事；三是讲发生关系，包括恒先、物先、名先，以及"一"和"复"。[①] 其实这三套术语，也撮述了《恒先》一文的大意。《恒先》第一段讲述了宇宙创生的过程，已经有学者指出，[②] 这个过程可以类比于《鹖冠子·环流》所言内容："有一而有气，有气而有意，有意而有图，有图而有名，有名而有形，有形而有事，有事而有约。约决而时生，时立而物生。故气相加而为时，约相加而为期，期相加而为功，功相加而为得失，得失相加而为吉凶，万物相加而为胜败。莫不发于气，通于道，约于事，正于时，离于名，成于法者也。"[③] 描述宇宙的生成过程为：一、气、意、图、名、形、事、约、时、物。《恒先》宇宙生成要素路线则为：

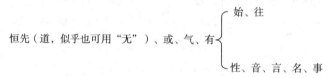

图 2 - 1　《恒先》宇宙生成要素路线

在演化起点上，二者并无差异。但几个关键点有差异。《环流》也有"气"，承接道而来，但《恒先》"气"之前有"或"这个存在阶段，根据前面对"或"的解释，相当于《环流》篇中的"意"和"图"。到了"有"这个阶段后，非常关键，因为先前阶段中存在的要素都是

---

① 李零：《上博楚简〈恒先〉语译》，《中华文史论丛》第 1 辑，上海：上海古籍出版社，2006 年，第 282 页。

② 董珊：《楚简〈恒先〉初探》，简帛研究网，2004 年 5 月 12 日。

③ 黄怀信撰《鹖冠子汇校集注》，北京：中华书局，2004 年，第 71 ~ 74 页。

"无"，看不见，摸不着。但到了这个阶段，《恒先》所述演化明显分为两条线，其中一条，形成"始""往"，此就事物的运动形态而言。第二条线直指有"有"之后的形名关系问题，笔者认为这条演化路线，体现了作者的现实关怀，接下论述围绕此点展开。作者认为有"有"，就有"有"的各种属性，比如它的性、音、言、名、事，它们中间是线性递进的关系。并且每一个属性必须确定，否则"或非或，无谓或；有非有，无谓有；性非性，无谓性；音非音，无谓音；言非言，无谓言；名非名，无谓名；事非事，无谓事"。《鹖冠子》未有类似论述。就其演化合理性和包容性上，《恒先》比《鹖冠子》体系完整、深刻。

　　其他道家文献也记载了宇宙演化，《庄子·天地》载："泰初有无，无有无名；一之所起，有一而未形，物得以生谓之德；未形者有分，且然无间谓之命；留动而生物，物成生理谓之形；形体保神，各有仪则谓之性；性修反德，德至同于初。"① 宇宙最初只有"无"，无有无名，可被称为"一"或"道"，"物"是从"道"或"一"产生的，未成物、未成形的叫作"分"，这就是"命"。成了物就有"形"。在形体里保存着"神"，这个"神"也就是所谓"德"，"神"或"德"各有"仪则"，就叫作"性"。通过"性修反德"，又与"初"同。它的演化阶段大致是：无（道或一）→未形（分）→有形（神或德）。每一个阶段都有内在的属性。这个演化与《恒先》有类似的地方，"或"相当于这里的"未形"阶段，"有"相当于有物有形的阶段。

　　将《恒先》宇宙演化模式放在古代中国整个宇宙论模式中来看，古代中国宇宙论模式可分为两大类。一是把某具体的"象"作为宇宙始点，讨论它在不同空间中的形态。比如以精气为本原的宇宙论、以"水"为本原的宇宙论、神创宇宙论，都是这样，《太一生水》也是这样的模式。二是从时间上推溯，从宇宙的始点出发，由此论述宇宙万物的产生，这是以"时间之始"为着眼点的宇宙论。② 以"虚无"创生的宇

① （清）王先谦撰《庄子集解》，第 103 ~ 104 页。
② 英国学者鲁惟一（Michael Loewe）认为中国创生观念中，没有线性时间观念，因为这种观念起于确定或建立一个所有其他进程由之而来的单纯开端的需要。详参英文版：Michael Loewe, *Faith*, *Myth and Reason in Han China*, Cambridge：Hackett Pub. Co., 2005, p. 64；中文版：〔英〕鲁惟一，王浩译《汉代的信仰、神话和理性》，北京：北京大学出版社，2009 年，第 72 页。从《恒先》宇宙论模式来看，鲁惟一所谈并不确切。

宙论，可谓这个方面的代表，《恒先》也是这类模式。就古人对后一类宇宙论模式的思考而言，在《恒先》之外，还有一些其他例子。如《庄子·齐物论》载：

> 有始也者，有未始有始也者，有未始有夫未始有始也者。有有也者，有无也者，有未始有无也者，有未始有夫未始有无也者。①

从时间角度，庄子追溯万物始原，最先为还没有开始有"未始有始也者"，其次为还没有开始有"有始者"，最后为"有始者"。从万物形态上来看，最先是还没有开始有没开始有的形态，其次是还没有开始有无的形态，再其次是无，最后是有。类似的话，也见于《淮南子·俶真》，只是个别字词的差异。如果说《庄子》只是提供这样的宇宙论思路，而到了《淮南子》那里，则把这种思路与宇宙论联系起来，它每一个生成阶段，都有相应的宇宙万物形象特点的描述，而《庄子》没有这样的论述，关于二者论述的差异，后文会详细论述。与《恒先》相比，《庄子》是逆推宇宙始点，具体思路是——有始，肯定也有没有开始的时候，等等；对"有"也是如是观：先肯定其物，再否定之，再肯定其相反面，再否定之，一直逆推到始点。《恒先》则是从假想的宇宙始点出发，然后论述其下万事万物的存在，取径与它有一定的差异。

（二）《恒先》形名关系发微

关于形名关系问题，先秦诸子讨论不少。前面我们论述《说之道》学派性质的归属问题时，也略微论及。他们对"说""辩"的态度有两大类，一个是"用于学派内部和学派之间的辩难"②，如名家、墨家，这是代表，他们对待语言强调的是辩论技巧的运用、规则的总结，对逻辑学发展有很大影响；一个是"用于游说诸侯，驰骋穿凿，干求禄位"③，侧重于言语实际运用。道家对"形名"的看法，似乎在这个框架之外。通行本《老子》第一章："名可名，非常名。无名天地之始；有名万物

---

① （清）王先谦撰《庄子集解》，第19页。
② 李零：《郭店楚简校读记》（增订本），第65页。
③ 李零：《郭店楚简校读记》（增订本），第65页。

之母。"第二十五章："吾不知其名，字之曰道。强为之名曰大。"第五十六章："知者不言，言者不知。"第八十一章："信言不美，美言不信。"从《老子》这些描述来看，他对名形意的关系，有一种二律背反的认识。认为"名"是为了描述"道"而不得不出现，但另一方面又认为"名，可名也，非恒名也。无名，万物之始也；有名，万物之母也"，可名的"名"不是恒名，就范畴隶属关系而言，"无名"要比"有名"高。从"知者弗言，言者弗知""信言不美，美言不信"，明显看出，《老子》不喜欢言，也不喜欢对言语的装饰。

庄子关于言、名的论述比老子丰富。《庄子·齐物论》载："既已为一矣，且得有言乎？既已谓之一矣，且得无言乎？"郭象注："万物万形，同于自得，其得一也。已自一矣，理无所言。夫名谓生于不明者也。物或不得自明其一而以此逐彼，故谓一以正之。既谓之一，即是有言矣。"① 指出对"道"进行描述的尴尬，它本身的特性不需要我们进行言说，但是既然要言说，那就不得不借用名来言说。这个表述和《老子》的"道可道，非常道；名可名，非常名"意思没有根本差别。《庄子·人间世》载："德荡乎名，知出乎争。名也者，相轧也；知也者，争之器也。二者凶器，非所以尽行也。"《则阳》载："有名有实，是物之居；无名无实，在物之虚。可言可意，言而愈疏。……无穷、无止，言之无也，与物同理；或使、莫为，言之本也，与物终始。道不可有，有不可无，道之为名，所假而行。"② 这些表述和前面的叙述一致，在没有借用"名"进行言说的时候，无名无实。但有名就有实后，有"名"会有纷争，就陷入被动的状况，物之理愈说愈疏。道也是如此，道不可有，却假名而得以行。综上看来，可以说老子和庄子对言、名、实的看法没有根本上的分歧，语言面对最初的存在无能为力，但为了说明它，又不得不借助语言。

在《恒先》这里，"恒气之生，因言名"，也是不得不然，有"气"才有具体的"有"，"有"之前全是虚的东西，实体的"有"要借助"名"来言说。这样作者就把名的产生看成一个线性过程，"有出于或，

① （清）郭庆藩撰《庄子集释》，王孝鱼点校，北京：中华书局，1961 年，第 79、82 页。
② （清）王先谦撰《庄子集解》，第 32、235～236 页。

性出于有，音出于性，言出于音，名出于言，事出于名"。"有"是实有，可以和"形"相对，它有自己内在规定性，也就是"性"，然后有陈说、表述它的"音"和"言"，言说的时候，势必称"名"而行，所以名由言生，每一名都有与之相应的"事"。至此，就形名产生的体系来看，《恒先》要比《老子》和《庄子》系统、深刻，也没有二者对"名"的悖论式态度。《恒先》还不止于此，其对名物的看法，甚值得关注。"先有中，焉有外。先有小，焉有大。先有柔，焉有刚。先有圆，焉有方。先有晦，焉有明。先有短，焉有长。"站在"先"的角度，肯定一系列成对相反的名物中先产生的名物，这样也强调柔、圆、短，这一点和《老子》一样，但二者角度不同。

（三）试论"复"

《恒先》载："昏昏不宁，求其所生。……求欲自复，复生之生行，浊气生地，清气生天。"又："察察天地，纷纷而复其所欲。明明天行，唯复以不废。"又："天道既载，唯一以犹一，唯复以犹复。"又："举天下之性同也，其事无不复。""复"是演化过程产生的诸范畴之间的发生关系之一。《太一生水》也提到过"复"："天地［复相辅］也，是以成神明。神明复相辅也，是以成阴阳。阴阳复相辅也，是以成四时。四时复［相］辅也，是以成寒热。寒热复相辅也，是以成湿燥。湿燥复相辅也，成岁而止。"但这里的"复"字是"又、再"的含义，与《恒先》不一样。《恒先》"复"字的意思，也可以在《老子》《庄子》中见到——多用与"复"字含义相差不大的"反""归"字来代替。如通行本《老子》第二十八章载："常德不离，复归于婴儿；……常德不忒，复归于无极；……常德乃足，复归于朴。"第十六章载："致虚极、守静笃。万物并作，吾以观复；夫物芸芸，各复归其根。归根曰静，是谓复命；复命曰常，知常曰明。"第四十章载："反者，道之动；弱者，道之用。"严遵《老子指归》把该章和第三十九章共列为一章，注释道："一，其名也；德，其号也；无有，其舍也；无为，其事也；无形，其度也；反，其大数也；和，其归也；弱，其用也。"[①] 婴儿、无极、朴，都是《老子》赞美的形象，也是所要"复归"的状态；"致虚极、守静

---

① （汉）严遵撰《老子指归》，第 9 页。

笃"，"归根曰静"，静、虚也是《老子》极力赞美的状态。从上面叙述来看，《老子》所言"复"，是向"道"存在状态的回归。

学界对《恒先》"复"字的含义，有一定的争论。董珊认为，"复"的实质是一种循环运动理论。《恒先》规定了运动的起点是"道"，所以循环往复的结果都归于"道"。可以说，这是种宇宙循环论——"复"最终导致了老、庄一派道家的虚无主义思想，进而有清静无为的主张。①吴根友认为《恒先》篇中的"复"字，其本意乃是"反复"之意，引申为"相伴随"之意。② 笔者意见与他们不同，《恒先》中的"复"不像《老子》中的"复"那样，看不出来是向道的回归，"复"也没有相伴随的意思。首先复的主体是气生之后的范畴，且是"自复"，不是它复。其次复是现在主体内在地向上一级主体的回溯趋势，有一定的生成力量。"昏昏不宁，求其所生。……求欲自复，复生之生行，浊气生地，清气生天"。又"察察天地，纷纷而复其所欲。明明天行，唯复以不废"。天地的产生与它有一定的关系。再次复是气之后所生范畴永远的一种运动趋势，"唯一以犹一，唯复以犹复"，复和一的地位一样。

总体来看，《恒先》属于道家文献，这没什么问题。它对"道"性质和存在状态的论述，和其他道家文献中的相关论述并无二致。它对形名关系的论述，没有《老子》《庄子》的那种悖论式的态度，但言"恒气之生，因言名"，也寓示了借助"名"表述的必要性。从名物先后关系上，肯定柔、短、晦等，与《老子》有异曲同工之妙。最关键的一点，《恒先》也有"无为"的论述，且有内在的理据说明，作者认为"气是自生，恒莫生气。气是自生自作。恒气之生，不独有与也"。由于有"气"之后，方才产生实有，继而有"作""为""事"。作者也强调"复"的重要性，它是现在主体的一种回溯趋势。既然"恒先"是"无有"、是"朴、静、虚"，那么"明王"就要取相应的"无舍""无与"的态度，既然"气是自生自作"，那么包括人事在内的"天下之事"就是"自作"，"天下之为"就是"自为"。③ 因此，《恒先》宇宙演化模式

① 董珊：《楚简〈恒先〉初探》，简帛研究网，2004 年 5 月 12 日。
② 吴根友：《上博简〈恒先〉哲学思想探析》，简帛研究网，2004 年 5 月 8 日。
③ 曹峰：《从"自生"到"自为"——〈恒先〉政治哲学探析》，简帛研究网，2005 年 1 月 4 日。

温情脉脉，把对宇宙的认识纳入对人世的体察过程中，并不止于冷冰冰的技术上的追问，也有现实关怀于其中。

第三节　《道原》研究

《道原》为马王堆汉墓帛书《老子》乙本卷前四种古佚书之一，但与其他帛书相比，颇受冷落，对四篇帛书中的《经法》和《经》研究论著层出不穷，但对《称》《道原》的研究论著不多。其实它的文本特征、思想来源很值得研究。笔者不揣浅陋，现在把它和前述道家宇宙论放在一起，进行讨论。

一　简释

最初于 1976 年整理出版时，该篇文献在《经法》一书中，① 该书实际上包含《经法》《十大经》《称》《道原》四篇帛书文献。后又见于《马王堆汉墓帛书》［壹］，由该书的"出版说明"可知，它与前面的《经法》一书由同样的作者整理出版。此处释文录入，采用《马王堆汉墓帛书》［壹］中的释文。原文未分章，笔者结合自己的理解，进行了分章。

> 恒先之初，迵同太虚。[1] 虚同为一，恒一而止。[2] 湿湿梦梦，未有明晦。[3] 神微周盈，精静不熙。古（故）未有以，万物莫以。[4] 古（故）无〈168 上〉有刑（形），太迵无名。天弗能覆，地弗能载。小以成小，大以成大。盈四海之内，又包其外。在阴不腐，在〈168 下〉阳不焦。[5] 一度不变，能适蚑蛲。[6] 鸟得而蜚，鱼得而流（游），兽得而走，万物得之以生，百事得之以成。[7] 人皆以〈169 上〉之，莫知其名。人皆用之，莫见其形。
>
> 一者，其号也；虚，其舍也；无为，其素也；和，其用也。[8] 是故〈169 下〉上道高而不可察也，深而不可测也。[9] 显明弗能为名，

---

① 1976 年文物出版社出版的《经法》一书，以第一篇帛书书名命名，除了四篇帛书，还包含了康立、高亨、唐兰等先生基于当时儒法斗争需要所写的六篇文章。

广大弗能为形，独立不偶，万物莫之能令。天地阴〈170上〉阳，[四]时日月，星辰云气，蚑行蛲动，戴根之徒，[10]皆取生，道弗为益少；皆反焉，道弗为益〈170下〉多。[11]坚强而不撌，柔弱而不可化。[12]精微之所不能至，稽极之所不能过。

　　故唯圣人能察无形，能听无[声]〈171上〉。[13]知虚之实，后能大虚。乃通天地之精，通同而无间，周袭而不盈。服此道者，是谓能精。明〈171下〉者固能察极，知人之所不能知，人服人之所不能得。[14]是谓察稽知极。圣王用此，天下服。无好无恶。上用〈172上〉□□而民不迷惑。上虚下静而道得其正。信能无欲，可为民命。上信无事，则万物周扁（遍）。分〈172下〉之以其分，而万民不争。授之以其名，而万物自定。[15]不为治劝，不为乱解（懈）。广大，弗务及也。深微，弗索得也。〈173上〉夫为一而不化，得道之本；握少以知多，得事之要。操正以正奇。前知太古，后□精明。抱道执〈173下〉度，天下可一也。观之大古，周其所以。索之未无，得之所以。[16]《道原》四百六十四〈174上〉

[校注]

〔1〕"恒先之初，迵同太虚"。恒，魏启鹏读为絚，释为穷究、追究。① 此不从，此"恒"义，应当与《太一生水》中的"恒"义相同。先，《马王堆汉墓帛书》1974年线装大字本、1980年精装本皆作"无"，此字与"先"字形近易混。李学勤《帛书〈道原〉研究》一书把"无"改释为"先"，今从之。② "迵同"，即"洞同"，《淮南子·诠言》载："洞同天地，混沌为朴。"③ 这两句是说，在天地万物产生之前的最初阶段，宇宙一片混沌。

〔2〕"虚同为一，恒一而止"两句中的"一"，指道。下文言"一者，其号也"。《庄子·天地》载："泰初有无，无有无名，一之所起，有一而未形。"④ 在哲学意义上，"一"是表示宇宙本体的概念。

〔3〕"湿湿梦梦，未有明晦"。李学勤认为："文中'湿'疑为'混'字之误，'梦梦'犹云'芒芒'，《庄子·缮性》崔注：'昏昏芒芒，未分时也。'"长沙子弹

① 魏启鹏：《马王堆汉墓帛书〈黄帝书〉笺证》，第238页。
② 李学勤：《帛书〈道原〉研究》，第162～168页。
③ 刘文典撰《淮南鸿烈集解》，第463页。
④ （清）王先谦撰《庄子集解》，第103页。

库帛书乙篇载："梦梦墨墨，亡章弼弼。"① 马王堆汉墓帛书《十大经·观》载："黄帝曰：群群□□□□□□为一囷，无晦无明，未有阴阳。"② 这些意思相差不大，皆描写"道"的起始状态。

〔4〕"古（故）未有以，万物莫以"两句中的"以"，丁四新读为"似"字，③不确。这两句以及下两句，描述"道"相对于万物的作用。以，动词，为也。

〔5〕"在阴不腐，在阳不焦"。类似表达见于《老子》河上公章句："道通行天地，无所不入，在阳不焦，托阴不腐，无不贯穿而不危殆。"④《庄子·大宗师》载："入水不濡，入火不热，是知之能登假于道者也若此。"⑤ 所言皆与此相似。

〔6〕"一度不变，能适蚑蛲"，它书有类似表达。《文子·道原》载："故圣人一度循轨，不变其故。"⑥《淮南子·原道》载："是故圣人一度循轨，不变其宜。"⑦ 一，动词，恒一；度，法则。《淮南子·原道》载："大包群生而无好憎，泽及蚑蛲而不求报。"高诱注："蚑，蚑行也；蛲，微小之虫也。"⑧ 能适蚑蛲，能适合微小之虫的生存。

〔7〕"鸟得而蜚，鱼得而流（游），兽得而走，万物得之以生，百事得之以成。"它书有类似表达。《文子·道原》载："山以之高，渊以之深，兽以之走。"⑨ 又载："水为道也，广不可极，深不可测，……上天为雨露，下地为润泽，万物不得不生，百事不得不成，大苞群生而无私好，泽及蚑蛲而不求报。"⑩ 以水的形象类比道的运行特点，《道原》与此相比，意思相差不大。

〔8〕"一者，其号也；虚，其舍也；无为，其素也；和，其用也。"它书有类似表达。《文子·道原》载："虚无者，道之舍也；平易者，道之素也；清静者，道之鉴也；柔弱者，道之用也。"⑪《淮南子·俶真》载："是故虚无者，道之舍；平易者，道之素。"又《诠言》载："无为者，道之体也；执后者，道之容也。"⑫ 严遵《老子指归》卷七载："一，其名也；德，其号也；无有，其舍也；无为，其事也；

① 李零：《楚帛书研究（十一种）》，上海：中西书局，2013 年，第 57 页。
② 国家文物局古文献研究室编《马王堆汉墓帛书》[壹]，释文第 62 页。
③ 丁四新：《帛书道原集释》，《楚地简帛思想研究》，第 324 页。
④ 王卡点校《老子道德经河上公章句》，北京：中华书局，1993 年，第 101 页。
⑤ （清）王先谦撰《庄子集解》，第 55 页。
⑥ 李定生、徐慧君校释《文子校释》，第 33 页。
⑦ 刘文典撰《淮南鸿烈集解》，第 31 页。
⑧ 刘文典撰《淮南鸿烈集解》，第 27 页。
⑨ 李定生、徐慧君校释《文子校释》，第 1 页。
⑩ 李定生、徐慧君校释《文子校释》，第 33～34 页。
⑪ 李定生、徐慧君校释《文子校释》，第 12 页。
⑫ 刘文典撰《淮南鸿烈集解》，第 61、482～483 页。

无形，其度也；反，其大数也；和，其归也；弱，其用也。"①《道原》与它们相比，可以见出记载系统的一致性。

〔9〕"是故上道高而不可察也，深而不可测也。"《文子·道原》载："夫道者，高不可极，深不可测。"② 与此类似。

〔10〕"戴根之徒"之"戴"通"植"。《尚书·金縢》载："植璧秉珪。"《史记·鲁周公世家》引此，植作戴。③ 植，立也。戴根之徒，就是立根之徒，概指植物。

〔11〕"皆取生，道弗为益少；皆反焉，道弗为益多。"诸句是说天地日月以及各种动植物的存在都取诸"道"，而"道"本身并不因此减少；把仰仗"道"而生的资源，返给"道"，"道"也不因此而多。其他古书有类似记载。如《庄子·知北游》载："天不得不高，地不得不广，日月不得不行，万物不得不昌，此其道与？……若夫益之而不加益，损之而不加损者，圣人之所保也。"④《管子·白心》载："道者，一人用之，不闻有余；天下行之，不闻不足。"⑤《淮南子·原道》载："收聚畜积而不加富，布施禀授而不益贫……益之而不众，损之而不寡，斫之而不薄，杀之而不残，凿之而不深，填之而不浅。"⑥

〔12〕"坚强而不撌，柔弱而不可化。"它书有类似表达。《文子·道原》载："疏达而不悖，坚强而不匮。"⑦《淮南子·原道》载："疏达而不悖，坚强而不鞼。"⑧

〔13〕"故唯圣人能察无形，能听无〔声〕。"它书有类似表达。《文子·精诚》载："若夫圣人之游也……听于无声，视于无形，不拘于世，不系于俗。"⑨《管子·内业》载："不见其形，不闻其声，而序其成，谓之道。"⑩

〔14〕"人服人之所不能得"，第一个"人"字为衍文，当删。服，得也。《老子》第五十九章载："夫为啬，是谓早服。"河上公注："服，得也。"⑪

〔15〕"授之以其名，而万物自定。"前章以刑名角度讨论《九主》君臣关系，提到的马王堆汉墓帛书《经法·名理》《十大经·名刑》有类似表述。

---

①　（汉）严遵撰《老子指归》，第9页。
②　李定生、徐慧君校释《文子校释》，第1页。
③　高亨纂著，董治安整理《古字通假会典》，第420页。
④　（清）王先谦撰《庄子集解》，第188～189页。
⑤　黎翔凤撰，梁运华整理《管子校注》，第793页。
⑥　刘文典撰《淮南鸿烈集解》，第4页。
⑦　李定生、徐慧君校释《文子校释》，第33页。
⑧　刘文典撰《淮南鸿烈集解》，第32页。
⑨　李定生、徐慧君校释《文子校释》，第71页。
⑩　黎翔凤撰，梁运华整理《管子校注》，第932页。
⑪　王卡点校《老子道德经河上公章句》，第231页。

〔16〕"索之未无，得之所以"之"未"，魏启鹏认为是"末"之误。① 陈鼓应认为末尾几句是说："如果对远古以来的社会发展史进行观察的话，就会完全了解'道'的功用是怎么样的了；如果对天地万物未生前的洪荒时代进行探究的话，就会懂得'道'的本体是怎么回事了。"② 所言颇有道理，今从之。

二　思想略述

对帛书《道原》思想的研究，从两方面入手，一是分析其文本源流；二是在此基础上，对其思想特点做出解释和说明。

（一）《道原》文本源流略考

这个问题，已有前辈做过研究。唐兰《马王堆出土〈老子〉乙本卷前古佚书的研究》一文末所附的"《老子》乙本卷前古佚书引文表"已经指出，帛书《道原》不但标题与《文子·道原》《淮南子·原道》相类，篇中语句多有因袭关系。他还指出："《文子》与《淮南子》很多辞句是相同的。究竟谁抄谁，旧无定说。今以篇名袭黄帝之言来看，《文子》当在前。……《文子》中很多内容为《淮南子》所无，也应当是先秦古籍之一。"③ 李学勤在此基础上，从三者交叉文本的比较方面，认为帛书《道原》实际上确立了《文子·道原》第一段的框架，后者在语句上承袭帛书，做了很大的增补改动。更重要的是，《文子》所描绘的理想世界同帛书有所差别。《淮南子·原道》是非常接近《文子·道原》的，它可能晚于《文子》的《道原》，《淮南子》的文字要工整华丽得多，这只能是晚出的表现。④

从上面的论述来看，帛书《道原》下启《文子·道原》，后者承袭前者甚多，而《淮南子·原道》又对《文子·道原》因袭之处不少。但就帛书《道原》与《老子》的关系来看，《道原》承接《老子》的痕迹明显，可以说是接受《老子》过程中的阐释性文本，但又加入作者的倾

---

① 魏启鹏：《马王堆汉墓帛书〈黄帝书〉笺证》，第 247 页。
② 陈鼓应：《黄帝四经今注今译》，第 412 页。
③ 唐兰：《马王堆出土〈老子〉乙本卷前古佚书的研究——兼论其与汉初儒法斗争的关系》，马王堆汉墓帛书整理小组编《经法》，第 188～189 页。
④ 李学勤：《帛书〈道原〉研究》，第 162～168 页。

向性理解，比如它没有吸收《老子》的辩证法思想。它所言的"信能无欲，可为民命。上信无事，则万物周扁（遍）。分之以其分，而万民不争。授之以其名，而万物自定"，体现了黄老刑名法术思想，又为《老子》所不论。它对《老子》文本的具体阐释性语句，如下所言。通行本《老子》第二十五章载："有物混成，先天地生。寂兮廖兮，独立不改，周行而不殆，可以为天下母。吾不知其名，字之曰道，强为之名曰大。"而帛书《道原》开篇即说："恒先之初，迵同太虚。虚同为一，恒一而止。湿湿梦梦，未有明晦。神微周盈，精静不熙。古（故）未有以，万物莫以。古（故）无有刑（形），太迵无名。"这是对《老子》前面所言"道"的存在状态的形象描述，"先天地生"与"恒先之初"意思相等，"寂兮廖兮，独立而不改"与"虚同为一，恒一而止"意思一样，"太迵无名"潜在说出对"道"命名的勉强，与《老子》"吾不知其名"意思相同。

　　另外，还要注意帛书《道原》对河上公《老子》章句、严遵《老子指归》的影响。它对前者的影响，李学勤也指出过，河上公注《老子》第二十五章："道通行天地，无所不入，在阳不焦，托阴不腐，无不贯穿而不危殆也。"① 其中"在阳不焦，托阴不腐"，在帛书那里作"在阴不腐，在阳不焦"。李学勤由此认为，河上公章句引用《道原》，证明司马迁所说河上丈人一系学黄帝、老子确是事实，也支持了帛书《老子》乙本卷前古佚书是"黄帝书"的论点。② 帛书《道原》对严遵《老子指归》也有影响。与《文子》《淮南子》相比，对"道"（"一"）的名号等要素的论述，唯有严遵《老子指归》与帛书《道原》最为接近。

　　综上，可以看出帛书《道原》文本大致流变情况，它是《老子》的阐释性文本，但作者倾向性甚强，一是描述"道"的形象特点，二是描述"道"的作用，三是描述得"道"之圣人在统治过程中，"道"对其意义如何。一定程度上，这也构成了《淮南子·原道》的叙述模式。《文子·道原》叙述模式与它不一样，《文子》的叙述模式是，几乎每段首提"文子曰"云云，或引用"老子曰"开始，接下阐释之。各段之间

---

① 王卡点校《老子道德经河上公章句》，第101页。
② 李学勤：《帛书〈道原〉研究》，第166页。

是平行关系，不是线性纵深结构。这使得它和帛书《道原》与《淮南子·原道》有显著的差异。

（二）《道原》思想细绎

虽说也被归类为宇宙论，但与《太一生水》《恒先》两篇相比，《道原》多有不同。它是以"无"为宇宙始点的模式，但没有具体之物的生成演化。其他两篇似乎不食"人间烟火"，《道原》却比它们更贴近"现实"。《道原》很抽象地讲述"道"的性质和作用，目的为讨论"现实"做铺垫，即这两部分是得"道"圣人统治的背后理据。在这一点上，《太一生水》《恒先》没有非常明确的表述。

与后世类似的文献相比，上文已言，它的内容可分为三大部分：一是描述"道"的形象特点，二是描述"道"的作用，三是描述得"道"之圣人在统治过程中，"道"对其意义如何。就第一点、第二点来说，它与《文子·道原》《淮南子·原道》相关论述并无二致，存在较大差异的是第三部分。首先要看到帛书《道原》与其他黄帝书的关系，它和《老子》乙本卷前其他古佚书抄在了一起，可能暗指它们同属黄帝书系列。得"道"之圣人就是作者心目中的理想君主，才智上"能察无刑（形），能听无［声］"，"知人之所不能知，人服人之所不能得"，统治方法是"上信无事，则万物周扁（遍）。分之以其分，而万民不争。授之以其名，而万物自定"。一是要无为，二是要以名统分，"授之以其名"。前章提到的《伊尹·九主》强调君主"以分听名"，"执符以听"，强调"明分"，帛书《道原》论述和它一致，都体现了黄老刑名法术思想。其次，帛书《道原》所言"抱道执度，天下可一"，反映了战国时期各诸侯国交兵纷争的局面。这两点的逻辑一致，反映了对得道之圣人的期盼，即希望他运"道"之妙，整治纷乱天下而为一。

但《文子·道原》《淮南子·原道》与帛书《道原》的这部分论述相比，有显著的差异。《淮南子·要略》这样论述《原道》主旨："欲一言而寤，则尊天而保真；欲再言而通，则贱物而贵身；欲参言而究，则外物而反情。执其大指，以内洽五藏，瀸涩肌肤，被服法则，而与之终

身，所以应待万方，览耦百变也，若转丸掌中，足以自乐也。"① 这里
"保真""贵身""反情""终身""自乐"，侧重于关注自己的内心世界，
与帛书《道原》有明显的差别。《淮南子》这种论调，在《文子》中也
可见到。《文子·道原》载："圣人忘乎治人，而在乎自理。贵忘乎势
位，而在乎自得。"② "自理""自得"的圣人形象与帛书《道原》中的
得"道"之圣人有一定的差别。赵雅丽认为《文子》"论道的最大特点
是以精诚赋予道以施行之内在动力，通过反观万物而求诸己，内心抱道
推诚，是道得以施行并周行不殆的最后一个环节和关键所在。精诚体道，
也是执道之要而化民的内在动力和修养境界"③。很清楚地表明得道过程
中对圣人内心冲静自得的要求，因此，与帛书《道原》有很大差别。在
这类道家文献自身体系中，这些变化说明了什么？"我们了解，战国时期
的道家即有不一样的趋向，所谓黄老和庄列久已分途。它们都本于老子，
彼此也有影响，但不能说是一个流派。这种情形，与儒分为八，墨分为
三，是相类似的。……从帛书《道原》到《淮南子·原道》的发展，正
能表现出这种变迁的动态。"④ 此说对这种变化的揭示，可谓一语中的。

第四节　先秦秦汉宇宙论整体评述

先秦秦汉宇宙论反映古人对世界终极的追问，通常着眼于如下几个
方面：描述宇宙本原及演化，如大多有对天地、日月、四时形成的思考，
即时空形成的思考；探讨万物形成原因，思考人在这个体系中的位置如
何，这些都是思考宇宙论的着眼点。古人对这个问题持久的热情，使它
有较强的传承性，尽管使用的术语内涵不同，但名称大同小异，着眼
点也出现类化。为了更清楚地认识三种道论在学术史上的地位和价值，
此处对历史上宇宙论模式进行综合研究。以先秦秦汉材料为主，酌情
参考东汉以后的材料。在分析具体宇宙论模式的时候，着眼于以下几
点要素：宇宙本原、宇宙演化模式、生成诸要素之间的关系等等。或

---

① 刘文典撰《淮南鸿烈集解》，第 700～701 页。
② 李定生、徐慧君校释《文子校释》，第 17 页。
③ 赵雅丽：《〈文子〉思想及竹简〈文子〉复原研究》，第 50 页。
④ 李学勤：《帛书〈道原〉研究》，第 168 页。

许只有明白上述三篇文献在这个体系中的位置之后，才能更好地了解它们有哪些不同的地方，这些不同的地方恰恰是评价它们价值的重要基础。

一　先秦秦汉宇宙论类型

（一）虚无创生说

宇宙万物生于无是先秦秦汉时期较为流行的宇宙论模式。是说最早见于《老子》，通行本第四十章载："天下万物生于有，有生于无。"认为宇宙万物的本原是无，无中生有，然后才是天下万物的生成。也提到了"道"的概念，第二十五章载："有物混成，先天地生。寂兮寥兮，独立不改，周行而不殆，可以为天下母。吾不知其名，字之曰道，强为之名曰大。"第二十一章载："道之为物，惟恍惟惚。惚兮恍兮，其中有象。恍兮惚兮，其中有物。窈兮冥兮，其中有精。其精甚真，其中有信。"第十四章载："视之不见名曰夷。听之不闻名曰希。搏之不得名曰微。此三者不可致诘，故混而为一。其上不皦，其下不昧，绳绳不可名，复归于无物。是谓无状之状，无物之象，是谓惚恍。"这几段话，表明了这样的意思：道在天地之前就存在，是万物之母，道是不得不用现实语言描述这种状态的一个词；在人的感知方面，道超出了用感官描述的确定性，所以把它归于无；尽管如此，道之中有象、有物、有精，有生成万物的各种可能性。总之，道是对无的描述，是非具体物质性的存在。这是老子对宇宙本原的解释。

老子也描述了宇宙演化及其模型。通行本第四十二章载："道生一，一生二，二生三，三生万物。万物负阴而抱阳，冲气以为和。"①关于这个说法，历来解释很多。笔者认同河上公章句的解释：一为气，为道所生。二指阴和阳，为气所生。阴、阳和合而成冲气，万物以成，故曰三生万物。和其他宇宙论的模式相比，《老子》未言及天地日月四时的生成，但引入了阴、阳、气的重要概念，给予后世巨大的影响。与之对比

---

① 《庄子·田子方》载："吾游心于物之初。……至阴肃肃，至阳赫赫。肃肃出乎天，赫赫发乎地。两者交通成和而物生焉。……生有所乎萌，死有所乎归，始终相反乎无端，而莫知其所穷。"〔（清）王先谦撰《庄子集解》，第178～179页。〕这似乎是"道生一"云云很好的注脚，不过庄子把天地和阴阳联系在一起。

的是出土文献相关论述。如马王堆汉墓帛书《十大经》中《观》载："群群□□□□□□为一囷，无晦无明，未有阴阳。阴阳未定，吾未有以名。今始判为两，分为阴阳，离为四［时］。"① 这是一生二，二生四的模式，尽管与《老子》不同，但应受《老子》影响。又，上海博物馆藏战国楚竹书《凡物流形》载"闻之曰：豸（貌）生亚（恶），亚（恶）生参，参生吊城（成）结"。② 文字隶定、释读有争议，笔者认可这种读法："闻之曰：一生二，二生三，三生母，母成结。"③ 抛开字词差异不论，这个宇宙生成模式与《老子》所言相差不大。

庄子也有宇宙起源于"无"的论述。《庄子·天地》载："泰初有无，无有无名，一之所起。"④《庚桑楚》载："天门者，无有也。万物出乎无有。有不能以有为有，必出乎无有，而无有一无有。"⑤ "泰"通"太"，古书常见，太初什么都没有，"一"从此而起。他还引入一个概念，那就是"天门"，它和无有等同，万物都是从它这里出来，和《老子》所言的"玄牝之门"类似。《庄子》还有其他类似论述，《至乐》载："察其始而本无生，非徒无生也，而本无形，非徒无形也，而本无气。杂乎芒芴之间，变而有气，气变而有形，形变而有生，今又变而之

---

① 陈鼓应：《黄帝四经今注今译》，第 210 页。

② 马承源主编《上海博物馆藏战国楚竹书》（七），上海：上海古籍出版社，2008 年，第 260 ~ 261 页。

③ 此释文采取《〈上博（七）·凡物流形〉重编释文》说法，复旦大学出土文献与古文字研究中心研究生读书会（邬可晶执笔）：《〈上博（七）·凡物流形〉重编释文》，复旦大学出土文献与古文字研究中心网，2008 年 12 月 31 日。整理者所释的"貌"字，尽管存在隶定分歧，但大多数学者倾向于读为"一"。详参沈培《略说〈上博（七）〉新见的"一"字》，复旦大学出土文献与古文字研究中心网，2008 年 12 月 31 日；杨泽生《上博简〈凡物流形〉中的"一"字试解》，复旦大学出土文献与古文字研究中心网，2009 年 2 月 15 日；苏建洲《〈上博（七）·凡物流形〉"一""逐"二字小考》，复旦大学出土文献与古文字研究中心网，2009 年 1 月 2 日。整理者释文中的"吊"，沈培释为"四"，李锐亦然。（沈培文见上所示。李锐：《〈凡物流形〉释文新编（稿）》，清华大学简帛研究网，2008 年 12 月 31 日。）秦桦林列举《凡物流形》甲本中"女"字写法，指出此字不能释为"四"，赞成"复旦读书会释文"，并对"母""结"做了哲学上的说明。（秦桦林：《〈凡物流形〉第二十一简试解》，复旦大学出土文献与古文字研究中心网，2009 年 1 月 9 日。）

④ （清）王先谦撰《庄子集解》，第 103 页。该书此处作"泰初有无无"，笔者与之断句不同。

⑤ （清）王先谦撰《庄子集解》，第 203 页。

死，是相与春秋冬夏四时行也。"① 很明显地表达出无生气，气生形，然后有形才有生的演化程序。

就系统性上来看，《庄子》没有《老子》强，因为《庄子》没有具体论述宇宙天地日月四时的产生，稍微论述了宇宙演化而已，且经验性描述较多。但《庄子》对万物起源始点的思考，从时间延展的角度，进行了饶有兴致的探讨，《齐物论》载：

> 有始也者，有未始有始也者，有未始有夫未始有始也者。有有也者，有无也者，有未始有无也者，有未始有夫未始有无也者。②

从时间角度追溯万物的始原问题，最先为还没有开始有"未始有始也者"，其次为还没有开始有"有始者"，最后为"有始者"。在论述方法上，逆推着对某个时点进行否定，再进行肯定，然后逼向最初的原点。这种论述方法很像黑格尔（Hegel）对"坏无限"的定义。"坏无限"又叫"恶无限""否定的无限"或"知性的无限"，其定义为："某物成为一个别物，而别物自身也是一个某物，因此它也同样成为一个别物，如此递推，以至无限。这种无限是坏的无限或否定的无限。因为这种无限不是别的东西。""只是有限事物的否定，而有限事物仍然重复发生，还是没有被扬弃。"③ "坏无限"的特点是对有限者的否定，但有限者的有限性并未真正被否定，而是重复发生。从万物的形态上来看，最先是还没有开始有没开始有的形态，其次是还没有开始有无的形态，再次是无，最后是有。但其实还可以接着《庄子》所言万物最初形态的否定之否定向前推进，以至无穷。《庄子》并没有具体的宇宙论，但是其提出的问题，与宇宙论思考问题的角度有一致的地方。到了《淮南子》那里，就把《庄子》思考的这个问题与宇宙论联系起来了。

《淮南子·俶真》有与《齐物论》类似内容，只有极个别字词的差异，并且《淮南子》中相关的每一句话都有相应的宇宙万物状态的形象解释。这一点上，与《庄子》的叙述不同。

---

① （清）王先谦撰《庄子集解》，第 150~151 页。
② （清）王先谦撰《庄子集解》，第 19 页。
③ 〔德〕黑格尔著，贺麟译《小逻辑》，北京：商务印书馆，1980 年，第 206 页。

有始者，有未始有有始者，有未始有夫未始有有始者。有有者，有无者，有未始有有无者，有未始有夫未始有有无者。所谓有始者，繁愤未发，萌兆牙蘖，未有形埒垠堮，无无蠕蠕，将欲生兴，而未成物类。有未始有有始者，天气始下，地气始上，阴阳错合，相与优游竞畅于宇宙之间，被德含和，缤纷茏苁，欲与物接，而未成兆朕。有未始有夫未始有有始者，天含和而未降，地怀气而未扬，虚无寂寞，萧条霄雿，无有彷佛，气遂而大通冥冥者也。有有者，言万物掺落，根茎枝叶，青葱苓茏，萑蔰炫煌，蠉飞蠕动，蚑行哙息，可切循把握，而有数量。有无者，视之不见其形，听之不闻其声，扪之不可得也，望之不可极也，储与扈冶。浩浩瀚瀚，不可隐仪揆度，而通光耀者。有未始有有无者，包裹天地，陶冶万物，大通混冥，深阂广大，不可为外，析毫剖芒，不可为内，无环堵之宇，而生有无之根。有未始有夫未始有有无者，天地未剖，阴阳未判，四时未分，万物未生，汪然平静，寂然清澄，莫见其形，若光耀之，间于无有，退而自失也。曰：予能有无，而未能无无也，及其为无无，至妙何从及此哉。①

这段引文较长，但很好地表达出虚无创生宇宙论的精致看法，当然也可看出《淮南子》对《庄子》这一问题论述的继承和发展。它比《庄子》详细，如果据此特点，以辨伪学文本从详到略易，从略到详难的思路，说《庄子》抄袭《淮南子》，实大谬矣。论述包括两个方面。一是关于宇宙演化时间上的三个阶段——"有未始有夫未始有有始者""有未始有有始者""有始者"的说明，这是天地分判，阴阳始生，万物将成的状态描述。一是宇宙演化过程中四个形态的说明，即"有未始有夫未始有有无者""有未始有有无者""有无者""有有者"，每一阶段分别对天地、阴阳、四时、万物的状态进行了描述，但这种演化的背后，它的动力来自何处，《淮南子》没有说明。

另外，《淮南子》其他诸篇也有虚无创生说，系统性没有上揭之文

---

①　刘文典撰《淮南鸿烈集解》，第 44～46 页。

详细罢了。如《原道》载："夫无形者，物之大祖也。……所谓无形者，一之谓也。所谓一者，无匹合于天下者也，卓然独立，块然独处。……布施而不既，用之而不勤，是故视之不见其形，听之不闻其声，循之不得其身，无形而有形生焉。"① "无形"是万物的本原，万物因此而生，和 "一"同义，它和《老子》"道"的意思差不多。又如《淮南子·说山》载："故有形出乎无形，未有天地能生天地者。"②《诠言》载："洞同天地，混沌为朴，未造而成物，谓之太一。同出于一，所为各异，有鸟有鱼有兽，谓之分物。方以类别，物以群分，性命不同，皆形于有。"③ 从这些描述，可以看出《淮南子》强调有形的万物出于无形，无形的状态是一种混沌状态，也是 "一"的样态。

（二）元气本原说

这种宇宙论模式为道家所拥有，但在不同的道家学派那里，又有不同的表现形式。到了后世，气在不同思想派别中，也被赋予了各自的内涵。

《老子》并没有明确提出元气本原说，所言的 "道"是描述天地万物生成的起始概念，④ 且常用混、浑形容道，也提到了气，但只是一个描述性概念。陈鼓应认为："老子在 '原始'与 '反终'的问题上首开其端，《老子》第一章：'无名天地之始，有名万物之母'，就是对宇宙万物始原的探究；十六章：'万物并作，吾以观复。夫物芸芸，各复归其根'，则是观察万物的归趋。"⑤ "《老子》以 '专气至柔'来描述人的心境在集气时所达到的一种特殊情态；在谈到宇宙本体时，说 '有物混成'的道，'其中有精'，'其精甚真'，这是精气说的发端。"⑥ 这个观点也见诸《管子·内业》："凡物之精，此则为生。下生五谷，上为列

---

① 刘文典撰《淮南鸿烈集解》，第 28 ~ 29 页。
② 刘文典撰《淮南鸿烈集解》，第 539 页。
③ 刘文典撰《淮南鸿烈集解》，第 463 页。
④ 朱伯崑说："在中国哲学史上，关于宇宙形成的理论有两个系统：一是道家的系统，本于《老子》的 '道生一'说；一是《周易》的系统，即被后来易学家所阐发的太极生两仪说。"（朱伯崑：《易学哲学史》第 1 卷，北京：昆仑出版社，2005 年，第 74 页。）其实先秦秦汉宇宙形成理论，还不止这两种。
⑤ 陈鼓应：《易传与道家思想》，北京：三联书店，1996 年，第 74 页。
⑥ 陈鼓应：《易传与道家思想》，第 75 页。

星。流于天地之间，谓之鬼神。藏于胸中，谓之圣人。是故民气，杲乎如登于天，杳乎如入于渊，淖乎如在于海，卒乎如在于己。是故此气也，不可止以力，而可安以德。不可呼以声，而可迎以音。敬守勿失，是谓成德。德成而智出，万物果得。"① 又载："冥冥乎不见其形，淫淫乎与我俱生，不见其形，不闻其声，而序其成，谓之道。……道也者，口之所不能言也，目之所不能视也，耳之所不能听也，所以修心而正形也。人之所失以死，所得以生也。事之所失以败，所得以成也。……凡道无根无茎，无叶无荣。万物以生，万物以成，命之曰道。……精也者，气之精者也。气，道乃生，生乃思，思乃知，知乃止矣。"②

从这些描述来看，精也是气，精气其实就是道，是道的具体形象。指出精气无影无形，但运动不息，弥漫于天地之间，它是构成万物的本原，也是人生命和智慧的根源，但没有讨论精气生成过程及方式。"精气"与《管子》提到的"心"的概念有联系，"心"在稷下道家看来是思想器官。心境安静，精气就能生长和储存。这和战国当时的养生、修炼的方技思想大兴有关，后来"精气"概念被其他学派借用。《吕氏春秋·尽数》载："精气之集也，必有入也。集于羽鸟与为飞扬，集于走兽与为流行，集于珠玉与为精朗……精气之来也，因轻而扬之，因走而行之，因美而良之，因长而养之，因智而明之。"③ 认为万物依靠精气生长。另外，《周易·系辞上》也提到"精气"的概念，陈鼓应认为《系辞》以"精气"流动来解释所谓鬼神情状，乃因袭《内业》之精气说。④

就以上论述来看，稷下道家以"精气"为本原的宇宙论，可以解释天地日月四时的产生，但无法解释产生的动力。稷下道家之后有关"气"的学说，通过气在天地日月星辰四时万物的生成中的表现，强调它的宇宙本原的意义；或者通过对气的不同时期特点的描述，展示宇宙的演化特点。"气"这个概念，笔者感觉与其说它是被描述的对象，还

---

① 黎翔凤撰，梁运华整理《管子校注》，第 931 页。
② 黎翔凤撰，梁运华整理《管子校注》，第 932、935、937 页。除此之外，其他古书也多次提到"精"。如《老子》、《庄子》、马王堆汉墓帛书中的黄帝书中，"精"字屡见。陈鼓应认为"精"是"指一种精致细微的物质元素之意"（陈鼓应：《易传与道家思想》，第 229 页）。
③ 陈奇猷校释《吕氏春秋新校释》，第 139 页。
④ 陈鼓应：《易传与道家思想》，第 229 页。

不如说它作为描述术语而存在。但到了后世，与气有关的宇宙论发展得相当精致。

如《淮南子·天文》载："道始于虚廓，虚廓生宇宙，宇宙生气。气有涯垠，清阳者薄靡而为天，重浊者凝滞而为地。清妙之合专易，重浊之凝竭难，故天先成而地后定。天地之袭精为阴阳，阴阳之专精为四时，四时之散精为万物。积阳之热气生火，火气之精者为日；积阴之寒气为水，水气之精者为月。日月之淫为精者为星辰。天受日月星辰，地受水潦尘埃。"① 天地未生之前，就有道和气的存在，它们之间不是衍生与被衍生的关系而是并存的关系，并且指出天地分判的物理机制——清轻为天，重浊为地，也对日月星辰的生成做出了说明，万物是阴阳两气的运动与变化的结果。这里对前人学说有一定的继承，不是纯粹的以气为本原的宇宙论。

两汉时期，提到气在宇宙生成过程中作用的纬书也不少。《易乾坤凿度·乾凿度》载："夫有形生于无形，乾坤安从生？故曰：有太易、有太初、有太始、有太素也。太易者，未见气也；太初者，气之始也；太始者，形之始也；太素者，质之始也。气、形、质具而未离，故曰浑沦。浑沦者，言万物相浑成而未相离。"② 指出宇宙演化过程分为四个阶段。《孝经钩命诀》载："天地未分之前，有太易、有太初、有太始、有太素、有太极。是为五运。形象未分，谓之太易；元气始萌，谓之太初；气形之端，谓之太始；形变有质，谓之太素；质形已具，谓之太极。五气渐变，谓之五运。"③ 这也是论述天地未分之前的宇宙演化过程，以分析元气变化为主。即以元气的孕育、生成、有形、有质、质形已具为宇宙的演化程序。和《乾凿度》相比，划分阶段不一致，但具体相对应的阶段中，气的特征，差别不大。《乾凿度》的描述术语、宇宙演化方式，在《列子·天瑞》《广雅·释天》《白虎通·天地》诸篇中也有记载，说明这个记载系统的强大。

除以上纬书的论述，也有借鉴纬书有关术语进行宇宙论思考的，多以对气的生成过程中的状态描述为主。张衡《灵宪》载：

---

① 刘文典撰《淮南鸿烈集解》，第 79～80 页。
② （清）赵在翰辑《七纬》卷一，《纬书集成》，第 777 页。
③ （清）赵在翰辑《七纬》卷三七，第 1031 页。

太素之前，幽清玄静，寂漠冥默，不可为象。厥中惟虚，厥外惟无。如是者永久焉，斯谓溟涬，盖乃道之根也。道根既建，自无生有，太素始萌；萌而未兆，并气同色，浑沌不分。故《道志》之言云："有物浑成，先天地生。"其气体固未可得而形，其迟速固未可得而纪也。如是者又永久焉，斯谓庬鸿，盖乃道之干也。道干既育，有物成体。于是元气剖判，刚柔始分，清浊异位。天成于外，地定于内。天体于阳，故圆以动；地体于阴，故平以静。动以行施，静以合化。堙郁构精，时育庶类，斯谓太元，盖乃道之实也。在天成象，在地成形。天有九位，地有九域；天有三辰，地有三形。有象可效，有形可度。情性万殊，旁通感薄，自然相生，莫之能纪。于是人之精者作圣，实始纪纲而经纬之。①

张衡把宇宙演化分成三个阶段。第一个阶段是"溟涬"，"道之根"阶段，也就是太素以前的阶段，这时世界处于幽深、清静、寂寞无声的状态。第二个阶段是"庬鸿"，"道之干"阶段，无形之物生出元气，"太素"刚刚萌发，没有形状，与气同色，混沌不分。第三阶段是"太元"，"道之实"阶段，元气开始分离，天地始生。天成于外，地定于内。天体阳而动，地体阴而静。天地合化，孕育出万物。

东汉王符也有宇宙本原和演化的论述，《潜夫论·本训》载：

上古之世，太素之时，元气窈冥，未有形兆，万精合并，混而为一，莫制莫御，若斯久之，翻然自化，清浊分别，变成阴阳。阴阳有体，实生两仪，天地壹郁，万物化淳，和气生人，以统理之。是故天本诸阳，地本诸阴，人本中和。三才异务，相待而成，各循其道，和气乃臻，机衡乃平。②

① 《续汉书·天文志上》刘昭注引，（南朝宋）范晔撰，（唐）李贤等注《后汉书》，第3215～3216页。

② （汉）王符著，（清）汪继培笺，彭铎校正《潜夫论笺校正》，北京：中华书局，1985年，第365～366页。

王符显然承认宇宙本原是"气"的说法，对太素之前阶段的描述，和张衡所述大体相同。前面已经说到"精"也是气的一种，王符认为万精合并然后产生一，清浊由此分别，阴阳有体，天地产生，最后万物生成。

东汉以降，以气为本原的宇宙论，历代都有，具体叙述大致不超过前面所言的规模，在术语的运用上、宇宙演化的模式上，呈现出较强的承传性，限于本书的主题，此不详论。①

（三）宇宙神创论

这种宇宙论的叙述模式，常常以神灵（其实也是攀附于人而生的形象）的生理行为来比拟天地四时的产生，或者把神灵身体一定的物理特征与宇宙中的日月星辰联系起来。"宇宙神创论原起于人们对天地形成动因的迷惑，后起于对神灵的崇拜，同时把人体与天地相比附的思想有关。……佛教传入中国之后，宇宙神创说便大行其道，而道家更推波助澜，从而融合成宇宙神创论这一流派。"②

先秦秦汉就有神创说的萌芽，"神"的形象也各有差别。《山海经·海外北经》载："钟山之神，名曰烛阴，视为昼，瞑为夜，吹为冬，呼为夏。"③古人认为昼夜的交替是神灵的眼睛的开合而已，冬夏的交替是神灵的吹呼造成的，用神灵的生理行为来比拟昼夜的更替以及四时的生成。《山海经·大荒南经》载："羲和者，帝俊之妻，生十日。"④《山海经·大荒西经》载："帝俊妻常羲，生月十有二。"⑤袁珂认为："《世本·帝系》（张澍稡辑补注本）云：'帝喾下妃娵訾氏之女，曰常仪，是生帝挚。'羲、仪声近，常羲即常仪也，帝俊亦即帝喾也。《吕氏春秋·勿躬》篇云：'尚仪作占月。'毕沅注云：'尚仪即常仪，古读仪为何，后世遂有嫦娥之鄙言。''鄙言'与否姑无论矣，然其说诚不可磨也。是'生月十二'之月神常羲神话，乃又逐渐演变而为奔月之嫦娥神话。"⑥

---

① 魏晋南北朝、唐宋、元明清时期的宇宙本原及演化学说，以及近代受西方宇宙本原与演化说的影响，详参陈美东《中国古代天文学思想》，第63~87页。

② 陈美东：《中国古代天文学思想》，第108页。

③ 袁珂校注《山海经校注》（增补修订本），成都：巴蜀书社，1993年，第277页。

④ 袁珂校注《山海经校注》（增补修订本），第438页。

⑤ 袁珂校注《山海经校注》（增补修订本），第463页。

⑥ 袁珂校注《山海经校注》（增补修订本），第463页。

这是从神灵的生育角度来谈日月的诞生。

如果说以上材料多从神话的角度，解释天地日月四时产生，还不成系统，那么以下记载整体性、系统性就强多了。《淮南子·精神》载："古未有天地之时，惟像无形，窈窈冥冥，芒芠漠闵，澒濛鸿洞，莫知其门。有二神混生，经天营地，孔乎莫知其所终极，滔乎莫知其所止息，于是乃别为阴阳，离为八极，刚柔相成，万物乃形，烦气为虫，精气为人。"① 天地之前，无形、无序，这时二神出现，分别经营天地，超越时空局限，后来分出阴气和阳气，分离出空间方位，依据阴阳刚柔的特性，和合生成有形的万物。

出土简帛文献中，湖南长沙子弹库帛书乙篇中的记载，② 非常值得关注，它是现存所见时代最早的神灵创世神话，释文如下：

　　日故熊包戏，出自□䨔，居于畟□，厥田(?)渔，渔□□□女，梦梦墨墨，亡章弼弼，□妥水□风雨，是于乃娶虘□□子之子，曰女娲。[1]是生子四□，是襄天践，是格参化，废(?)逃，为禹为离以司堵，[2]襄晷天步，趤乃上下朕断，山陵不迍，乃命山川四海，□熯气害（＝豁）气，以为其迍，以涉山陵泷淈渊漫，未有日月，四神相隔，乃步以为岁，是惟四时。

　　长曰青榦，二曰朱四单，三曰翏黄难，四曰㶴墨榦，千有百岁，日月夋生，九州不平。山陵备峍，四神乃(?)作(?)至于覆。[3]天方

①　刘文典撰《淮南鸿烈集解》，第218页。此外《淮南子·原道》提到了"二皇"，不过那时已经有了天地，与这里的"二神"好像还不完全一样，"二神"时候还没有天地。闻一多认为"二皇""二神"皆指伏羲、女娲。（闻一多：《伏羲考》，上海：上海古籍出版社，2006年，第16页。）这样一来，它和下面所言的楚帛书故事同属一个体系，只是没有楚帛书的详细而已。

②　笔者以李零释文为主（李零：《楚帛书研究（十一种）》，第57～64页），但没有完全摹写古文字字形，假借字直接破读写出。部分争议大且比较重要的文字，略加解释。此部分名称称呼不一，李学勤称之为《四时篇》。（李学勤：《楚帛书的古史与宇宙论》，见氏著《简帛佚籍与学术史》，第47～55页。）冯时称之为《创世章》。（冯时：《中国天文考古学》，第18页。）连劭名称之为帛书《神话篇》。（连劭名：《长沙楚帛书与中国古代的宇宙论》，《文物》1991年第2期，第40页。）李零只是简单地称其为"乙篇"。讨论长沙子弹库帛书的相关文献，参看《战国文字论著目录索引》一书，但只记载2003年12月31日之前出版的论著，最近十几年的研究论著，未有收录。（徐在国：《战国文字论著目录索引》，北京：线装书局，2007年，第1335～1359页。）

动，扞蔽之青木、赤木、黄木、白木、墨木之精。炎帝乃命祝融以
四神降，奠三天；^[4]累思敦，奠四极（？）。^[5]曰：非九天则大畞，则毋
敢天毅天灵。帝夋乃为日月之行。

共工□步十日四时，□□神则闰四□。毋思百神，风雨晨袆，
乱作，乃赻日月以转相□息，有宵有朝，有昼有夕。

［校注］

〔1〕此字隶定，争议很多，但都读为"娲"。何琳仪隶定为从王从出。① 刘信芳
隶定为从出从昱。② 李学勤隶定为从出从艹从土。③ 李零隶定为填。④ 刘彬徽隶定为
从鼎从出。⑤

〔2〕禹即夏禹，禼即商契。商承祚、陈邦怀均如此认为。⑥ 禼在元部，契在月
部，一声之转，可通。

〔3〕覆，连劭名认为，此处指天盖。⑦

〔4〕三天，杨宽认为是三重天的结构。⑧ 连劭名认为是太阳运行的轨道，即外
衡、中衡、内衡。外衡是冬至日道，中衡为春、秋分日道，内衡为夏至日道。⑨ 冯时
亦推衍此说。⑩ 笔者这里取连、冯二人的说法。

〔5〕《尔雅·释地》载："东至于泰远，西至于邠国，南至于濮铅，北至于祝
栗，谓之四极。"郭璞注："皆四方极远之国。"⑪ 在古代地理方位中，古人把观察者
的眼睛所在视为一种"极"，把由近及远望出去的眼界范围视为另一种"极"，称为
"四极"。⑫ 奠四极，也就是使四方端正之意。

---

① 何琳仪：《长沙帛书通释》，《江汉考古》1988 年第 2 期，第 77～78 页。
② 刘信芳：《子弹库楚墓出土文献研究》，台北：艺文印书馆，2002 年，第 20 页。
③ 李学勤：《释楚帛书中的女娲》，《湖南省博物馆馆刊》2006 年第 3 期，第 169～170 页。
④ 李零：《李零自选集》，第 254 页。
⑤ 刘彬徽：《楚帛书"女娲"字释考论》，中国古文字研究会、吉林大学古文字研究室编
　　《古文字研究》第 27 辑，北京：中华书局，2008 年，第 368～369 页。
⑥ 商承祚：《战国楚帛书述略》，《文物》1964 年第 9 期，第 15 页。陈邦怀：《战国楚帛
　　书文字考证》，中国古文字研究会、中山大学古文字研究室编《古文字研究》第 5 辑，
　　北京：中华书局，1981 年，第 239 页。
⑦ 连劭名：《长沙楚帛书与中国古代的宇宙论》，第 40 页。
⑧ 杨宽：《战国史》，上海：上海人民出版社，2003 年，第 358 页。
⑨ 连劭名：《长沙楚帛书与中国古代的宇宙论》，第 40 页。
⑩ 冯时：《中国天文考古学》，第 37 页。
⑪ （清）郝懿行撰《尔雅义疏》，上海：上海古籍出版社，1983 年，第 844 页。
⑫ 李零：《中国方术续考》，第 196 页。

尽管存在缺字情况，在断句标点方面也没取得一致意见，但可以看出来这篇文献掺杂古史和原始创世观念于一体。宇宙洪荒，一片混沌，伏羲初降，后来娶女娲为妻，生下四子，天地开立。夏禹划定天地的广狭，上分九天，测量天周度数，奔波于天地之间。大地上山陵横阻，导致洪水泛滥，禹便跋山涉水，疏通山川。那时日月还没产生，伏羲、女娲所生四子，推步时间，确立四时。千百年后，日月方才出生。这时九州不平，山陵倾斜，四子守护着支撑天盖的五根柱子。炎帝又命祝融，让四子定出春秋二分和冬夏二至在天盖上运行的轨道，定出东西南北四正方向，帝俊开始操纵日月正常运行起来。最后一段，因为残缺，不能完全知晓意思。冯时认为讲述了共工设置历法的错误，但四子创设闰法，使年岁有序。共工又使风雨无定，朔晦失序，但四子迎送日月，使各行其道，人世间才有朝、昏、昼、夜的区别，创造宇宙的过程到此结束。①

学界公认楚帛书是阴阳家的著作，蕴含着楚国流行的古史传说和宇宙论，成书年代下限约在公元前 300 年。文本构成上，受马王堆汉墓帛书黄帝书《经》的影响，阴阳数术一派侈言天道，接受道家的影响，实在是意料中的事。② 从这个表述来看，战国时期，不只道家思考、关注宇宙论，其他诸子也对这个问题很感兴趣，彼此之间相互影响。有相同或相近的思考着眼点，比如都会解释天地日月四时的产生，但背后解释系统不一样。阴阳家虽然也利用伏羲女娲的故事传统，③ 但把它和当时的知识背景联系起来。

先秦秦汉时期也有其他宇宙神创学说，但神的形象和上面所言不同，

---

① 冯时：《中国天文考古学》，第 44 页。对于此段文字的意思，学者们有认知分歧。连劭名认为此段叙述历法的产生。（连劭名：《长沙楚帛书与中国古代的宇宙论》，第 40页。）李学勤认为是四时紊乱造成的灾异。（李学勤：《楚帛书的古史与宇宙论》，见氏著《简帛佚籍与学术史》，第 52 页。）

② 李学勤：《简帛佚籍与学术史》，第 55、82~83 页。

③ 伏羲和女娲的名字，都是在战国时才开始出现于载籍中，伏羲见于《易·系辞下》，《管子》之《封禅》《轻重戊》，《庄子》之《人间世》《大宗师》《胠箧》《缮性》《田子方》，《尸子·君治》，《荀子·成相》，《楚辞·大招》，《战国策·赵策二》。女娲见于《楚辞·天问》《礼记·明堂位》《山海经·大荒西经》。关于他们的图像，有石刻和绢画两类，石刻中以东汉武梁祠画像最为有名，绢画中有隋高昌故址出土的阿斯塔那墓室彩色绢画（斯坦因《亚洲腹地考古记》中有该图），时间都晚于战国时期。

颇应注意的是两汉纬书材料。《乾凿度》载:"圣人凿开天路,显彰化源。大天氏云,一大之物目天,一块之物目地。一气之霈名混沌,一气分万霈,是上圣凿破虚无,断气为二,缘物成三。"① 圣人凿破虚无,分成阴阳二气,生出天地万物。此处"圣人"和《淮南子·精神》中的"二神"没什么区别,只是描写比它形象具体而已。其他纬书,如《遁甲开山图》载:"有巨灵胡者,遍得坤元之道,能造山川,出山河。"②《太平御览》卷一引《遁甲开山图》载:"丽山氏分布元气,各生次序,产生山谷。"③ 所谓的"巨灵""丽水氏"都是创世的"神",只是创造出来的具体事物不同罢了。

但古代最著名宇宙神创论是盘古开天地的神话,出现并不算早,但影响极大,且这一开天辟地的母题,后世有不同的演化。吴国徐整《三五历纪》说道:

> 未有天地之时,混沌状如鸡子,溟涬始牙,濛鸿滋萌。岁在摄提,元气肇始。④
>
> 天地混沌如鸡子,盘古生其中,万八千岁,天地开辟,阳清为天,阴浊为地。盘古在其中,一日九变,神于天,圣于地。天日高一丈,地日厚一丈,盘古日长一丈,如此万八千岁,天数极高,地数极深,盘古极长。后乃有三皇。数起于一,立于三,成于五,盛于七,处于九,故天去地九万里。⑤

---

① (清)赵在翰辑《七纬》卷一,《纬书集成》,第 778 页。
② (梁)萧统编,(唐)李善注《文选》,第 37 页。《太平御览》卷一引作"有巨灵者,偏得元神之道,故与元气一时生混沌"。〔(宋)李昉等编《太平御览》,第 1 页。〕所言与此相比有一定的差异,但是"巨灵"创世作用,可以从中清楚地看到。
③ (宋)李昉等编《太平御览》,第 1 页。
④ (宋)李昉等编《太平御览》,第 8 页。
⑤ (唐)欧阳询撰,汪绍楹校《艺文类聚》,上海:上海古籍出版社,1999 年,第 2~3 页。盘古之名并非徐整首次提出,应有所本。宋黄休复《益州名画录》卷下"无画有名"条引《益州学馆记》云:"献帝兴平元年,陈留高朕为益州太守,更葺成都玉堂石室,东别创一石室,自为周公礼殿。其壁上图画上古、盘古、李老等神。"〔(宋)黄休复:《益州名画录》,北京:人民美术出版社,1964 年,第 61 页。〕由此可见,最迟东汉末,已经有盘古名号。

徐整论述整合了前人的经验，把元气肇始以前的状态比成鸡卵状，和张衡"浑天如鸡子，地如蛋中黄"的浑天说，应有一定的关系，徐整认为元气肇始之年岁在摄提，则吸收了《尚书考灵曜》的思想。[①] 这个故事后来有一定的演化，但是盘古作为天地万物之祖的形象没有根本的改变。如南朝梁任昉《述异记》卷上载：

> 昔盘古氏之死也，头为四岳，目为日月，脂膏为江海，毛发为草木。秦汉间俗说：盘古氏头为东岳，腹为中岳，左臂为南岳，右臂为北岳，足为西岳。先儒说：盘古氏泣为江河，气为风，声为雷，目瞳为电。古说：盘古氏喜为晴，怒为阴。吴楚间说：盘古氏夫妻，阴阳之始也。[②]

盘古尸解以后，身体的器官化为日月山川，生理活动也与一定的天气变化有关，这些自然界的现象，在徐整那里没有给出具体的解释。

其他文献对徐整说法进行改造和发展，如东晋葛洪《枕中书》引《真书》曰：

> 昔二仪未分，溟涬鸿濛，未有成形，天地日月未具，状如鸡子，混沌玄黄。已有盘古真人，天地之精，自号元始天王，游乎其中。溟涬经四劫，天形如巨盖，上无所系，下无所根。天地之外，辽属无端，玄玄太空，无响无声，元气浩浩，如水之形。下无山岳，上无列星，积气坚刚，大柔服结，天地浮其中，展转无方。若无此气，天地不生。天者，如龙旋回云，中复经四劫，二仪始分，相去三万六千里，崖石出血成水，水生元虫……元始天王在天中心之上……复经二劫，忽生太元玉女……[③]

---

① 陈美东：《中国古代天文学思想》，第 112 页。
② （梁）任昉：《述异记》，（明）程荣校辑《汉魏丛书》，长春：吉林大学出版社，1992 年，第 697 页。
③ （东晋）葛洪撰《元始上真众仙记》，《正统道藏》第 5 册，台北：艺文印书馆，1977 年，第 3312 页。《元始上真众仙记》又名《枕中书》《枕中记》，旧题葛洪撰。《四库提要》及余嘉锡《四库提要辨证》均考定非葛洪所撰，系后人依托。

　　此处杂糅多家认识，其中"劫"是佛教中表示时间单位的词语。盘古并没有尸解，而是高居天的中心之上。也认可前代元气本原说，天地悬浮在元气中，不停运动。所论盘古作用固然很大，但是和严格的神创论有一定的区别。[①]

　　魏晋之后，在道家著作体系中，宇宙神创论不断被申说。但老子多替代了盘古，为日月万物之灵，并且在宇宙演化方面，相较于早期的此类记载，陈说系统越来越精致、细密。"宇宙神创论只是中国古代宇宙演化理论中的一个流派，总的来说并不占重要的地位，而占主要地位的则是不借助神力的自然演化的思想。"[②]

（四）阴阳五行宇宙论

　　之前学界对宇宙论的认识多集中于对以阴阳五行为主要结构的思维模式的研究上，其实严格说来，与前述先秦秦汉宇宙论模式相比，阴阳五行宇宙思维模式还不是一种真正的宇宙论。它没有宇宙终极或本原的叙述，自然就没有生成演化的模式，相应地，也没有时空等要素的生成。但是，它以先秦数术、方技等知识体系为背景，综合时间、空间、天文、地理、人伦等多个系统，影响不可小觑。为了叙述的完备，此处简单综述一下相关观点。

　　司马谈《论六家要指》把阴阳家列在儒、墨、法、名、道之前，"尝窃观阴阳之术，大祥而众忌讳，使人拘而多所畏"。[③]《史记》提到齐国邹衍曾"深观阴阳消息"，作《终始》、《大圣》之篇。[④] 这是古书中关于此派的介绍，但作为一个学派，并没有经典流传于世。前述提到的

---

① 天地由神灵尸解之说，在一些佛教经典中也有论述，《摩登伽经·明往缘品》以及《释楞伽经》中"外道"《小乘涅槃论》均有相关记载，饶宗颐认为魏晋学者所乐道的"混沌如鸡子"说，以及盘古尸解之说，应与佛教传入中国有关，"疑即因印度天文思想的输入刺激所引起"。（饶宗颐：《梵学集》，上海：上海古籍出版社，1993 年，第 63 页。）陈美东则认为，这些思想在古印度和古中国应是各自独立产生的，然而随着佛教的传入，在魏晋或其后某一时期，二源合而为一流，更加大了其说的影响力。（陈美东：《中国古代天文学思想》，第 117 页。）

② 陈美东：《中国古代天文学思想》，第 119 页。

③ （汉）司马迁撰，（南朝宋）裴骃集解，（唐）司马贞索隐，（唐）张守节正义《史记》，第 3289 页。

④ （汉）司马迁撰，（南朝宋）裴骃集解，（唐）司马贞索隐，（唐）张守节正义《史记》，第 1368 页。

长沙子弹库帛书，算是阴阳数术家文献，除此之外，相关材料不多见。现代的学者多以一些零星的材料，探讨该学派的性质。冯友兰把这一学派称为"阴阳五行家"，并将其界定为一个糅合科学与方术的哲学体系。[①] 李约瑟（Joseph Needham）更是将阴阳家翻译成"自然学派"或"准科学家"，以区别于汉代儒家的"现象论"或"伪科学"，并称邹衍是"所有中国科学思想的真正始祖"。[②] 史华兹（Benjamin Schwartz）则与李约瑟相反，将邹衍视为把宇宙观与儒家价值观融合的汉代儒家先驱，而非"自然科学家"或"准科学家"。史氏认为中国的关联性宇宙观主要关注政治、历史及价值观，而非自然研究或科技。[③] 笔者认为二者对阴阳家的定性，从根本上讲不算矛盾。先秦秦汉对宇宙思考的主要从业人员是巫觋、星占家、史官这几类人，李约瑟从宇宙论的研究对象定性他们的身份，史华兹从他们的思考价值考虑，二者本质上不冲突。

在该学派性质以外的社会、文化、政治意义探讨上，中外表现出两种不同的态度。与20世纪初对传统文化的否定多于肯定的态度一致，梁启超和顾颉刚认为阴阳五行是"两千年来中国迷信之大本营"[④]，"中国人的思想律"[⑤]。用结构主义的方法探讨思维的起源、逻辑和功能时，欧洲社会学家涂尔干以及人类学家列维-施特劳斯注意到中国的阴阳五行宇宙观。"结构主义对中国宇宙观研究的最大贡献，是将宇宙观及社会视为一个统一整体中相互关联的部分。这种全面的方法，将宇宙观由纯哲

---

① 冯友兰：《中国哲学史新编》第 2 册，北京：人民出版社，1983 年，第 299 ~ 301、316 页。

② Joseph Needham and Wang Ling, *Science and Civilisation in China*, Vol. 2, Cambridge：Cambridge University Press, 1956, pp. 232 – 253.

③ Benjamin I. Schwartz, *The World of Thought in Ancient China*, Cambridge, MA：Harvard University Press, 1985, pp. 356 – 359. 用"关联性宇宙观"概括中国的宇宙观，是由葛兰言（Marcel Grannet）在 20 世纪 30 年代首次明确提出，并由葛瑞汉（A. C. Graham）在 80 年代确立为西方汉学的主流概念。Marcel Grannet, *La pensée chinoise*, Paris：La Renaissance du Livre, 1934. A. C. Graham, *Yin – Yang and the nature of Correlative Thinking*, Singapore：Institute of East Asian Philosophies, 1986；*Diaputers of the Tao*, La Salle, Illinois：Open Court, 1989.

④ 梁启超：《阴阳五行说之来历》，顾颉刚主编《古史辨》第 5 册，上海：上海古籍出版社，1982 年，第 343 页。

⑤ 顾颉刚：《五行终始下的政治和历史》，《古史辨》第 5 册，第 404 页。

学的局限中解放出来。"① 后来，英国学者葛瑞汉（A. C. Graham）在研究关联性宇宙观时，又把历史、哲学、语言学与结构主义相结合，进行了修正。新儒家代表杜维明也承认中国创世概念中的另一部分含义：有机的整体和万物的相关（organismic wholeness and interconnectedness of all being）。在他看来，"本然自生的过程展示了三个基本机制：连续性、整体性、动势性"（continuity，wholeness，dynamism），② 这个表述与其他西方学者把阴阳五行宇宙观定性为"关联性宇宙观"的看法差别不大。夏德安根据对古代医书以及技术文献的研究，认可葛瑞汉的观点，认为关联性宇宙观源于战国时代的技术传统。他以"自然哲学与崇拜思想"描述技术传统，冲破了科学史分割科学、宗教与法术的传统。③

　　综上来看，西方学者注意到阴阳五行宇宙观的数术起源背景，且热衷于探讨其影响到的文化、社会、政治。从体现阴阳五行宇宙观的具体材料出发，比如从出土的日书材料入手，探讨当时的技术与哲学之间的关系，④ 探讨这种宇宙观在国家建设中的角色，学术气魄要比早些时候探讨这个问题的中国学者大。但是这种技术与哲学之间的关系，并不只是表现在阴阳五行宇宙观中，其他宇宙论模式也或多或少地涉及。

　　另外，古代还有以水为本原的宇宙论，前文《太一生水》思想探讨部分已有论述，此处不赘。从以上宇宙论模式来看，以水为本原的宇宙论，在宇宙演化的动力方面，无法给予圆满自足的回答。但是由于"水"在阴阳五行学说中的位置，这种模式与数术、《周易》八卦的结合有潜在的优势，此点为其他模式所不及。《恒先》是以"无"为本原的宇宙论模式，体系繁复细密，在宇宙演化动力方面，比其他模式有优势，

① 王爱和：《中国宇宙观与西方理论模式》，刘笑敢主编《中国哲学与文化》2007 年第 1辑，桂林：广西师范大学出版社，第 223 页。

② Tu Weiming, The Continuity of Being: Chinese Visions of Nature, reprinted in Tu Weiming, *Confucian Thought: Selfhood as Creative Transformation*, NewYork. : State University Press of New York, 1985, pp. 35 – 53.

③ Donald Harper, *Early Chinese Medical Literature: The Mawangdui Medical Manuscripts*, New York: Columbia University Press, 1998, pp. 8 – 11.

④ 例如叶山（Robin Yates）对秦代官僚制度的研究，从睡虎地秦墓日书探索国家管理的技术、实践及象征性控制。席文（Sivin）也从同一兴趣出发，探讨古代中国宇宙、身体及国家的关系。对二者研究中的具体操作方法，王爱和有相应的评论。（王爱和：《中国宇宙观与西方理论模式》，第 236～238 页。）

所言"反""复"等概念是为找到关怀现实的方法而向"道"回溯的内在理据。以"气"为本原的宇宙论是古代中国主流宇宙论，并且"气"在后世不断被申说，显示出这种宇宙论的强大生命力。神创宇宙论以生物发生学为背景，宇宙演化得到形象的说明，但神的形象也往往被宗教利用。阴阳五行宇宙论严格说来不是宇宙论，主要是因为只留于"术"的层面，没有终极关怀，似乎更像一种思维模式，凭借一定的数术资源背景，依靠配数、配物原理，以期沟通一定时空中的天人关系。

二　三种道论在学术史上的地位

从两个层面来看它们：一是把它们自身的思考看成一个系统，这个系统又从何而来，三者在这个系统中的各自地位如何；一是结合前面所言先秦秦汉宇宙论类型，探讨它们宇宙论的哲学地位。同时也结合相关的宗教学知识，探讨宇宙论存在的意义，实际上也正是在这个背景下来看它们的中国特色。

（一）道论系统

从以下两个角度进行探讨：一是从三者都出自楚地的事实，探讨楚文化对其影响；一是从宇宙思考的知识分布结构上，探讨它们之间的差异。

这种思考代表着一个强大的传统。根据传统文献、现代理论以及考古发现，尤其是考古发现中的良渚玉琮、濮阳龙虎、凌家滩玉龟玉版的知识，葛兆光认为："第一，中国古代思想世界一开始就与'天'相关，在对天体地形的观察体验与认识中，包含了宇宙天地有中心与边缘的思想，而且潜含了中国古代人们自认为是居于天地中心的想法""第二，由天地四方的神秘感觉和思想出发的运思与想象，是中国古代思想的一个原初起点""第三，这种象征天地的器物与解释宇宙的知识，由于前者拥有与天地的'同构性'和后者拥有解释的'权威性'，所以也含有神秘力量，并成为一种技术"。① 这是对前思想史原始观念的评介。原始观念本身作为共享的思考资源，也为后世所考量，在知识谱系上有新的分化以及结构差别。另外，也有学者认为，考古材料中的一些内

---

① 葛兆光：《中国思想史》第 1 卷，第 19 页。

容对道家思想的兴起，也有一定的作用，罗泰（Lothar von Falkenhaus-en）的观点值得注意，他从东周青铜器铭文中的相关内容以及宗教仪式入手，谈这个问题。①

从地域上而言，以《太一生水》为代表的三篇宇宙论都是楚文化系统中的产物，所以要考虑到楚地文化氛围对其施加影响。此点后文有详论，此处略微道及。从相关记载来看，楚地是一个神话和宗教特别发达的地方。以《楚辞》为代表的楚地先秦文献当中，有大量的神话，在这一点上，其他地方的文献与之无法抗衡。② 钟敬文把楚地的神话分为以下五类：一是自然力及自然现象的神；二是神异境界（附想象的宇宙观）；三是异常动植物（附异形人）；四是神仙鬼怪；五是英雄传说及其他奇迹。③ 文崇一则分为四类：天地神话（如重黎绝地天通）、自然神话（如东君、山鬼等自然现象）、神怪神话（如委蛇、封豨等）、英雄神话（如祝融、羿射封狐等）。④ 分类不尽相同，但都反映出楚地神话包含内容的广泛。其中的天地神话，与宇宙论有一定的关系。《尚书·吕刑》载："皇帝哀矜庶戮之不辜，报虐以威，遏绝苗民，无世在下，乃命重黎，绝地天通，罔有降格。"⑤ 这个"绝地天通"的神话故事，亦见于《国语·楚语下》"观射父论绝地天通"一章，且所言较前者为详，成为楚地典型的创世神话。讲述了"古者民神不杂"，少暤"民神杂糅"，颛顼命"重司天以属神""黎司地以属民"，"使复旧常"三个阶段。⑥ 创世神话与宇宙论有大致相同的思考对象，尽管它在系统的精致程度上没有后者突出，也没有终极关怀，但我们还是认为一定的知识文化背景具有很强的传承性，楚地发达的创世神话背景，对以《太一生水》为代表的宇宙论演化模式，有一定的影响。其他楚地文献也探讨了天地问题，

①　Lothar von Falkenhausen, "Sources of Taoism: Reflection on Archaeological Indicators of Religious Change in Eastern Zhou China," *Taoist Resources*, Vol. 5, No. 2, 1994, pp. 1–12.

②　茅盾把中国神话分成北（黄河流域）、中（长江汉水流域）、南（长江以南地区）三部分。南部最少，北部次之，中部保存得最多，楚神话是其代表之一。［玄珠（茅盾）：《中国神话研究ABC》，上海：世界书局，1929年，第13~34页。］

③　钟敬文：《楚词中的神话与传说》，广州：国立中山大学语言历史研究所，1930年，第12页。

④　文崇一：《楚文化研究》，台北：精华印书馆股份有限公司，1967年，第120页。

⑤　（汉）孔安国传，（唐）孔颖达疏《尚书正义》，第247~248页。

⑥　徐元诰撰《国语集解》，王树民、沈长云点校，第512~516页。

尽管不以神话形式展开。如屈原《天问》说道："遂古之初，谁传道之？上下未形，何由考之？冥昭瞢暗，谁能极之？……圜则九重，孰营度之？惟兹何功，孰初作之？斡维焉系，天极焉加？八柱何当，东南何亏？九天之际，安放安属？隅隈多有，谁知其数？天何所沓，十二焉分？日月安属，列星安陈？"① 其他道家文献中，楚人提出了类似问题，《庄子·天下》载："南方有奇人焉，曰黄缭，问天地所以不坠、不陷、风雨雷霆之故。惠施不辞而应，不虑而对，遍为万物说。"② 南方楚地黄缭询问天地结构以及自然现象发生的原因，反映了楚人对思考此类问题的持久热情。但黄缭所思所想还不是严格意义上的宇宙论，因为没有终极关怀，而有无终极关怀则是判断是不是宇宙论的重要标准，后文申说。

楚地宗教也远较其他地方兴盛发达。《国语·楚语下》载："九黎乱德，民神杂糅，不可方物，夫人作享，家为巫史，无有要质。民匮于祀……烝享无度，民神同位。"③ 九黎就是生活在南方的部落集团，所以远古时代，楚地巫风弥漫。《列子·说符》载："楚人鬼而越人礼。"④《汉书·地理志下》载："陈国，今淮阳之地。……妇人尊贵，好祭祀，用史巫，故其俗巫鬼。"又载："（楚）信巫鬼，重淫祀。"⑤ 陈为楚灭，属楚。东汉王逸的《楚辞·九歌序》载："昔楚南郢之邑，沅湘之间，其俗信鬼而好祀。"⑥ 以上记载不约而同提到"巫"，这是探讨楚地宗教特点的重要切入点。西方学者艾克斯（Erkes）、霍克思（Hawkes）等人把楚巫当成萨满（Shaman）来看待，⑦ 限于本书主题，此不详论楚地的巫和巫术。⑧ 大

---

① （宋）洪兴祖撰《楚辞补注》，白化文等点校，第 85～88 页。

② （清）王先谦撰《庄子集解》，第 298～299 页。

③ 徐元诰撰《国语集解》，王树民、沈长云点校，第 514～515 页。

④ 杨伯峻撰《列子集释》，第 260 页。

⑤ （汉）班固撰，（唐）颜师古注《汉书》，第 1653、1666 页。

⑥ （宋）洪兴祖撰《楚辞补注》，白化文等点校，第 55 页。

⑦ E. Erkes, "The God of Death in Ancient China," *T'ung Pao*, Vol. 35. 1935, pp. 196–197. D. Hawkes, *Ch'u Tz'u：The Songs of the South*, Oxford：Clarendon Press, 1959, p. 35. 这个说法对后继学者影响较大，如张光直、林富士等都有相关论著。

⑧ 并不是仅有楚地巫和巫术特别兴盛发达，它的起源甚早。陈梦家《商代的神话与巫术》一文利用卜辞与传世文献中的各种材料，讨论了这个问题。见《陈梦家学术论文集》，北京：中华书局，2016 年，第 57～121 页。张光直《商代的巫与巫术》也论述了这个问题，见氏著《中国青铜时代》，北京：三联书店，1999 年，第 252～280 页。所以商代的巫与巫术，发展到后世（比如楚地巫风的发达），其间经历了什么样的变化，值得探讨。

略而言，楚地宇宙论的发达，一是与楚地人民耽于冥思，热衷于形而上的思考有很大的关系，楚地宇宙论的发达与其地神话、宗教的发达相一致，三者在思维类型上有相似性。二是它们都反映了一定的信仰世界，但有层次差别，神话和宗教是宇宙论呈现的"毛坯"，如前所述，宇宙神创论就是以神话形式出现的。就其抽象性、概括性而言，宇宙论比神话和宗教走得更远，宇宙论没有达到或实现信仰的巫术手段或宗教仪式，不存在信仰层次上的因果关系、由此世及彼世的超度性。

对宇宙的思考在传统文献中以什么面目存在？从这方面知识的史志分类来看，有天文志、五行志、历志或律历志三种。如果仅就《汉志》的分类来看，主要是数术略中的天文、五行、历谱三类："天文者，序二十八宿，步五星日月，以纪吉凶之象，圣王所以参政也。""历谱者，序四时之位，正分至之节，会日月五星之辰，以考寒暑杀生之实。……此圣人知命之术也，非天下之至材，其孰与焉！""五行者，五常之形气也。……其法亦起五德终始，推其极则无不至。而小数家因此以为吉凶，而行于世，窎以相乱。"① 可以看出，天文类文献记录的是由天体特征反映的吉凶之象，以此作为圣王的统治行动的指南。历谱类文献记录的是对由天体运行产生的时则（律历）价值的认识。从《汉志》记载的文献目录及其小序、司马谈《论六家要指》中对阴阳家的论述，及现今出土发现的古式来看，五行类文献内容似乎是凭借一定的宇宙模型（如式），或星象灾异或钟律消息等手段，依靠配数、配物原理，以期沟通一定时空结构下的天人关系的学说。上述三类文献是上层社会及知识阶层的产物，如历法的颁布，通常由皇帝昭告天下；历代史书中也有《天文志》《五行志》，也可反映出官方对这个问题持久的思考热情。所以对宇宙的思考往往与国家意志有关，承担着政治运作、道德教化、观象授时的功能。关于它的载体，在上述三类文献之外，还应注意国家祭祀的宗教遗址。②

宇宙思考的层次是系统结构，除了以上官方对宇宙的思考，拜考古

---

① （汉）班固撰，（唐）颜师古注《汉书》，第 1765、1767、1769 页。
② 李零：《绝地天通——研究中国早期宗教的三个视角》，见氏著《中国方术续考》，第362～375 页。

之赐，现在也可发现，先秦秦汉民间思想应用层次上也存在对宇宙的思考。方术类"选择"性质的出土文献，就是这类思考的载体，反映了被历史遮蔽的沉默大多数人的宇宙观。它是天文、历算知识的实用化表现，在《汉志》中和"五行"类文献相对应。李零认为这类文献包括两种：一是以四时十二月的选择为主的时令类，二是以日辰的选择为主的日书类。① 传世文献中有关于"日者"的记载，《墨子·贵义》载："子墨子北之齐，遇日者。日者曰：'帝以今日杀黑龙于北方，而先生之色黑，不可以北。'子墨子不听，遂北，至淄水，不遂而反焉。日者曰：'我谓先生不可以北。'子墨子曰：'南之人不得北，北之人不得南，其色有黑者，有白者，何故皆不遂也？且帝以甲乙杀青龙于东方，以丙丁杀赤龙于南方，以庚辛杀白龙于西方，以壬癸杀黑龙于北方，若用子之言，则是禁天下之行者也。是围心而虚天下也，子之言不可用也。'"② 这里墨子遇见的"日者"，就是专门预测时日吉凶的人，《史记·日者列传》专门记载这类人的活动。"日书"类简帛文献是古代人们预测时日吉凶的记录，蒲慕州认为整个日书根据的是一套世界观，这世界观就是，世间一切事物的吉凶都与时日的进行有相对应的关系，而这对应关系是人可以得知的。③ 在其《睡虎地秦简〈日书〉的世界》一文中，这种世界观也被称为"机械性的宇宙观"。④ 在笔者看来，日书是对某个未来时空的吉凶好坏价值预判的记录，让现在的人们做出规避或向往的行为，从而让现在和将来有特定的对应。这体现了一定的宇宙观念，本来时空就是历来宇宙论极力论述的关键点，而日书着力于时空价值的考虑，尽管在整个宇宙论模式映衬下，显得有点偏狭，但无论如何反映了先秦秦汉人们对这个世界的看法。

先秦秦汉的一般知识分子也从事着对宇宙的思考，具体内容散见于先秦诸子文献中。相对于其他两个层次而言，这个层次上的宇宙论系统、精致，特别值得注意的是他们由各自的宇宙论出发，引出对现实世界的

---

① 李零：《简帛古书与学术源流》，第 403 ~ 407 页。
② （清）孙诒让撰《墨子间诂》，孙启治点校，第 447 ~ 448 页。
③ 蒲慕州：《追寻一己之福——中国古代的信仰世界》，上海：上海古籍出版社，2007 年，第 85 页。
④ 蒲慕州：《睡虎地秦简〈日书〉的世界》，《中研院历史语言研究所集刊》1993 年第 62 本第 4 分，第 662 ~ 666 页。

关怀，反映了那个时代的思想文化。童书业在《先秦七子思想研究》一书中，对孔子、墨子、孟子、老子、庄子、荀子、韩非子皆设一专节讲述他们的"宇宙观"，① 详参之。就他们对这个问题的认识来看，没有道家宇宙论系统演化过程的描述，自然也就没有天地日月星辰万事万物如何产生的思考；也没有对宇宙本原的思考，而道家宇宙论则有丰富多彩的对宇宙本原的认识。其他诸子只有描述性、经验性的叙述，即根据对天地的认识，引申出它们之于人世的意义；或出于为自身学说张本的前提假设，在寻找依据支持的情况下，面对共同的立说资源，对天地进行自己的经验性描述。道家宇宙论由于演化体系的缜密，往往建构一系列范畴，且注意到这些范畴之间的相互关系，最后引申出对现实的关怀。因此，道家宇宙论分析性、逻辑性强。

真正能和道家宇宙论相匹敌的是儒家经典《易经》一书，"自战国以下的《易》即有两个传统，《汉书·艺文志》以之分列于《六艺》、《数术》二略"②。也就是儒门《易》与数术《易》的差别，二者侧重点不同，前者侧重于对《易》义理的研究，以《易传》为主要的思考资源；后者着眼于《易》作为卜筮之书的思考，以《周易》经文为主要的思考资源。但是无论何种传统，从其宇宙本原及演化的多样性论述角度来看，均不及这三种道家文献丰富。同时，它的形成可能要晚于《太一生水》《恒先》，接受它们的影响，不是没有可能。

以上论述了官方、民间、一般知识分子（诸子）层面上的宇宙思考，它们之间存在什么互动关系呢？笔者认为由于古代学在官府，私门不著述文字，国家意志层面上的宇宙思考应较早，且占主体地位，然后再向诸子扩散，成为他们的思考来源，而民间思想层面上这个问题的思考，零散细碎，分布甚广，没有被整合成系统，成为烘托前两个层次上的宇宙论的宏大背景。另外，还要指出一点，这三个层面的划分并不绝对，各层面上的思考也不孤立，它们相互激荡影响。③ 就先秦秦汉对宇

① 童书业著，童教英增订《先秦七子思想研究》（增订本），北京：中华书局，2006年。
② 李学勤：《序》，邢文：《帛书周易研究》，北京：人民出版社，1997年，第2页。
③ 法国学者马克就曾注意到先秦岁历文化在早期宇宙生成论中的功用。（〔法〕马克：《先秦岁历文化及其在早期宇宙生成论中的功用》，《文史》2006年第2辑，北京：中华书局，第5～22页。）这为我们审视道家宇宙论的来源，提供了新的思路。

宙思考的各层人士而言，江晓原根据《史记·天官书》"昔之传天数者"所列名单，分为如下两类：上古时代专司交通天地人神的巫觋、春秋战国时代的星占家。① 其实两类没有根本区别，只是不同发展阶段上的称呼，可能和史官的产生发展有关系，并且与当时的数术方技背景极为密切。如《周礼·夏官司马·巫马》载："巫马掌养疾马而乘治之，相医而药攻马疾。"贾公彦疏："巫知马祟，医知马疾。疾则以药治之，祟则辨而祈之。"② 这个记载可以印证我们前面的判断。

现在看这三篇文献在道家自身宇宙论体系中的产生，笔者认为这是当时知识分子阶层里中下级"士"的思考，以国家上层意志层面上的天文历算之学为其宏大背景，然后提炼概括，得出的天之原初、天之本质、天之运行的精粹学说。但仔细说来，也有具体的差异。

前面说到，对宇宙思考有三个层面的反映，其中一个层面是数术的分支，其他层面对这个问题的思考难免不受其影响。《太一生水》就体现了宏大的数术背景，但又超越了简单的数术知识层面，有自己的"终极关怀"。李零认为数术讲天地之道，同阴阳家特别是道家最密切，是以他们所论最有哲理。因为同样是"谈天说地"，有没有"终极关怀"可大不一样。有，才能称为"道"；无，只能算是"术"，甚至只是常识层面上的东西。③ "太一"具备三重身份——天文学上的极星、宗教学上的至高神、道论上的终极物，其中数术背景下的极星身份当为最早，不无为当时人们阐述道论提供借鉴的可能；《恒先》与《道原》则脱离了数术背景，比《太一生水》更醇厚。

就内容而言，《太一生水》与《恒先》都有详细的宇宙论演化过程，尤其是后者，前者只论述到四时的产生，帛书《道原》的论述相对单薄一些，没有牵涉具体生成模式，只是对"道"的静止描述，由此而及的是对人世的看法。同时，虽说它们都有谈天论地的内容，但是并不高蹈于人世，都有自己的终极关怀以及方法论。这种方法论也就是由天道推衍人事的思维方式，它是道家独特的思维方式，"自道家的创始人老子开始，便标举人法地、地法天，天法道，道法自然。在人效法天道自然的

---

① 江晓原：《天学真原》，沈阳：辽宁教育出版社，2007年，第81页。
② （汉）郑玄注，（唐）贾公彦疏《周礼注疏》，第861页。
③ 李零：《郭店楚简校读记》（增订本），第277页。

基准下，推天道以明人事便成为道家思维方式的一大特征"①。如《太一生水》："以道从事者必托其名，故事成而身长。圣人之从事也，亦托其托名，故功成而身不伤。"《恒先》："举天下之为也，无舍也，无与也，而能自为也。举天下之性同也，其事无不复。天下之作也，无许恒，无非其所。举天下之作也，无不得其恒而果遂，庸或得之？庸或失之？举天下之名，无有废者，举天下之明王、明君、名士，庸有求而不虑？"由前面对天地万物生成关系的种种说明，引出对"无为"的认识。体系完整、谨严。帛书《道原》："上虚下静而道得其正。信能无欲，可为民命。上信无事，则万物周扁（遍）。分之以其分，而万民不争。授之以其名，而万物自定。不为治劝，不为乱解（懈）。"要求治世安邦之君王理想人格与"道"相应，无为而治。

　　从产生时间来看，郭店楚简与上博楚简研究条件明显不同，前者经过盗掘，但后经科学考古发掘出土；后者由于盗掘流散，缺乏具体墓葬信息。郭店一号墓发掘简报把郭店一号墓出土器物与雨台山出土同型器物对比，认为郭店一号墓整体来说相当于雨台山五期，即战国中期后段。② 李学勤在此基础上，进一步指出，郢都楚墓的下限，公认在秦白起拔郢的公元前278年，此后当地的墓即归秦墓的范围。作为考古器物的分期，能明显成为一期总要占二三十年甚至更多一些，而公元前278年上距公元前300年不过二十二年，所以郭店一号墓不晚于公元前300年。他认为上博楚简无法用郭店楚简那样的方法来推定年代，但还是可以推测一个大致年代。上博简中有一篇题为《柬大王泊旱》的文献，"柬大王"就是楚简王，卒于公元前408年。上博简包括这个王谥，自然不能更早。简王的佚事成为一种文献流传，可能要在他身后若干年，把简的整体年代估计在战国中期后段以下较为合理。③ 马承源、裘锡圭对此也有相近论述。④ 目前

<hr>

① 陈鼓应：《易传与道家思想》，第47页。
② 王传福、汤学峰：《荆门郭店一号楚墓》，《文物》1997年第7期，第47页。
③ 李学勤：《孔孟之间与老庄之间》，见氏著《文物中的古文明》，第400～402页。
④ 马承源：《马承源先生谈上海简》，上海大学古代文明研究中心、清华大学思想文化研究所编《上海馆藏战国楚竹书研究》，上海：上海书店出版社，2002年，第3页。马承源主编《上海博物馆藏战国楚竹书》（一），上海：上海古籍出版社，2001年，前言第2页。裘锡圭：《新出土先秦文献与古史传说》，见氏著《中国出土古文献十讲》，上海：复旦大学出版社，2004年，第19页。

学界一般认为郭店楚简与上博楚简的抄写年代大致相同，《太一生水》与《恒先》的抄写年代基本一致，成书时间应早于抄写时间，其先后有待思考。

结合以上认识，李学勤认为《太一生水》为老子弟子关尹的遗说，[①]这样《太一生水》势必在《老子》之后。笔者也认为《太一生水》在《老子》之后，从思想脉络来看，可能在《子华子》前，《子华子》视它较繁，与数术系统结合较为缜密。《恒先》的叙述比《太一生水》更为纯粹，自身已不必通过数术之学的介入，以取得谈天论地学理上的支持。同时，主旨和《老子》有一定的渊源关系，在《老子》之后。至于与《太一生水》的先后问题，不易遽定。它提出的宇宙演化过程可能对《鹖冠子·环流》《庄子·天地》诸篇有影响，成书在二者之前，似没什么问题。帛书《道原》和黄老刑名法术之学关系较密，显示出道家学说与其他学说结合的"可持续发展"能力，在《太一生水》《恒先》之后成书，对《文子·道原》《淮南子·原道》两篇有影响。

（二）三种道论与宗教的关系

如果把以《太一生水》为代表的三种宇宙论，与先秦秦汉宇宙论大背景、宗教学的思考联系起来，放在西方研究的背景下探讨，[②] 它们的思考特点是什么？之所以提出这个问题，是因为宇宙论往往是一定宗教的纲领性理论基础。伊利亚德（Mircea Eliade）在其《宗教思想史》一书中认为人类宗教不外乎两类，一为宇宙论式宗教，二是人的宗教。[③]

---

① 李学勤：《重写学术史》，石家庄：河北教育出版社，2001年，第28~32页。

② 其实西方人为了更好地理解中国的文化，也喜欢用自身文化进行比附。详参 Federcick W. Mote, *Intellectual Foundation of China*, New York：McGraw-Hill. Inc., 1989, p. 14；中文版：〔美〕牟复礼著，王立刚译《中国思想之渊源》，北京：北京大学出版社，2009年，第19页。Michael J. Puett（普鸣）近年所著 *To Become a God: Cosmology, Sacrifice and Self-Divinization in Early China*（MA：Harvard University Press, 2004）一书，则对数十年来海外汉学早期中国宇宙观、宗教与祭祀研究进行了总结与反思。

③ 他认为："农耕文化发展出所谓宇宙论的宗教，因为宗教活动是围绕着一个核心的奥秘进行的：世界周期性的更新。"（〔美〕米尔恰·伊利亚德著，晏可佳、吴晓群、姚蓓琴译《宗教思想史》，上海：上海社会科学院出版社，2004年，第39页。）后来在谈到西藏宗教特点的时候，又提到了"人的宗教"："有关'人的宗教'——或称'祖'（Gcug）或'却'（Chos，习俗）——的一个重要来源就是故事，也就是关于宇宙起源与谱系的神话。"（《宗教思想史》，第1162页）

笔者并不认同他的观点，但认可从宇宙论划分宗教类型的办法。

　　宗教如何定义？以什么样的材料研究宗教？对这个问题的争论很大。英国麦克斯·缪勒（F. Max. Muller）认为，古代中国民间信仰，是信仰独特的神灵，信仰最突出的自然力。这些神灵包括天神、太阳神、月神、星辰神、地神、山神、河神等，还有鬼神信仰。他差不多指出了中国早期发达的自然崇拜与神灵崇拜，但没有指出中国早期发达的祖先崇拜。① 德国神学家孔汉思（Hans Kung）提出世界宗教的三大河系（river system）的说法，即源出闪米特人的先知型宗教，源出印度民族的神秘宗教，源出中国的哲人宗教。② 所言的哲人宗教用来指称儒教尚可，用来指中国早期习见的祖先崇拜与自然崇拜则不可。有鉴于此，我们从宽泛的祭祀对象角度在宗教研究的载体上使用"宗教"这个语词，李零认为中国早期宗教研究的载体有三个视角：巫术、礼仪、方术。巫术对研究礼仪、方术的起源很有用；中国的礼仪既拜神，又拜人，早期是拜天、地、祖，晚期是拜天、地、君、亲、师；方术不但和巫术相关，和道教、前道教有关，而且和中国历史上的科学也有不解之缘。就它们三者关系而言，巫术包括祝诅和占卜两大类，前者发展为礼仪，后者发展为方术。③

　　依李说，笔者认为从方术视角探讨它们的早期宗教学意义更为合适一些，如《太一生水》体现了宏大的数术背景，但又超越简单的数术知识层面，有自己的"终极关怀"，而《恒先》与《道原》则脱离了数术背景，比《太一生水》更醇厚。我们从以下几个方面探讨上述宇宙论的宗教学意义。④

　　一是最高权威的来源。这个问题牵涉到宗教偶像崇拜，最高权威往

① 〔英〕麦克斯·缪勒，陈观胜等译《宗教学导论》，上海：上海人民出版社，1989 年，第 86 页。
② 〔加拿大〕秦家懿、〔瑞士〕孔汉思著，吴华译《中国宗教与基督教》，北京：三联书店，1990 年，第 2、3、13 页。
③ 李零：《绝地天通——研究中国早期宗教的三个视角》，见氏著《中国方术续考》，第 362～375 页。
④ 这里提出的几个要点，参考了牟复礼（Mote）的意见。详参 Federcick W. Mote, *Intellectual Foundation of China*, pp. 23–26；中文版：〔美〕牟复礼著，王立刚译《中国思想之渊源》，第 28～31 页。

往是崇拜偶像，这是宗教的重要特征，但并不是所有宗教都有偶像崇拜，犹太教、伊斯兰教就没有。如前所言，前述宇宙论可分为两大类。一类从具体"象"的不同空间中的形态论述入手，比如以精气为本原的宇宙论、以水为本原的宇宙论、神创宇宙论，《太一生水》也是这样的模式。另一类着眼于以最初时间为"基点"的不断演化过程，以"虚无"创生的宇宙论可谓这个方面的代表，《恒先》也是这类模式。讨论"象"在不同空间中形态的宇宙论，由于"象"的具体性、实体性，更容易成为祭祀对象，而以最初时间为"基点"的宇宙论不易产生祭祀中的偶像崇拜。实际也确实如此，如"太一"崇拜在古代神祇崇拜和宗教仪式中地位非常突出，兼及先秦时代星、神和终极物三重含义。"太一"最早似乎见于战国晚期的文献，汉武帝时期，开始了以太一崇拜为中心的自然神祭祀体系的改革，在长安东南郊和甘泉修建了亳忌太一坛和泰一祠坛，①对祭祀者身份、祭品、祭祀方式等有严格的规定。这种以"太一"为偶像的自然神的祭祀崇拜，为其他以"象"为讨论对象的宇宙论出现的偶像崇拜所不及。中国历史上没有以精气或水为对象的祭祀，神创宇宙论应该便利于偶像崇拜的产生，但是前述神创宇宙论中"神"的多变性，恰恰反证了先秦秦汉时期没有超越性、普世性的神灵为人们所认可。

二是和谐的尘世。前述宇宙论，"创生更被看做一个持续的过程，而不是一个单纯的动作。中国人不像西方人，有一个人格化的、有目的的、值得崇拜的造物主观念，也不在造物者和被造物之间作出明显的区分"②。所以以《太一生水》为代表的道家宇宙论，虽然有一个最高权威，但是并不刻意强调它创造另一个世界的威力和尊严，上述三篇道论中并没有一般宗教中两个世界的划分和对立，以显示出超越的必要性，似乎更在意由最高权威产生的秩序对人世的号召意义，更关心当下的国家、社会及个人存在的理据。

从两大方面探讨以《太一生水》为代表的宇宙论，一个是真，一个

---

① （汉）司马迁撰，（南朝宋）裴骃集解，（唐）司马贞索隐，（唐）张守节正义《史记》，第1386、1394页。
② Michael Loewe, *Faith, Myth and Reason in Han China*, p. 64. 中文版：〔英〕鲁惟一、王浩译《汉代的信仰、神话和理性》，第72页。

是善。"真"着眼于对宇宙构成及演化的物理性描述，这是各自眼中对宇宙"是什么样"的描述，以道、气、虚无为本原的宇宙论及神创宇宙论，于此都有阐述，足可成为一家之言。阴阳五行宇宙论在此方面的叙述很薄弱，毕竟它不是纯粹的宇宙论。有了宇宙"真"的论述，也就有了着眼于宇宙应该"怎么样"的叙述，这就是"善"。以上宇宙论在此差异很大。以气为本原的宇宙论、神创宇宙论，基本上没有对"善"的论述。但是阴阳五行宇宙论在"善"的论述方面很饱满，通过五行配伍，把宇宙与国家、身体之间的互动联系起来，此点为其他宇宙论模式所不及。但是《太一生水》《恒先》及《道原》有"善"的描述，即由宇宙是什么样的描述，过渡到我们应该怎么样的论述。如《太一生水》："以道从事者必托其名，故事成而身长。圣人之从事也，亦托其名，故功成而身不伤。"并且它还在一种经验的描述中，把宇宙的某些特点作为认识的内在依据。如："〔天不足〕于西北，其下高以强。地不足于东南，其上〔□以□。不足于上〕者，有余于下。不足于下者，有余于上。"《恒先》："举天下之为也，无舍也，无与也，而能自为也。举天下之性同也，其事无不复。天下之作也，无许恒，无非其所。举天下之作也，无不得其恒而果遂，庸或得之？庸或失之？举天下之名，无有废者，举天下之明王、明君、名士，庸有求而不虑？"由前面对天地万物生成关系的种种说明，引出对"无为"的认识。体系完整、谨严。帛书《道原》："上虚下静而道得其正。信能无欲，可为民命。上信无事，则万物周扁（遍）。分之以其分，而万民不争。授之以其名，而万物自定。不为治劝，不为乱解（懈）。"要求治世安邦之君王的理想人格与"道"相应，无为而治。可以明显地看出来，在中国传统文化中，宇宙论（狭义地讲，就是天）思考侧重于对人世生活的指导作用，而人在对天的自觉依偎中，也找到了一种合法统治的理据。从这个角度而言，这些道家宇宙论模式，尽管可能在对人世的指导方式上建立的统治模型不同，但它与阴阳五行宇宙论并没有本质上的差别，只是影响大小，规模不等而已。

即便都是"善"的描述，阴阳五行宇宙论与这三篇道家文献相比，存在差异。在国家统治中，阴阳五行宇宙论对人世的启发是上下的垂直关系，直接地说，就是星象灾异是对人世统治做出应变的一种要求；但在这三篇道家文献的经验描述中，宇宙客观的"真"与它给予人世

"善"的启示是平行关系，《太一生水》尤其如此，而《恒先》中的"善"由于因果关系对"真"有一定的依附，"真"也没有对它造成威压之势。为了进一步说明以上这些特点，下文探讨一下它们的时空结构。

三是时空结构。之所以讨论这个问题，一是因为前述宇宙论通常论及演变中的"四时"产生；二是因为不同时空特点往往影响演变中的各要素，由各要素构成的秩序是评价其终极关怀差异的重要标准；三是对西方学界理解中国宇宙论中时空概念的反思。李约瑟把中国古代思想比作他所说的怀特海式（Whiteheadian）对网状关系的偏好，或对过程的偏好，[1] 而深受牛顿绝对时空观念影响的西方思想则偏好"个别"和"因果链"式的解释。英国学者鲁惟一则认为中国的创生观念中，没有线性时间观念。

古书多有对时空特点的描述。《庄子·庚桑楚》载："有实而无乎处者，宇也；有长而无本剽者，宙也。"王先谦注："有所出而无窍隙者，自非无实，虽有实而终无处所者，处乎四方上下之宇也；虽有长而不见本末者，以古往今来之宙为之本末也。"[2]《鹖冠子·天权》也有与之相类似的记载："合膊同根，命曰宇宙；知宇，故无不容也；知宙，故无不足也。"[3]《淮南子·齐俗》载："往来古今谓之宙，四方上下谓之宇。"[4] 另外，刘孝标注《世说新语·排调》所引以及《经典释文》卷二六《庄子音义上》所引《尸子》云："上下四方曰宇，往古来今曰宙。"[5]《墨经》则称空间为"宇"，称时间为"久"。李学勤认为："'久'字本与时间有关，当系本字，'宙'则是假借。可能是由于作栋梁解的'宙'

① "在这样一种体系中，因果性是网状和阶梯式在浮动着的，而不是颗粒的和单链式的。"〔英〕李约瑟著，何兆武等译《中国科学技术史》（第2卷），北京：科学出版社，上海：上海古籍出版社，1990年，第313页。Joseph Needham and Wang Ling, *Science and Civilisation in China*, Vol. 2, p. 290.
② （清）王先谦撰《庄子集解》，第203页。
③ 黄怀信撰《鹖冠子汇校集注》，第344～345页。
④ 刘文典撰《淮南鸿烈集解》，第362页。
⑤ （南朝宋）刘义庆著，（南朝梁）刘孝标注，余嘉锡笺疏，周祖谟、余淑宜、周士琦整理《世说新语笺疏》，北京：中华书局，2008年，第939页。（唐）陆德明：《经典释文》，《丛书集成初编》第1198册，第1435页。

与'宇'连称，就将'宇'、'久'写成'宇宙'了。"① 这是李学勤从字源上对二者的解释。"宙"是时间，无穷的长度是其主要特征，可以用时刻和时段来描述它，时刻强调时间作为点的意义，时段强调时间作为长度的意义。二者界限并不绝对，任何一个时段，相较于比它长的时段都可作为点来存在，即变成时刻而存在。② "宇"即空间，它强调事物存在的前后、左右、上下三维结构，而时空不能分离。历来的宇宙论多涉及时空生成，以及人在时空中位置的解释，以这个名称来指称道家形而上的思考，并不偶然。另外，时间与空间被用来彼此相互描述。如《淮南子·天文》载："阴阳刑德有七舍，何谓七舍？室、堂、庭、门、巷、术、野。"③ 刑德是一对表示时间概念的术语，后文会谈到。《淮南子》用空间远近表示时间的变化，非常高明。

《太一生水》与《恒先》代表两种不同类型的时空结构，前者是时空环形循环，后者是时空线性递进。在《太一生水》中，"太一"是最高权威来源，它生水，水反辅太一，成天；天反辅太一，成地。天地复相辅，接下来所成之物，两两相对，相辅又成次一级之物，这一点和其他宇宙生成演化模式相比，有很大差异。"四时"是宇宙演化中产生的对象，寒热湿燥由它而来，也是它的特征，湿燥相辅而成岁，岁与四时时间长度一致，所以岁又回到了四时；同时太一"行于时"，四时又是太一存在的条件，太一周而复始，由它产生的诸要素也周而复始，因此《太一生水》代表的是环形循环时空结构。《恒先》是以时间起点为基点的宇宙论，"有"是关键阶段，至此明显分为两条线。其中一条形成"始""往"，此就事物的运动形态而言，为后文所言的"复"张本。第

---

① 李学勤：《释古代道家的"宇宙"》，见氏著《文物中的古文明》，第 379 页。
② 钱锺书在《谈艺录》里对这种时空中的时间特点谈得很到位："（黄公度）《出门》云：'出门惘惘知奚适，白日昭昭未易昏。但解购书那计读，且消今日敢论句。百年顿尽追怀里，一夜难为怨别人。我欲乘龙问羲叔，两般谁幻又谁真。'此非普罗太哥拉斯之人本论，而用之于哲学家所谓主观时间乎？'百年顿尽'一联，酷似唐李益《同崔邠登鹳雀楼》诗之'事去千年犹恨速，愁来一日即知长'；宋遗老黄超然《秋夜》七绝亦云：'前朝旧事过如梦，不抵清秋一夜长'；皆《淮南子·说山训》：'拘囹圄者，以日为修；当死市者，以日为短'之意。张茂先《情诗》即曰：'居欢惕夜促，在戚怨宵长'；李义山《和友人戏赠》本此旨而更进一解曰：'猿啼鹤怨终年事，未抵熏炉一夕间。'"［钱锺书：《谈艺录》（补订本），北京：中华书局，1984 年，第 25 页。］
③ 刘文典撰《淮南鸿烈集解》，第 98 页。

二条直指"有"之后的诸要素，比如性、音、言、名、事，它们中间是线性递进的关系。每一种要素都是上一级要素所生，且产生下一级要素，同时不向"始点"回归，并且每一个属性都必须确定，否则"或非或，无谓或；有非有，无谓有；性非性，无谓性；音非音，无谓音；言非言，无谓言；名非名，无谓名；事非事，无谓事"。所以说《恒先》展示一种线性递进的时空结构。

环形循环时空结构的宇宙论呈现的演化过程没有开始，没有结束，其演变是自足的、自我创生的过程，通过展示自我存在秩序，昭告"人"应该如何找到启示，并将其作为行动指南，所以《太一生水》在展示宇宙秩序之后，说道："天道贵弱，削成者以益生者，伐于强，责于［□；□于弱，□于□］。下，土也，而谓之地。上，气也，而谓之天。道亦其字也，青昏其名。以道从事者必托其名，故事成而身长。圣人之从事也，亦托其名，故功成而身不伤。"也就不难理解了。从这个角度而言，这种宇宙论中的天人关系是分裂的。线性递进时空结构的宇宙论则把一系列离散要素构成因果之链，从最初的时间起点到人世，就有了联系，因此，它是直接介入现实生活。从这个角度而言，天人关系是合一的。

但是为什么这两种宇宙论都没有产生宗教？宗教通常宣扬另一个时空的存在，展示其超越性，如基督教宣称的是天堂和地狱，佛教宣称的是来世。但中国文化传统从来没有彼世或来世的观念（至少在佛教传入中国之前），体现超越性思考的宇宙论亦是如此。道家这两种宇宙论更为强调人们对当下的关怀，最高权威并不是让人有非理性的冲动，相反对宇宙"真"的寻求，体现了一种理性的思考。它们选择的最高终极超越了以往泛宗教中的自然崇拜和祖先崇拜，毕竟在古代中国，天地是古人最"高科技"的认知范畴，这样从宇宙之始寻找自己所处位置的意识，也就代表着当时最高的理性追求；而他们的目的只是寻找一种"善"的行动理据，树立起一种自己认可的价值理性标准。它们不能产生宗教，还有大的社会背景。下面从研究中国早期宗教的另一个视角——礼仪来探讨这个问题。

中国礼仪有多种，有国家大典、民间礼俗，也有道教科仪，应该密切注意其中各种类型的祭祀，它是信众与祭祀对象之间的一种沟通方式，但更代表着一种秩序或规范，使信仰变成具体可感的动作，也让宗教生活变得系统化和条理化。如果说前述宇宙论只是止于学理上探讨与宗教的可能关系，那么"八主"祭祀可能是先秦秦汉宇宙论的固化体现。①"八主"最早见于《史记·封禅书》的记载，亦称为"八神"。"八神将自古而有之，或曰太公以来作之。齐所以为齐，以天齐也。其祀绝，莫知起时。八神：一曰天主，祠天齐。天齐渊水。居临菑南郊山下者。二曰地主，祠泰山梁父。盖天好阴，祠之必于高山之下，小山之上，命曰'畤'；地贵阳，祭之必于泽中圜丘云。三曰兵主，祠蚩尤。蚩尤在东平陆监乡，齐之西境也。四曰阴主，祠三山。五曰阳主，祠之罘。六曰月主，祠之莱山。皆在齐北，并勃海。七曰日主，祠成山。成山斗入海，最居齐东北隅，以迎日出云。八曰四时主，祠琅邪。琅邪在齐东方，盖岁之所始。皆各用一牢具祠，而巫祝所损益，珪币杂异焉。"②祠祀地点分布在今山东半岛上，"天""地""兵"诸主在山东半岛腹地临淄、泰山一带，其余五处在沿海。在秦始皇、汉武帝时期，"八主"祭祀最为兴盛，经过汉昭帝、宣帝、元帝几代，在汉成帝宗教改革中地位开始动摇，后时废时立。新莽时期，确立了以国都长安为中心，祭天于南郊、祭地于北郊的郊祠制度，"八主"祭祀被彻底废止，文献记载的祭祀时间跨度为秦汉时期。

　　祭祀对象"八主"为天、地、兵、阴、阳、日、月、四时诸主，大多在前述宇宙论中以演变的诸要素出现，呈现出一个"人"（"兵"属于人事）生活于天地日月和四时构成的宇宙时空体系之中的面貌，这表明方术大背景下以《太一生水》为代表的宇宙论，以及礼仪秩序下的"八主"祭祀，尽管作为思想资源呈现出差异化的表达方式，但作为思想资

---

① 相关考古发现可参山东省文物管理处《山东临淄齐故城试掘简报》，《考古》1961 年第 6 期，第 296 页；赵超《释"天齐"》，《考古》1983 年第 1 期，第 66～67 页；《烟台市芝罘岛发现一批文物》，《文物》1976 年第 8 期，第 93 页；林仙庭《秦砖汉瓦帝王家》，烟台市博物馆《考古烟台》，济南：齐鲁书社，2006 年，第 168 页；林仙庭《齐地八神与东夷古国》，烟台市文物管理委员会、烟台市博物馆编《胶东考古研究文集》，济南：齐鲁书社，2004 年，第 361 页；王永波《成山玉器与日主祭——兼论太阳神崇拜的有关问题》，《文物》1993 年第 1 期，第 63～64 页。

② （汉）司马迁撰，（南朝宋）裴骃集解，（唐）司马贞索隐，（唐）张守节正义《史记》，第 1367～1368 页。又，《汉书·郊祀志》也有几乎相同的内容，见（汉）班固撰，（唐）颜师古注《汉书》，第 1202～1203 页。

源本身却有大致相同的气质。因此，就它的性质而言，王睿认为八主在思想上与齐国稷下学宫黄老思想最为接近，属于自然类的宇宙观。在宇宙论和政治思想基础上建立起来的八主祭祀体系，战国时期可能只是存留于思想层面，并未真正得到王侯的认同和实施。① 秦汉时期国家统治由血缘政治向地缘政治转化，在"八主"祭祀对象的选择上，摆脱以往基于血缘基础的祖先崇拜体系下单一祭祀对象现象，带有一定的超越性，更具有普适性，使得本是战国齐地的地方性祭祀行为，为秦汉所继承，进而上升到国家祭祀地位。秦汉国家祭祀如果是宗教之一，它不像差不多同时的西罗马帝国中基督教教权高高浮于世俗的君权或王权之上，而是依附于王权而存在，不同王权的更替使得国家祭祀的形态及种类表现完全不同，所以秦汉国家祭祀从来就不具备超越性，自然很难产生普世性宗教。

这样，研究中国早期宗教视角的方术和礼仪差异，具体简化为以《太一生水》为代表的宇宙论和"八主"祭祀的比较。显然"八主"祭祀提供了祭祀主体、祭祀时间、祭服、祭品及祭祀仪式考察的方便，《"八主"祭祀研究》从文献及相关考古材料研究方面进行了整理，可参之。虽然对"某主"的强调和重视，可以通过祭祀时间、祭品的多寡、祭祀者位置高低看出，但是对宇宙终极及其演化的思考，还有终极关怀的阐释，这些却为"八主"祭祀所不及。但最早出现于齐地的"八主"祭祀，以及楚地这些发达的道家宇宙论，无不为今人思考齐道家与楚道家的互动关系提供了遐想的空间，为进行道家地理学的研究埋下伏笔，此为后话。

道家宇宙论模式叙述大致如上，即便在同一个系统中，各自的宇宙本原、演化过程的叙述也有差别。恰恰证明这个问题没有确定答案，它们是整个先秦学术体系中不多见的掀开盖在世界终极问题身上那片"无花果叶"的灵巧手指——古人在极不确定的状态下对世界终极的追问。提出的疑问，今天也不知道哪个答案对，或许压根儿就没有正确答案，甚至在今人看来就是"幼稚"，但这并不重要。问题本身却扩展了我们的思想境界，大大增加了对宇宙可能是什么的思考，使我们对他们宇宙

---

① 王睿、林仙庭、聂政主编《"八主"祭祀研究》，北京：文物出版社，2020年，第371页。

论的思考及其背后的心理文化结构的好奇感，永远保持敏锐的状态。同样，笔者这里的解读也不可能是对它们绝对的、最终的解释。宇宙论模式本身代表着古人超越的努力，使他们不局限于现实生活的束缚和狭隘，在自我种种扩张中，宇宙是他们冥想的客体，冥思宇宙使自我的界限扩大了，通过宇宙的无限，他们分享了这种无限。这种冥想、思考不只属于那个时代的人们，也属于我们。"它满足了一种对超自然的渴求。因为，只有当人们认为他们能够理解'人类理解力的限度'时，他们自然就相信，他们能够看见超越这些限度的存在了。"① 是啊，头顶上的灿烂星空，脚下的广袤大地，亘古如斯，而"我们"正好夹在时间的上下颚之间，它微笑着咀嚼，弹指一挥间，华丽的少女变成老态的阿婆；金戈铁马厮杀声中，争霸的野心化成累累白骨；灯红酒绿中，无数繁华的城市变成废墟；斗转星移之际，灿烂的文明被碾成齑粉。"衰兰送客咸阳道，天若有情天亦老。"② ——历史上的"我们"不断地变换着，我们来自哪里？又将走向何方？什么叫永恒？什么是世界的终极？古人能告诉我们多少，而我们又能告诉后人什么？

---

① 〔英〕路德维希·维特根斯坦著，（芬）冯·赖特、海基·尼曼编，许志强译《维特根斯坦笔记》，上海：复旦大学出版社，2008 年，第 26 页。

② （唐）李贺：《金铜仙人辞汉歌》（并序），（清）彭定求等编《全唐诗》，北京：中华书局，1960 年，第 4403 页。

第三章　黄帝书研究

道家文献中有一类以黄帝故事为形式的书，即所谓"黄帝书"。"黄帝书和《老子》不同，它不是一种书，而是一类书。这类书的共同点是以黄帝故事为形式。如道家书《管子》、《庄子》、《鹖冠子》，法家书《商君书》、《申子》、《慎子》、《韩非子》，杂家书《尸子》、《吕氏春秋》，数术书《山海经》，方技书《黄帝内经》，兵书《孙子》、《尉缭子》，以及《左传》、《国语》、《大戴礼》、《礼记》，还有汉代纬书，它们都讲黄帝故事。这些故事不仅是众口相传的成说，还发展为书籍体裁的一种。"① 因此，黄帝书主题内容、成书方式和其他道家文献不同。在汉代，"黄老"屡屡并称，"黄"指黄帝，"老"指老子，它们的关系如何？

结合马王堆汉墓帛书以及传世古书相关内容，本章以讲述黄帝故事的古书为研究对象，尽管笔者于引论中说到本书研究分为两个层面，其中一个是简帛文献文本研究，但由于马王堆汉墓帛书中黄帝书文本的唯一性——传世文献中没有完全与之相对应的文本，同时也有甚为完善的整理本，此处不拟研究其文本。只是在进行其他相关研究之前，为了清晰地认识黄帝书的主题，为了廓清一直以来对"黄老"之"黄"的模糊认识，先看一下黄帝具体形象。

第一节　黄帝形象初探

现在"黄帝"作为民族认同的符号——"炎黄子孙"一称被人广泛接受。但在先秦秦汉古书中，他到底是什么形象？在思考他形象的过程中，运用什么样的材料呢？毕竟运用什么样的材料将会在很大程度上影响得出的结论，而审慎地运用材料对思考黄帝备显重要。主要有以下因

---

① 李零：《说"黄老"》，《李零自选集》，第278页。

素，使之不得不然。一是在传统辨伪学的观念上，先秦秦汉一些材料自身的问题；二是对处于古史传说中的黄帝，什么样的材料才最有说服力；三是现代"古史辨派"的至深影响，使我们不得不审慎地选择所运用的材料。

对于上古史的研究而言，考古也没有发现确切证明以黄帝为代表的五帝时代的遗址，到现在，他还是活在古史传说里。但疑古派对他全盘否定，在他们看来，信史与传说界限分明；同时如徐旭生所言，他们对于掺杂神话的传说和纯粹神话的界限似乎不能分辨，或者是不愿意去分辨。① 这样一来，疑古派眼中的中国历史自然很短。古史传说的研究，价值很大。李零认为古史传说包含如下层次：一是它以祭祀系统为依托，古人祭祀慎终追远，本质上是一种世系追溯；二是古人的贵族教育中，注重"世"的教育；② 三是传说时代的世系也包含有血亲、姻亲及拟亲；四是古代的祭祀系统以血亲为主，但也同时考虑姻亲和拟亲。③

当然探讨这个问题，也有其他方法。在《古史讨论的读后感》一文中，胡适总结道："（1）把每一件史事的种种传说，依先后出来的次序排列出来；（2）研究这件史事在每一个时代有什么样子的传说；（3）研究这件史事的渐渐演进，由简单变为复杂，由陋野变为雅驯，由地方的（局部的）变为全国的，由神变为人，由神话变为史事，由寓言变为事实；（4）遇可能时，解释每一次演变的原因。"④ 受时代风气影响，胡适把进化论揉到历史研究中形成历史演进方法论。这固然是一个办法，但也存在尴尬。先秦古书产生时间不太容易确定，使不同古书记载同一内容变得驳杂不一；传说不是信史，似乎较难用历时办法去处理。此处依据李零所言，从不同材料的分类入手，思考黄帝在世系、古帝、祭祀三

---

① 徐旭生：《中国古史的传说时代》，桂林：广西师范大学出版社，2003 年，第 28 ~ 29 页。
② 《国语·楚语上》载申叔时对太子教育的言论："教之《世》，而为之昭明德而废幽昏焉，以休惧其动。"（徐元诰撰《国语集解》，王树民、沈长云点校，第 485 页。）就"世"一类的古书，李学勤认为："《帝系》这种三代统出一源的谱系，在近代备受学者的讥评，以为子虚杜撰。不过既然各种古书都记有基本相合的传说，意义是不容抹杀的。我觉得如果细心推求，其中不乏启示。"（李学勤：《走出疑古时代》，沈阳：辽宁大学出版社，1994 年，第 217 页。）
③ 李零：《出土发现与古书年代的再认识》，《李零自选集》，第 49 ~ 52 页。
④ 胡适：《古史讨论的读后感》，《古史辨》第 1 册，上海：上海古籍出版社，1982 年，第 193 ~ 194 页。

个系统中的形象，三者界限并非截然不可逾越，侧重点不一样而已。

一　世系系统中的黄帝

"黄帝"一名首见于《左传·昭公十七年》的记载，然后在战国秦汉传世文献中大量出现。战国简帛文献亦时见之，湖北九店 56 号楚简第 7 组提到了"黄帝"，如"东、北高，二方下，黄帝□宫，庶民居之"①，该组"讲的是修建住宅的方位对人产生的吉凶，属于相宅之书"②。又，上博简："王问于师尚父曰：'不知黄帝、颛顼、尧、舜之道在乎？意微丧不可得而睹乎？'"③ 又，为时贤广泛引用的陈侯因𰻝敦也提到黄帝，铭文如下：

> 惟正月癸未，陈侯因𰻝曰：皇考孝武桓公，恭哉大慕（谟）克成，其唯因𰻝扬皇考，邵（绍）绅（申）高祖黄啻（帝）。屎（纂）嗣桓、文，潮（朝）闻（问）者（诸）侯，合（答）扬厥德。者（诸）侯寅荐吉金，用作孝武桓公祭器敦，以登以尝，保有齐邦。叶（世）万子孙，永为典尚。④

铭文中的"陈侯"即齐威王婴齐，"孝侯桓公"是他父亲桓公午。在世系追溯上，他一直溯源至黄帝。"陈（汉改为田）齐妫姓，为虞后，本来不在'黄帝十二姓'（见《国语·晋语四》）之中，但铭文称黄帝为陈齐的'高祖'，正合于《国语·鲁语上》'有虞氏禘黄帝而祖颛顼'的禘祭系统。"⑤ 但也可能是另一种目的，齐国"本是由太公望立国，为姜姓，炎帝之后。从春秋末到战国初，渐渐被从陈国来的田氏取代。齐威王时刚刚取代姜齐不久，因此，他之'高祖黄帝'，标明世系，一方面

---

① 湖北省文物考古研究所、北京大学中文系编《九店楚简》，北京：中华书局，2000 年，第 51 页。

② 湖北省文物考古研究所、北京大学中文系编《九店楚简》，第 110 页。

③ 马承源主编《上海博物馆藏战国楚竹书》（七），第 151 页。

④ 郭沫若：《两周金文辞大系考释》，《郭沫若全集》（考古编）第 8 卷，北京：科学出版社，2002 年，第 464 页。这里释文不全录自该文，亦参考李零《考古发现与神话传说》，《李零自选集》，第 71~72 页。

⑤ 李零：《考古发现与神话传说》，《李零自选集》，第 72 页。

当是为了与姜齐划清界限，另一方面可能也是为了与其他诸侯国认同，以论证其争霸斗争的合理性"①。通过在世系上对祖先的追溯，由黄帝曾打败炎帝的传说，证明田齐代替姜齐的合法性。

"黄帝"称谓为什么在东周时期大量出现？李零认为："春秋战国时期，血缘关系借地缘关系扩大，同时也被地缘关系稀释。世系越乱，人们对它的强调越厉害。"② 而王明珂认为："族谱或家谱，是一个血缘关系群体的'历史'。以文字书写形式出现的'文献系谱'，代表一'族群'以此强有力宣告本群体的存在，并宣告其与中国整体社会的关系。此文献之保存与流传，使得此种宣告易为主体社会认知。"③ 对世系的强调，恰恰说明当时世系存在混乱，需要一个唤起族群认同的形象，不能不说该时黄帝的出现适应了这种需要。

在历代帝系文献的记载中，黄帝世系有如下几种。

（一）史家所宗世系

《世本》之《帝系》《纪》及《氏姓》诸篇，《大戴礼记·帝系》对黄帝及子孙的记载。如《世本》："黄帝有熊氏娶于西陵氏之子，谓之累祖，产青阳及昌意。""黄帝生玄嚣，玄嚣生侨极，侨极生帝喾。""黄帝生昌意，昌意生颛顼，颛顼生鲧，鲧取有辛氏，谓之女志，是生高密。"④《大戴礼记·帝系》载："少典产轩辕，是为黄帝。黄帝产玄嚣，玄嚣产蟜极，蟜极产高辛，是为帝喾。帝喾产放勋，是为帝尧。黄帝产昌意，昌意产高阳，是为帝颛顼。颛顼产穷蝉，穷蝉产敬康，敬康产句芒，句芒产蟜牛，蟜牛产瞽叟，瞽叟产重华，是为帝舜，及产象敖。颛顼产鲧，鲧产文命，是为禹。黄帝居轩辕之丘，娶于西陵氏之子，谓之嫘祖氏，产青阳及昌意。青阳降居泜水，昌意降居若水。昌意娶于蜀山氏，蜀山氏之子谓之昌濮氏，产颛顼。颛顼娶于滕氏，滕氏奔之子，谓之女禄氏，产老童。老童娶于竭水氏，竭水氏之子谓之高緺氏，产重黎

① 王博：《〈黄帝四经〉和〈管子〉四篇》，陈鼓应主编《道家文化研究》第1辑，上海：上海古籍出版社，1992年，第211页。
② 李零：《说"黄老"》，《李零自选集》，第281页。
③ 王明珂：《论攀附：近代炎黄子孙国族建构的古代基础》，《中研院历史语言研究所集刊》2002年第73本第3分，第610页。
④ （汉）宋衷注，（清）王谟辑《世本辑本》，《世本八种》，第3、6、7页。

及吴回。"① 另外，《大戴礼记·五帝德》也涉及这个问题。

以上记载以黄帝为中心，下分两个支系。玄嚣为一支，帝喾、尧由此出；昌意为一支，颛顼、舜由此出。"即串联周人之'帝'和唐、虞（陈）、夏（杞）、商（宋）之'帝'而构成（虞、夏出颛顼，唐、商出帝喾）。我们可以称之为周系统的帝系。《国语·鲁语上》和《礼记·祭法》所说的禘祭系统（虞、夏出黄帝，商、周出帝喾）就是反映这种帝系。"②

另外，《山海经》也有相关论述，但在古书中不占主流。《山海经·大荒东经》载："东海之渚中，有神，人面鸟身，珥两黄蛇，践两黄蛇，名曰禺䝞。黄帝生禺䝞，禺䝞生禺京。禺京处北海，禺䝞处东海，是惟海神。"《大荒西经》载："有北狄之国，黄帝之孙曰始均，始均生北狄。"《大荒北经》载："黄帝生苗龙，苗龙生融吾，融吾生弄明，弄明生白犬。白犬有牝牡，是为犬戎。"《海内经》载："黄帝妻雷祖，生昌意。昌意降处若水，生韩流。韩流……生帝颛顼。""黄帝生骆明，骆明生白马，白马是为鲧。"③ 以黄帝为中心的世系记载很驳杂，与《世本》《大戴礼记》所载相比，《海内经》所言"雷祖"即前所言"嫘祖"，除此点与上稍合，其他差别较大。作者似乎通过黄帝不同子孙的地域分布，说明黄帝对四方的统治。从这点上讲，还是强调地缘的管理，通过血缘的纽带来实现。

（二）数术家所言世系

《吕氏春秋》十二纪和《淮南子·天文》、《史记·封禅书》等书中的五帝系统。它是以嬴姓始祖少昊为上帝，而以与嬴姓为旧好的风姓始祖太昊次之，当地世居姬、姜二姓的始祖黄帝、炎帝又次之，外加虞、夏之祖颛顼（黑帝）而构成。李零称这种系统为秦系统的帝系。④

就这两种帝系而言，传播和接受的层次不同，"前一种帝系是《史记》所本，后来为史家所宗。而后一种帝系因与方色相配，则流行于数

---

①　（清）王聘珍撰《大戴礼记解诂》，王文锦点校，第126～127页。
②　李零：《考古发现与神话传说》，《李零自选集》，第71页。
③　袁珂校注《山海经校注》（增补修订本），第403、452、495、503、528页。
④　李零：《考古发现与神话传说》，《李零自选集》，第71页。

术家言"①。在其他学者眼里，它们也意味着地域差别。东土的齐鲁以黄帝、颛顼、帝喾、尧、舜为五帝；西土的秦则以太昊、炎帝、黄帝、少昊、颛顼为五帝。②

今人杨宽《中国上古史导论》根据《世本·帝系》，《大戴礼记》之《帝系》《五帝德》，《史记·五帝本纪》和《山海经》的记载，所列黄帝世系图表基本上是第一个世系系统。③顾颉刚《中国上古史研究讲义》根据《史记》先秦诸侯国先世世系的记载，所绘图表也就是第二个世系系统。④

二　古帝系统中的黄帝

探讨世系系统中的黄帝，凭借的材料是先秦秦汉世系类的古书。古帝系统中的黄帝形象探讨，问题比较复杂。凭借的材料多是世系书之外的先秦古书，为什么这样做？这由论述对象另一种存在环境所致。

先秦诸子叙述故事时，如前所述，爱称道上古的圣人以及他们的统治如何，以此为自己的学说张本。儒家经典屡屡称道的尧舜禹汤文王，是其建立道统时极力向上追溯的几个圣人形象。如《尚书》中的《尧典》《皋陶谟》《禹贡》诸篇，《论语》中的《尧曰》《泰伯》诸篇，《孟子》中的《万章》《尽心》等篇，《荀子·成相》篇，均有相关论述。墨家也是如此，但与儒家拧着来，儒家赞美周，他们赞美夏。但他们都如《韩非子·显学》所载"孔子墨子俱道尧舜"⑤，《墨子》之《所染》《三辩》《尚贤》《天志中》《天志下》《明鬼》《贵义》诸篇记录了上述相关内容。阴阳家之说则从黄帝开始，《史记·孟子荀卿列传》称邹衍"乃深观阴阳消息而作怪迂之变，终始大圣之篇十余万言。其语闳大不经，必先验小物，推而大之，至于无垠。先序今以上至黄帝，学者所共术"⑥。

---

① 李零：《考古发现与神话传说》，《李零自选集》，第 71 页。
② 徐旭生：《中国古史的传说时代》，第 238~243 页。
③ 杨宽：《中国上古史导论》，《古史辨》第 7 册（上编），上海：上海古籍出版社，1982年，第 208~209 页。
④ 顾颉刚：《中国上古史研究讲义》，北京：中华书局，1988 年，第 152 页。
⑤ 陈奇猷校注《韩非子新校注》，第 1124 页。
⑥ （汉）司马迁撰，（南朝宋）裴骃集解，（唐）司马贞索隐，（唐）张守节正义《史记》，第 2344 页。

这里阴阳家谈天论地，托之于黄帝。由此可见，诸子习惯托之于上古之帝。蒙文通曾评价北方的法家（他没有直言法家，但举的例子是法家类的古书，以下言及道家、儒家时，也是如此）"言其上世之王，皆勤于功利者也"；南方的道家"言其上世王者，皆慌忽而诞者也"；东方的儒家"言其上世王者，皆仁智而信者也"。① 所以诸子道及上古之王的具体特点，有自己的立说意图在其中。刘起釪在顾颉刚对上古帝王名号怀疑的基础上，② 认为诸子在战国后期古史传说的基础上加工形成了这些帝王名号。③

现在看一下子书中的相关记载。由于古代姓氏多与国名或封地有关，如果这些与黄帝并列的很多古帝确实在历史上存在的话，许多古帝名可能与古国名或者部族名称有联系。如《庄子》就有很多古帝名，《人间世》载："是万物之化也，禹舜之所纽也。伏羲、几蘧之所行终，而况散焉者乎？"《胠箧》载："子独不知至德之世乎？昔者容成氏、大庭氏、伯皇氏、中央氏、栗陆氏、骊畜氏、轩辕氏、赫胥氏、尊卢氏、祝融氏、伏羲氏、神农氏，当是时也，民结绳而用之……若此之时，则至治已。"④ 此外《大宗师》提到狶韦氏、伏羲氏、黄帝、颛顼等；《应帝王》有泰氏；《马蹄》有赫胥氏；《天运》《山木》有焱氏；《缮性》有燧人氏、伏羲，神农、黄帝，唐、虞；《知北游》有狶韦氏；《天地》《应帝王》有浑沌氏；《外物》有狶韦氏；《盗跖》有有巢氏；《则阳》有冉相氏、容成氏。其他文献，如《管子·揆度》，《六韬·大明》，《易·系辞》，《荀子》之《正论》《成相》，《韩非子·五蠹》，《吕氏春秋·古乐》，《逸周书·史记解》，《汉书·古今人表》都有记载，古帝名称也有程度不一的重复，这说明对他们的记载有一定的传统。

古书指称黄帝时，通常是"三皇五帝"并提。三五之称，多是泛指。但就"三皇五帝"而言，多是做实理解。⑤ 古书中的"三皇"，大致有几种说法，其中一种指的是伏羲、神农、黄帝。这种说法见于孔安国《尚书序》、《史记·五帝本纪》索隐引文、《五行大义》卷五引文、《礼

① 蒙文通：《古史甄微》，成都：巴蜀书社，1999年，第22页。
② 顾颉刚：《中国上古史研究讲义》，第68页。
③ 刘起釪：《我国古史传说时期综考》，见氏著《古史续辨》，第23~24页。
④ （清）王先谦撰《庄子集解》，第37、88页。
⑤ 此处介绍大体本丁元《黄帝书研究》一文中的相关内容。丁元：《黄帝书研究》，北京大学中文系硕士学位论文，2003年。

纬稽命征》等文献。与"五帝"说法中黄帝所占的分量相比，相对薄弱。古书所言的"五帝"有以下说法。

其一，黄帝为首。（1）黄帝、颛顼、帝喾、尧、舜。这是《史记·五帝本纪》中的说法，此说后世最为通行。（2）黄帝、少皞、颛顼、帝喾、尧、舜。这种说法，名五实六。郑注《中候·敕省图》云："德合五帝坐星者称帝，则黄帝、金天氏、高阳氏、高辛氏、陶唐氏、有虞氏是也。实六人而称五者，以其俱合五帝坐星也。"① 其他以黄帝为首的"五帝"说法，亦有之，此不具录。

其二，黄帝居中。（1）伏羲、神农、黄帝、尧、舜。《史记·赵世家》载："虑戏、神农，教而不诛；黄帝、尧、舜，诛而不怒。"② 《周易·系辞下》也是采用这个系统。（2）太皞、炎帝、黄帝、少皞、颛顼。《吕氏春秋》十二纪分四季之五帝五神，具体如下：太皞—句芒、炎帝—祝融、黄帝—后土、少皞—蓐收、颛顼—玄冥。《逸周书·月令解》《礼记·月令》与它这个系统相同。《淮南子·天文》所言的四方帝及其佐，具体如下：太皞—句芒、炎帝—朱明、黄帝—后土、少昊—蓐收、颛顼—玄冥。《九章·惜诵》载"令五帝以折中兮"，王逸注："五帝，谓五方神也，东方为太皞，南方为炎帝，西方为少昊，北方为颛顼，中央为黄帝。"③ 这里五帝分应五方，影响很大。

另外，出土文献提到一些古帝，值得关注。《上海博物馆藏战国楚竹书》第二册中有《容成氏》，李零认为"此篇是讲上古帝王传说。……第一部分是讲容成氏等最古的帝王（估计约为二十一人）……"④ 这些古帝王的出现估计与战国中后期诸子以古帝立说、寄托深意的大背景有关。该篇学派归属问题，学界对此尚无一致意见。姜广辉主张属于儒家，并且认为这是有别于炎黄古史传说体系的另一类古史传说，或许可以认为它是在炎黄古史传说体系之前的未经整理加工的原生态的

① （汉）郑玄笺，（唐）孔颖达等正义《礼记正义》，第1232页。
② （汉）司马迁撰，（南朝宋）裴骃集解，（唐）司马贞索隐，（唐）张守节正义《史记》，第1810页。
③ （宋）洪兴祖撰《楚辞补注》，白化文等点校，第121页。
④ 李零：《容成氏·说明》，马承源主编《上海博物馆藏战国楚竹书》（二），上海：上海古籍出版社，2002年，第249页。

古史传说；① 赵平安、饶宗颐主张属于墨家；② 李学勤认为"《容成氏》讲古代的禅让和古史传说，可能与战国时期纵横家的宣传有关"③。郭永秉认为"它并不强调各古帝王之间、古帝王和尧舜之间、古帝王和三代先祖之间的世代关系。这跟《帝系》各族统出一源的帝王系统的性质是很不一样的"④。另外，曹峰指出上海博物馆藏战国竹简《三德》中的"皇后"也是黄帝，⑤ 所言颇有道理。黄帝在这些出土文献中似乎也是以古帝形象存在。

另外，黄帝作为古帝存在，自然也有拱卫他的臣子以及提供智慧支持的老师，由此构成较为严密的君臣职守系统，这部分内容见下文"黄帝书的思想内涵"中的"君臣关系模式"论述。

由于诸子在叙述过程中，出于论说需要，或夸大其词，或厚诬其事，这就决定了古帝系统中黄帝存在的特点：对黄帝的记载，比较混乱；无法进行古帝线性排列，较难看出他们之间先后关系。正如其他学者所言，"古代所传古帝名号是很多的，大都平列地提出，除偶区别时间先后外，并没有区别其高下主次，大家在传说中都是平起平坐一样身分的古帝王"⑥。因此，在笔者看来，所谓的古帝系统不宜作信史来看，但探索诸子背后立说深意，通过古帝认知的差异性，了解他们的思想态度，还是一个不错的研究出发点。

三　祭祀系统中的黄帝

黄帝名称，有的观点认为指天神"黄帝"。丁山认为，甲骨文有黄

① 姜广辉：《上博竹简〈容成氏〉的思想史意义——上海博物馆藏战国楚竹书（二）〈容成氏〉初读印象札记》，简帛研究网，2003年6月5日。
② 赵平安：《楚竹书〈容成氏〉的篇名及其性质》，饶宗颐主编《华学》2003年第6辑，北京：紫荆城出版社。饶宗颐：《由尊卢氏谈到上海竹书（二）的〈容成氏〉——兼论其与墨家关系及其他问题》，《九州学林》2006年春季号，总第11辑，复旦大学出版社。
③ 李学勤：《简帛书籍的发现及其意义》，李学勤：《中国古代文明研究》，第307页。
④ 郭永秉：《帝系新研——楚地出土战国文献中的传说时代古帝王系统研究》，北京：北京大学出版社，2008年，第221页。
⑤ 曹峰：《〈三德〉所见"皇后"为"黄帝"考》，《齐鲁学刊》2008年第5期，第41～44页。
⑥ 刘起釪：《几次组合纷纭错杂的"三皇五帝"》，见氏著《古史续辨》，第94页。

示（《殷墟书契续编》5·9·2，《铁云藏龟》119·4），"'黄示'的直接解释，就是'黄神'"，"周人所谓'黄帝'，直接蜕变于殷商地神的'黄示'"。黄帝是黄土地神与皇天上帝的综合。① 在笔者看来，黄帝起源或许没有那么早，在甲骨文中，矢、黄、寅确实易混，"黄示"与"黄帝"是否一致，还很难说。所言甲骨文祭祀系统中的黄帝材料，我们弃之。探讨祭祀系统中的黄帝形象，还是较难与上述两种系统的材料区别开来，此处以两汉纬书材料及部分出土文献材料为主。

青、赤、白、黑、黄五色帝，在《吕氏春秋》中已经出现。《吕氏春秋》十二纪记载了完整的五行配数配物系统，后来两汉诸多纬书继承这一系统，五色天帝之名，一般为苍帝灵威仰、赤帝赤熛怒、黄帝含枢纽、白帝白招矩、黑帝汁光纪，且常把五色天帝与五方、五行、五星等配伍。这种思想亦为《史记·封禅书》继承，它记载了秦汉的建畤情况：秦襄公作西畤（白帝），秦文公作鄜畤（白帝），秦宣公作密畤（青帝），秦灵公作吴阳上畤（黄帝）、下畤（炎帝），秦献公作畦畤（白帝）。② 汉兴，作北畤（黑帝）。高祖二年（公元前205年），以黄帝、赤帝、青帝、白帝和黑帝为五帝。文帝时期，方士赵人新垣平以望气见上，鼓动文帝"作渭阳五帝庙，同宇，帝一殿，面各五门，各如其帝色。祠所用及仪亦如雍五畤。……文帝出长门，若见五人于道北，遂因其直北立五帝坛，祠以五牢具"③。文帝郊祭五帝，两次新立五帝坛庙，议巡狩封禅事，改元，祷祠欲出周鼎于河。通过这些祭祀改革，汉文帝为汉武帝宗教统一奠定了基础。

汉武帝统一宗教，欲建立与大一统国家相匹配的宗教制度，第一，继承秦始皇，比如封禅五岳，祭雍五畤和齐八主；第二，创立以太一、后土和五帝为核心的大郊祠，用大教统小教，用新制统旧制。④ 汉武帝宗教大一统，在文献上留下了许多祭祀黄帝的记载。根据李零的统计，

① 丁山：《中国古代宗教与神话考》，上海：上海文艺出版社，1988年，第420~423页。
② （汉）司马迁撰，（南朝宋）裴骃集解，（唐）司马贞索隐，（唐）张守节正义《史记》，第1358~1365页。
③ （汉）司马迁撰，（南朝宋）裴骃集解，（唐）司马贞索隐，（唐）张守节正义《史记》，第1382~1383页。
④ 李零：《中国方术续考》，新版前言第9~10页。

秦汉故祠有 227 所，其中与黄帝有关的 11 所。① 这是西汉黄帝祭祀的直观考古材料。

另外，其他文献材料中黄帝的称谓凸显了其神灵形象，如马王堆汉墓帛书古医方《五十二病方》和《养生方》中都提到了"黄神"，②《十大经·立命》提到了"黄宗"。③ 饶宗颐认为所谓的"黄神""黄宗"都是黄帝。④《河图握矩记》载："黄帝名轩，北斗黄神之精，母地祇之女附宝，之郊野。大电绕斗，枢星耀，感附宝，生轩，胸文曰：黄帝子。"⑤ 这是纬书中常见的古代圣王感生说，附宝感孕于黄神之精而生黄帝，黄神是星神之精，是神格；黄帝则是感生的圣王，是人格。这为作为祭祀对象的黄帝进入另一个系统做了准备。

东汉时期，受道教影响，镇墓石、镇墓券、镇墓瓶、镇墓石人等符劾厌胜之具，开始在墓中出现。上面刻绘着长篇文字或符箓，以求为死者除灾辟邪，免受鬼魅侵扰。这就是所谓的镇墓文。⑥ 考古发现的东汉镇墓文中，时不时地提到"黄神使者""黄帝"等称号。如陕西咸阳市教育学院东汉 2 号墓中的明帝永平三年（60 年）朱书镇墓文，它是迄今为止所知时代最早的镇墓文。部分文字如下："永平初三年十［月］九日丙申，黄神使者 为 地置根，为人立先，除央（殃）去咎，利后子孙。"⑦ 又，1974 年发现于洛阳的元嘉二年（152 年）许苏氏镇墓文，节录如下："黄帝与河南缑氏□□中华里许苏阿□□刑宪女合会神药……"⑧又，1953 年发现于洛阳烧沟汉墓群第 1037 号墓的建宁三年（170 年）赵氏镇墓文，文字多剥落，节录如下："建宁三年九月□日，黄帝青乌□□

---

① 李零：《秦汉祠畤通考》，见氏著《中国方术续考》，第 142～156 页。

② 马王堆汉墓帛书整理小组编《马王堆汉墓帛书》［肆］，释文第 72、163 页。

③ 国家文物局古文献研究室编《马王堆汉墓帛书》［壹］，释文第 61 页。

④ 饶宗颐：《道教与楚俗关系新证——楚文化的新认识》，《饶宗颐史学论著选》，第 130～134 页。

⑤ 《纬书集成》，第 1144 页。

⑥ 这其实也是一个笼统的叫法，学界没有统一的叫法。另一种叫法是把这类带"解注"或"注"字的器皿叫作"解注文"，把书写"解注文"的器皿叫作"解注器"。详参张勋燎、白彬《中国道教考古》第 1 册，北京：线装书局，2006 年，第 4 页。

⑦ 咸阳市文物考古研究所：《咸阳教育学院汉墓清理简报》，《文物考古论集——咸阳文物考古研究所成立十周年纪念》，西安：三秦出版社，2006 年，图 6。

⑧ 刘昭瑞编《汉魏石刻文字系年》，台湾：新文丰出版公司，2001 年，第 186 页。

曾孙赵□□□造新冢"。① 吴荣曾最早提出"黄神"即"黄帝"之说。②
从辞例上讲,黄神与黄帝应是同一人。另外,也有不少古代印章证明以
上数者之间的关系。清陈介祺《十钟山房印举》卷二"官印类二十"著
录"黄神之印"两面印一枚,白文无边栏,字作小篆,笔画较粗,首尾
如一。③ 1996 年,江苏江宁县湖熟镇经济开发区 95JH120 号竖穴土坑东
汉早期墓出土传带式木印一枚,两面皆有阴刻印文,其中一面刻有"黄
帝神印"四字。④ 另外,汉乐浪郡治遗址出土封泥"天帝黄神印",据称
为新莽时期的玺印。⑤ 从这些可以看出,"黄神"应该为"黄帝神"的简
称。从"天帝黄神印"来看,"黄帝""黄神"也就是"天帝"。为什么
由黄帝扮演除灾辟邪的形象?笔者以为还是与数术传统中的黄帝形象有
关,只是这里黄帝形象是神灵形象。

　　以上列举的镇墓文中"黄神"内容,在近些年对镇墓文与道教关系
的研究中,备受重视。江达智认为镇墓文中的"符"和"五石"是道教
因素,它们表示道教逐渐凌驾并进而取代了巫教。⑥ 姜伯勤认为镇墓文
出自汉代方术(即方仙道),但其厌解之术又为汉魏六朝的道教信仰所
汲取。⑦ 所以汉代巫术或方术传统借用由来已久的"黄帝",把他改造成
具有神格的"神",与前文提到的国家祭祀系统中的祭祀对象,并不太
一样。

　　除此之外,明确记载黄帝由国家祭祀对象变为民间祭祀对象的文献,
大致也把时间定在东汉时期。《后汉书》卷四二载:"英少时好游侠,交
通宾客,晚节更喜黄老,学为浮屠斋戒祭祀。八年,诏令天下死罪皆入
缣赎。英遣郎中令奉黄缣白纨三十匹诣国相曰:'托在蕃辅,过恶累积,
欢喜大恩,奉送缣帛,以赎愆罪。'国相以闻,诏报曰:'楚王诵黄老之

① 洛阳区考古发掘队:《洛阳烧沟汉墓》,北京:科学出版社,1959 年,第 154 页。
② 吴荣曾:《镇墓文中所见到的东汉道巫关系》,《文物》1981 年第 3 期,第 61 页。
③ (清)陈介祺:《十钟山房印举》,上海涵芬楼影印本,1922 年。
④ 邵磊、周维林:《江苏江宁出土三枚古印》,《文物》2001 年第 7 期,第 84 页,图一。
⑤ 饶宗颐:《中国宗教思想史新页》,北京:北京大学出版社,2000 年,第 59 页。
⑥ 江达智:《由东汉时期的丧葬制度看道与巫的关系》,《道教学探索》1991 年第 5 号,
　 第 67~68 页。
⑦ 姜伯勤:《道释相激:道教在敦煌》,陈鼓应主编《道家文化研究》第 13 辑,三联书
　 店,1998 年,第 40 页。

微言，尚浮屠之仁祠，絜斋三月，与神为誓，何嫌何疑，当有悔吝？其
还赎，以助伊蒲塞桑门之盛馔。'因以班示诸国中傅。"① 所谓的"仁祠"
无疑是祠堂或寺庙一类的祭祀性建筑，限于具体记载，不清楚祭祀仪式
如何。但在东汉上层社会中，此点清楚地表明了黄帝在其时黄老学说盛
行风尚中的地位，并且借佛教刚传入中国的东风，楚王英等把佛陀与黄
帝、老子一起祭祀；同时，当时统治者大力赞扬和支持楚王英的做法。

　　祭祀系统中的黄帝形象，在现今考古遗迹上，也有发现。江苏省连
云港市孔望山摩崖造像群自 20 世纪 80 年代初被确认为东汉晚期的佛、
道教造像群以来，② 引起了宗教界、艺术界和考古学界的广泛注意。摩
崖造像群实测如图 3-1 所示。

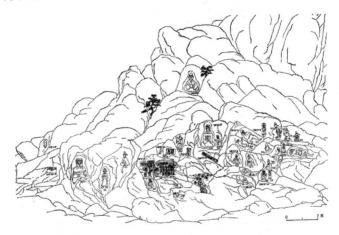

图 3-1　连云港孔望山摩崖造像实测图

资料来源：连云港市博物馆《连云港市孔望山摩崖造像调查报告》，《文
物》1981 年第 7 期。

　　据图 3-1 标示，共有 105 躯人物图像，其中最重要的非佛教人物图
像有 3 躯。这 3 躯图像中，其中 6 组 X68 位于摩崖造像群中部的最上部，
其像如图 3-2。

---

① （南朝宋）范晔撰，（唐）李贤等注《后汉书》，第 1428～1429 页。《后汉书》他处也
　有记载，《后汉书·孝桓帝纪》卷七载："（九年七月）庚午，祠黄、老于濯龙宫。"
　（第 317 页）
② 连云港市博物馆：《连云港市孔望山摩崖造像调查报告》，《文物》1981 年第 7 期，第
　1～7 页。

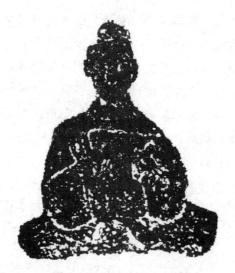

图 3-2　6 组 X68 人物像

　　这是造像群中位置最高的一躯造像，像高 1.14 米，为正面拱手坐像，其下部突出的平台上都刻有圆形的灯碗和线刻的莲花座，这一点说明他是孔望山摩崖造像群中最重要的人物，也是最重要的祭祀对象。"虽然是一尊与佛教没有任何关系的图像，但因其被配置在孔望山摩崖造像群的最高处，说明其身份比老子更高。而在道教信仰中，比老子地位更高的人物只有黄帝一人。因此，6 组 X68 肯定是黄帝的图像。"①

　　从上面的论述来看，在中国宗教祭祀传统中，本来具有始祖性质的黄帝，天然地就有被祭祀的优势，然后在先秦秦汉的知识背景（如阴阳五行学说）的烘托下，泛化到其他领域，变成神性形象。又凭借宗教仪轨，这种形象得到了加强。

四　余论

　　加拿大学者白光华（Charles Le Blanc）指出，先秦秦汉文献中的黄帝有三种含义：一是系谱始祖性质（genealogical ancestrality），二是典范的帝王性质（paradigmatic emperorship），三是神性的黄帝。② 这三种含义

---

① 信立祥：《孔望山摩崖造像中的道教人物考》，《中国历史博物馆馆刊》1997 年第 2 期，第 21 页。

② Charles Le Blanc, "A Re-examination of the Myth of Huang-ti", *Journal of Chinese Religions* 13/14, 1985 - 86, pp. 45 - 46.

说的是存在于古代世系书中的黄帝、作为历史存在的黄帝、作为神灵形象的黄帝，大致对应于上述三个系统中的黄帝形象。就作为信史的可能而言，世系系统中的黄帝较为可信，祭祀系统中的黄帝次之，古帝系统中的黄帝最不可靠。就它们之间产生的早晚来讲，齐思和认为"黄帝最初本为天神之称，以后逐渐成为传说之人王。黄帝之成为人王也，虽时代较晚，而后来居上，其声势之显赫，传说之复杂，则为三皇、五帝中之最"①。笔者对这种说法持疑问态度。世系系统中的黄帝，应最早；然后由祖考之帝转化为始祖之帝而存在，即作为传说之人王而存在；祭祀系统中的黄帝与战国后期阴阳五行学说结合紧密，在后世发展过程中，又进入道教仪轨，由此获得信仰的价值。

三种黄帝形象丰富的内涵是一个渐变过程，正如顾颉刚所言："所以如果我们研究黄帝，切勿以为所研究的是夏以前的史，而应当看做战国、秦、汉史，因为他的传说只是战国、秦、汉间的思想学术的反映，只是表现了战国、秦、汉间的文化。"② 因此，黄帝形象越到晚期，越饱满。所以世系系统的黄帝应最早，作为神灵形象而进入祭祀系统中的黄帝应较晚，但其形象内涵也最丰富。

从史志著录、现存文献和古书引用的情况来看，黄帝书分布范围主要集中于数术方技类实用古书。"其中数术偏于天道阴阳，方技偏于医药养生，各为阴阳家和道家所本，是它们的知识背景。阴阳家和道家之'黄'与数术方技之'黄'在内容上也是互为表里。"③ 后世依托于黄帝的古书内容进一步细化，可以分为技术发明与政治思想两大主题。这两大主题中的黄帝形象基本上就是这三种形象，政治思想围绕世系与古帝系统中的黄帝进行述说，帝系子孙及群臣事迹，多是这两个系统存在的反映。技术发明多与古帝、祭祀系统有关，古帝系统中的黄帝之所以有那么多的发明故事，与古人对帝王圣人的期待有很大关系。祭祀系统中的黄帝，凭借战国以来的知识背景，多呈现于目录书中的数术方技类古书。这样一来，黄帝书四面开花，多彩多姿。

当然上述说法也不绝对，托之于黄帝和古人著书立说习惯不无关系。

---

① 齐思和：《论黄帝之制器故事》，《古史辨》第 7 册（中编），第 385 页。
② 顾颉刚：《秦汉的方士与儒生》，上海：上海世纪出版集团，2005 年，第 26 页。
③ 李零：《说"黄老"》，《李零自选集》，第 280 页。

《淮南子·修务》载:"世俗之人,多尊古而贱今,故为道者必托之于神农、黄帝而后能入说。"① 还要考虑先秦诸子派别的潜在对话背景,战国时期儒家、墨家初具思想流派雏形。这两家都喜欢抬出古人,以此建立起自己心中的"乌托邦"。道家发展在其后,抬出比儒家、墨家所言更古的古人——黄帝,作为树立自己学说认同感的符号。在先秦道家文献中,这个特点表现突出。如《庄子》"寓言""重言"叙述模式,正是这种类型。本无其事,甚至本无其人,悠谬之事,一一着于笔端,娓娓道来。蒙文通认为:"惟晚周之学重于议政,多与君权不相容,而依托之书遂猥起战国之季。始之为托古以立言,名《太公》、《伊尹》之类是也;继之为依古以傅义,则孔氏六经之事出焉。托古之事为伪书,依古之事多曲说。"② 此说可商。在先秦古人著书立说的大背景下,书名往往与人名一致,不必以该人生活时代求著书人时代。尽管《汉志》班固自注道家类和小说家类古书时,往往以事迹怪诞、言语浅薄斥之为依托之书,但要认识到该做法的背后态度。叶岗认为,刘向、班固等人认为史书唯有"直言""据行事""仍人道""论本事",才能不"失其真"。对史书的这种态度,无形中影响到对小说家著书"违实",道家立说"依托"特点的评述。③ 依托之书不必为伪书,依托于黄帝的古书,我们亦如是观。

第二节　黄帝书的著录及现存情况

自黄帝书出土迄今,一直都有对它的研究,学者们对以往研究已有综述。④ 他们的研究着眼于两大方面,一个是探讨它文献学上的物理特

---

① 刘文典撰《淮南鸿烈集解》,第 653 页。
② 蒙文通:《经学抉原》,上海:上海人民出版社,2006 年,第 206 页。
③ 叶岗:《中国小说发生期现象的理论总结——〈汉书·艺文志〉中的小说标准与小说家》,《文艺研究》2005 年第 10 期,第 73 ~ 74 页。
④ 阎鸿中把 1990 年以前黄老思想研究划分三个阶段。详参阎鸿中《试析〈黄老帛书〉的理论体系》,《台湾大学历史系学报》1990 年第 15 期,第 1 ~ 20 页。张增田综述了1973 年至 20 世纪末黄帝书研究。详参张增田《〈黄老帛书〉研究综述》,《安徽大学学报》2001 年第 4 期,第 111 ~ 118 页。袁青对 20 世纪以来的黄老学研究进行了整体回顾和反思。详参袁青《20 世纪以来黄老学研究的回顾与反思》,《史学月刊》2018 年第 1 期,第 119 ~ 132 页。

征，比如产生时代、作者问题、篇名特征；另一个是思想性质讨论。虽
然前一个方面讨论比较充分，但由于牵涉到后文叙述，此处略论之。笔
者从裘锡圭、李零篇章命名说法，统称为"黄帝书"，战国中后期成书，
作者为楚地道家代表。

学界对它的思想主题多有讨论，思考角度、方法各异，仍未有统一
确定说法。本书在研究它的思想主题时，如引论所言，吹响先前研究过
程中单兵游勇的"集结号"，做出综合立体作战的努力。在先秦数术方技
背景下，探讨它的技术发明故事，相应地，也会把黄帝之学与阴阳家、兵
家联系起来。在先秦秦汉的社会背景下，探讨黄帝之学中的政治思想出现
原因，从法家、名家来看它的政治思想观念，以及在道家中的地位。但首
先勾略一下黄帝书的存在概况，探讨目录学角度下的黄帝书存在概况。

一　两志著录

今以《汉志》《隋志》中的著录情况，以及古书引文所载内容，看
一下黄帝书的分布范围。

首先是《汉志》相关著录：①

《诸子略·道家》有：《黄帝四经》四篇；《黄帝铭》六篇；《黄帝
君臣》十篇（起六国时，与《老子》相似也）；《杂黄帝》五十八篇
（六国时贤者所作）；《力牧》二十二篇（六国时所作，托之力牧。力牧，
黄帝相）。

《诸子略·阴阳家》有：《黄帝泰素》二十篇（六国时韩诸公子所
作）；《容成子》十四篇。

《诸子略·杂家》有：孔甲《盘盂》二十六篇（黄帝之史，或曰夏
帝孔甲，似皆非）。②

---

① （汉）班固撰，（唐）颜师古注《汉书》，第 1730～1779 页。田旭东、林静茉对黄帝书
在《汉志》的分布，也有总结，详参之。田旭东：《从〈汉志〉著录及出土文献看战
国秦汉间的黄帝之学》，西北大学文化遗产与考古学研究中心编著《西部考古》2008
年第 3 辑，西安：三秦出版社，第 174～178 页。林静茉：《帛书〈黄帝书〉研究》，台
北：花木兰文化出版社，2008 年，第 116～117 页。
② 王应麟《汉书艺文志考证》："《田蚡传》：'学《盘盂》诸书'，应劭曰：'黄帝史孔甲
所作也。'《文选》注，《七略》曰，《盘盂》者，其传言孔甲为之。孔甲，黄帝之史
也。"（转引自陈国庆编《汉书艺文志注释汇编》，第 149 页。）

《诸子略·小说家》有：《黄帝说》四十篇（迂诞依托）。

《兵书略·兵形势》有：《蚩尤》二篇，见《吕刑》。

《兵书略·兵阴阳》有：《黄帝》十六篇（图三卷）；《封胡》五篇（黄帝臣，依托也）；《风后》十三篇（图二卷。黄帝臣，依托也）；《力牧》十五篇（黄帝臣，依托也）；① 《鵊冶子》一篇（图一卷）；《鬼容区》三篇（图一卷。黄帝臣，依托）；② 《地典》六篇。

《兵书略·兵技巧》有：《蹴鞠》二十五篇。③

《数术略·天文》有：《黄帝杂子气》三十三篇；《泰阶六符》一卷。④

《数术略·历谱》有：《黄帝五家历》三十三卷。

《数术略·五行》有：《黄帝阴阳》二十五卷；《黄帝诸子论阴阳》二十五卷；《风后孤虚》二十卷。

《数术略·杂占》有：《黄帝长柳占梦》十一卷。

《方技略·医经》有：《黄帝内经》十八卷，《外经》三十七卷。

《方技略·经方》有：《泰始黄帝扁鹊俞拊方》二十三卷；《神农黄帝食禁》七卷。

《方技略·房中》有：《容成阴道》二十六卷；《天老杂子阴道》二十五卷；《黄帝三王养阳方》二十卷。

《方技略·神仙》有：《黄帝杂子步引》十二卷；《黄帝岐伯按摩》十卷；《黄帝杂子芝菌》十八卷；《黄帝杂子十九家方》二十一卷。

其次是《隋志》相关著录，⑤ 与《汉志》记载相比，《隋志》记录的黄帝书种类及分布范围，有一定的差异。《隋志》记载的黄帝书如下：

---

① 杨树达《汉书窥管》："敦煌出土木简，一简有'已不闲者何也，力墨对曰官'，凡十一字。……力墨即力牧，墨牧古同音。王国维谓简出塞上，当是兵家之力牧，非道家之力牧，说或是也。"（杨树达：《汉书窥管》，上海：上海古籍出版社，2006年，第244页。）

② 颜师古注：即鬼臾区也。王应麟谓："《封禅书》鬼臾区号大鸿，容臾声相近。"（转引自陈国庆编《汉书艺文志注释汇编》，第194页。）

③ 《史记·卫将军骠骑列传》索隐及正义引刘向《别录》："黄帝所作，起战国时。"《太平御览》卷七五四引刘向《别录》："蹴鞠者，传言黄帝所作，或曰起战国时，记黄帝蹴鞠兵势也，所以练武士知有才也，今军事无事得使。蹴鞠有书二十五篇。"[（宋）李昉等编《太平御览》，第3349页。]

④ 即《汉书·东方朔传》注引应劭说提到的《黄帝泰阶六符经》，此书原名有"经"字。

⑤ （唐）魏徵、令狐德棻撰《隋书》，第1013～1050页。

兵家类有：《黄帝兵法孤虚杂记》一卷；《玄女战经》一卷；《黄帝问玄女兵法》四卷（梁三卷）；《黄帝兵法杂要决》①一卷；《黄帝军出大师年命立成》一卷；《黄帝复姓符》二卷（许昉撰。梁有《辟兵法》一卷）；《黄帝太一兵历》一卷；《黄帝蚩尤风后行军秘术》二卷（梁有《黄帝蚩尤兵法》一卷，亡）；《吴有道占出军决胜负事》一卷（梁二卷。又，《黄帝出军杂用决》十二卷，《风气占军决胜战》二卷，太史令吴范撰）；《对敌占风》一卷（梁有《黄帝夏氏占气》六卷，《兵法风气等占》三卷，亡）。

五行类有：《黄帝飞鸟历》一卷（张衡撰）；《黄帝四神历》（吴范撰）；《黄帝地历》一卷；《黄帝斗历》一卷；《黄帝九宫经》一卷；《九宫经》三卷（郑玄注。梁有《黄帝四部九宫》五卷，亡）；《太一三合五元要决》一卷（梁有《黄帝太一杂书》十六卷，《黄帝太一度厄秘术》八卷，《太一帝记法》八卷；《太一杂用》十四卷，《太一杂要》七卷，《杂太一经》八卷，亡）；《黄帝飞鸟历》一卷；《黄帝集灵》三卷；《黄帝绛图》一卷；《黄帝龙首经》二卷；《黄帝式经三十六用》一卷（曹氏撰）；《黄帝式用当阳经》二卷；《黄帝奄心图》一卷；《玄女式经要法》一卷；《黄帝阴阳遁甲》六卷；《黄帝九元遁甲》一卷（王琛撰）；《黄帝出军遁甲式法》一卷。

医方类有：《黄帝素问》九卷（梁八卷）；《黄帝甲乙经》十卷（音一卷。梁十二卷）；《黄帝八十一难》二卷（梁有《黄帝众难经》一卷，吕博望注，亡）；《黄帝针经》九卷（梁有《黄帝针灸经》十二卷，徐悦、龙衔素《针经并孔穴虾蟆图》三卷，《杂针经》四卷，程天祚《针经》六卷，《灸经》五卷，《曹氏灸方》七卷，秦承祖《偃侧杂针灸经》三卷，亡）；《岐伯经》十卷；《黄帝流注脉经》一卷（梁有《明堂流注》六卷，亡）；《黄帝素问》八卷（全元起注）；《黄帝素问女胎》一卷；《黄帝养胎经》一卷；《黄帝明堂偃人图》十二卷；《黄帝针灸虾蟆忌》一卷；《黄帝十二经脉明堂五藏人图》一卷；《素女秘道经》一卷（并《玄女经》）；《素女方》一卷。

从《汉志》到《隋志》，依托于黄帝的古书，历代皆有创作，这说明"依托"是黄帝书创作的重要方式。撇开目录分类差异，《隋志》中

---

① 决，通"诀"。下同。

的黄帝书比《汉志》中的更向数术、方技类集中；反过来讲，《汉志》中的黄帝书分布范围广，内容更散。这就提醒我们，一方面，先秦秦汉时期的"黄帝"是记载不同知识系统的符号，另一方面，在目录书中，这个符号早期的含义要比后期的复杂。

二 现存黄帝书概况

对现存的先秦秦汉黄帝书情况，分两个方面介绍，一个是单独成书的黄帝书，一个是古书引用和收录的黄帝书。①

（一）单独成书的黄帝书

《汉志》著录的黄帝书，保存至今的为数不多，比较完整的有《黄帝内经》，有一定散佚的有《黄帝铭》。《风后》可能与《风后握奇经》有关。② 未被《汉志》著录，为先秦秦汉黄帝书系列的文献，亦有之，如关于式法的《黄帝授三子玄女经》《黄帝龙首经》，可能与炼丹有关的《黄帝九鼎神丹经》，关于房中的《素女经》《玄女经》。③

对于简帛文献独立文本形式或文本叙述中提到"黄帝"的，此处皆计入单独成书系列。清华简《五纪》现存 120 余支简，该篇部分内容涉及战国时期对黄帝传说的记述，④ 可被视为广义的黄帝书。还有银雀山汉简《孙子》佚篇《黄帝伐赤帝》和《地典》。马王堆汉墓帛书也有讲述黄帝故事的篇章，如《十大经》以及《十问》。

（二）古书引用和收录的黄帝书

先秦秦汉古书明确称引"黄帝言"的有——《六韬·文韬·兵道》载："黄帝曰：一者，阶于道，几于神。"《韩非子·扬权》载："黄帝有

① 此处所录内容，大体本丁元《黄帝书研究》（北京大学中文系硕士学位论文，2003 年）一文中的相关内容。
② 《唐李问对·上》涉及唐太宗和李靖讨论"黄帝兵法"的"握奇文"。《四库全书》子部兵家有《握奇经》一卷，可能与《汉志》所言《风后》有一定关系。
③ 《黄帝授三子玄女经》和《黄帝龙首经》皆见于《道藏》洞真部众术类，讲六壬式法。后书亦为《抱朴子·遐览》所著录。《素女经》《玄女经》讲房中术。《素女经》见于《医心方》卷二八，计 4 条；间接引用亦见于卷二八，计 1 条。合计 5 条。《玄女经》见于《医心方》卷七、卷二八，计 7 条。（〔日〕丹波康赖编撰，沈澍农等校注《医心方校释》，北京：学苑出版社，2001 年，第 555 ~ 589、1710 ~ 1760 页。）李零《中国方术正考》对此有辨析。（李零：《中国方术正考》，第 307 ~ 308 页。）
④ 程浩：《清华简〈五纪〉中的黄帝故事》，《文物》2021 年第 9 期，第 91 ~ 94 页。

言曰：上下一日百战。下匿其私，用试其上；上操度量，以割其下。"①
《吕氏春秋·去私》载："黄帝有言曰：声禁重，色禁重，衣禁重，香禁
重，味禁重，室禁重。"《圜道》载："黄帝曰：帝无常处也，有处乃无
处也。"《序意》载："尝得黄帝之所以诲颛顼矣：爰有大圜在上，大矩
在下。汝能法之，为民父母。"《应同》载："黄帝曰：芒芒昧昧，因天
之威，与元同气。"《遇合》载："嫫母执乎黄帝，黄帝曰：厉女德而弗
忘，与女正而弗衰，虽恶奚伤？"《审时》载："黄帝曰：四时之不正也，
正五谷而已矣。"② 贾谊《新书·宗首》载："黄帝曰：日中必熭，操刀
必割。"（又见《汉书·贾谊传》引《治安策》）《修政语上》载："黄帝
曰：道若川谷之水，其出无已，其行无止。"③《淮南子·缪称》载："黄
帝曰：芒芒昧昧，从天之道，与元同气。"《泰族》载："黄帝曰：芒芒
昧昧，因天之威，与元同气。"④

《汉志》著录有《黄帝铭》，宋王应麟《困学纪闻》卷一○提到
《皇览·记阴谋》记载黄帝《金人器铭》，认为该铭大概是《汉志》道家
类文献《黄帝铭》中六篇之一。⑤ 三国《皇览》把黄帝《金人器铭》放
在"阴谋"类的故事中，可以见出黄帝书与阴谋类文献之间的关系。顾
实《汉志讲疏》中认为："黄帝《金人铭》见于《荀子》、《太公金匮》、
刘向《说苑》；黄帝《巾几铭》见于《路史》。是六铭尚存其二也。"⑥
《孔子家语·观周》引《金人铭》文字较多，⑦《太平御览》卷三九○亦

① 陈奇猷校注《韩非子新校注》，第 170 页。
② 陈奇猷校释《吕氏春秋新校释》，第 56、174、654、683、823、1792 页。
③ （汉）贾谊撰，阎振益、钟夏校注《新书校注》，第 25、359 页。
④ 刘文典撰《淮南鸿烈集解》，第 318、679 页。《文子·符言》载老子引 "道曰：芒芒
　　昧昧，从天之威，与天同气"，《上仁》亦载老子引 "道曰：芒芒昧昧，因天之威，与
　　天同气"，与此稍有差异。（李定生、徐慧君校释《文子校释》，第 154、388 页。）
⑤ （宋）王应麟著，（清）翁元圻等注《困学纪闻》，栾保群、田松青、吕宗力校点，第
　　1192 页。
⑥ 转引自陈国庆编《汉书艺文志注释汇编》，第 126 页。
⑦ 对于《孔子家语》真伪，历代争论不少。1973 年定州八角廊汉墓出土的《儒家者言》，
　　其内容以孔子及其弟子言行为主，和阜阳双古堆简牍中的一些内容相类。李学勤认为
　　古书的形成每每要有很长的过程，对古书的形成和流传不能用静止的观点去看待，《孔
　　子家语》就是其间的一个例子。前述出土的两种汉简，都应是《孔子家语》的原型。
　　详参李学勤《竹简〈家语〉与汉魏孔氏家学》，见氏著《简帛佚籍与学术史》，第
　　380—387 页。

引黄帝《金人铭》，它与《老子》有密切关系。① 《路史》卷一四《后纪》卷五注引黄帝《巾几铭》。《大戴礼记·武王践祚》引《席铭》《楹铭》。从后世类书来看，这些铭文与《太公金匮》《太公阴谋》等《太公》书，关系复杂。如《困学纪闻》卷五据《后汉书》注和《太平御览》所引《太公阴谋》《太公金匮》，辑衣铭、镜铭、觞铭、几铭、仗铭、笔铭、楹铭、笔铭、冠铭、履铭、剑铭、车铭、刀铭、户铭、牖铭、钥铭、砚铭、锋铭、刀铭、井铭等。② 清代严可均也有辑佚。③ 从这个角度，很容易看出黄帝书与《太公》书的交叉关系。

黄帝事迹也见于以下先秦秦汉古书记载：《大戴礼记》《礼记》《孔子家语》《国语》《左传》《世本》《逸周书》《战国策》《古本竹书纪年》《庄子》《文子》《列子》《鹖冠子》《尸子》《公孙龙子》《管子》《申子》《商君书》《韩非子》《吕氏春秋》《六韬》《孙子》《尉缭子》《归藏》《山海经》《黄帝内经》《易·系辞》《尚书大传》《韩诗外传》《淮南子》《史记》《春秋繁露》《法言》《新序》《说苑》《盐铁论》汉代纬书《汉书》《白虎通义》《说文解字》《论衡》《潜夫论》《风俗通义》《难经》《伤寒论》等书。具体内容，不一一罗列。

后世类书引用的黄帝书有：《艺文类聚》卷二"雾"引《黄帝玄女之宫战法》、"虹"引《黄帝占军诀》，卷三九引《黄帝太一察推》，卷六三引《黄帝占军气决》，卷六〇、卷九九引《黄帝出军决》，卷一〇〇引《黄帝占书》。《初学记》卷四引《黄帝针灸经》，卷一三引《黄帝太一密推》，卷二二、卷二六引《黄帝出军决》。《太平御览》卷三三九引《黄帝出军决》，卷五三七引《黄帝太一密推》。

其他如《道藏》专门类文献也收录不少黄帝书。洞真部记传类收《广黄帝本行记》一卷；洞玄部众术类收《黄帝太乙八门入式决》三卷、《黄帝太乙八门入式秘诀》一卷、《黄帝太乙八门逆顺生死诀》一卷、

① 相似文字见于《老子》第五、七、二十六、四十二、六十六、七十九章。对二者之间的关系，讨论不少，见黄方刚《老子年代之考证》，《古史辨》第4册，上海：上海古籍出版社，1982年，第354~355页；郑良树《〈金人铭〉与〈老子〉》，氏著《诸子著作年代考》，北京：北京图书馆出版社，2001年，第12~20页。
② （宋）王应麟著，（清）翁元圻等注《困学纪闻》，栾保群、田松青、吕宗力校点，第677~678页。
③ （清）严可均校辑《全上古三代秦汉三国六朝文》第1册，第53~54页。

《黄帝金匮玉衡经》一卷、《黄帝宅经》二卷；洞神部众术类有《轩辕黄帝水经药法》一卷；洞神部方法类有《天老神光经》一卷。其他还有，太玄部中与《黄帝内经》之《素问》《灵枢》和《黄帝八十一难经》相关的各书；洞真部本文类和玉诀类关于《黄帝阴符经》的各书。

就内容来看，"其分布范围主要是集中于数术、方技类的实用书，以及数术之学在兵学中的分支即兵阴阳；见于诸子，则主要是阴阳、道两家及其小说杂记"①。即便是进入后世《道藏》中的黄帝书也不出这个范围。

以上所言黄帝书有以下特点：一是主题相对集中，都围绕"黄帝"来说事；二是创作绵延时间长，历代都有创作。正如东晋葛洪《抱朴子内篇·释滞》所言："道书之出于黄老者，盖少许耳，率多后世好事者各以所见而滋长，遂令篇卷至于山积。"② 笔者认为，这和古书的形成机制不无关系。"古书有两类，一类是学有家法，或父子相传，或师弟相授，如六艺经传及诸子；还有一类是家法不明，往往假借黄帝君臣或其他古代圣贤相互问对的形式写成，叫'依托'，如汉代流行的数术方技之书往往就是如此（'黄老之术'中的'黄'就是这类书）。……这种依托，自有古人的特殊理解，其实也可视为一种'家法'的追溯。虽然它与六艺经传和诸子不同，代表的是学科而不是学派，因此没有后者那种以晚近人物为代表的宗师。"③ 同时从另外一个角度来看，学科传承不像以思想学派为主导的传承，受时代环境影响那么大。它们关注的内容、叙述模式以及采用的术语，有较强的稳定性。这一点，正如裘锡圭所言，"从简帛古书可以看出，数术、方技方面的书，继承性特别强，流传下来的这类著作，往往是以较早的同类著作为基础，逐渐修改增益而成定本的"④。这种情况势必造成以技术传承为主导的古书内容的保守，但另一方面，表达方式的稳定，又使得先前同类古书不断被模仿，历代同一类的古书创作处于不断开放的过程中，或许这正是今天见到的黄帝书层出不穷的原因。

---

① 李零：《说"黄老"》，《李零自选集》，第 280 页。
② 王明撰《抱朴子内篇校释》，第 151 页。
③ 李零：《出土发现与古书年代的再认识》，《李零自选集》，第 30 页。
④ 裘锡圭：《中国出土简帛古籍在文献学上的重要意义》，孙钦善编《北京大学古文献研究所集刊1》，北京：北京燕山出版社，1999 年，第 10 页。

第三节　黄帝书主题之一：技术发明

从先秦诸子百家到汉代儒家定于一尊的这个过程，提供了后世思想、知识传承的诸多契机。在知识门类分布上、内容系统上，基本上奠定了后世思想的发展规模。① 从《汉志》记载可以清楚看到这一点。但如果仅仅从目录学角度来看待这个思想系统，还远远不行，要看到这个系统的结构差异。

人类学用所谓的大传统（great tradition）和小传统（little tradition）的概念，代表知识上的分层。这是罗伯特·雷德费尔德（Robert Red-field）在《农民社会与文化》中使用过的术语，他认为这两个传统还可以被称为"上层文化和下层文化，民间文化和正统文化，通俗文化与学者文化"。② 葛兆光认为大传统用来指一批知识精英代表的精英思想，小传统用来指一般百姓和身份等级高，但文化等级很低的皇帝、贵族及其亲属代表的一般知识。③ 史华兹（Benjamin Schwartz）则用高层文化与民间文化来称呼中国的文化结构的差异，高层文化代表的是某些集团与个人的文化，他们起着类似于"知识分子"的作用，通过古典文本的存在来证明他们的存在。它与一般意义上的"精英文化"或"统治阶级的文化"不同，因为"精英文化"代表的是统治阶级的文化。民间文化与高层文化相对照，但民间文化并不仅仅是思想观念（它们体现于高层文化经典之中）的民间版本，文化经典也不必然是中国文化的精英版本。④ 除此之外，还有思想史家把研究对象划分成这样的层次，一个是思想的"高"层次，或正式的思想；一个是思想的"低"层次，或民间思想。⑤ 这个划分与史华兹的划分类似。

这些论述注意到共时时空中知识结构的差异，摆脱了以往历时时空

---

① 李零：《数术方技与古代思想的再认识》，见氏著《中国方术正考》，第 11 页。
② Robert Redfield, *Peasant Society and Culture Ⅲ*: *The Social Organization of Tradition*, Chica-go: The University of Chicago Press, 1956, p. 70.
③ 葛兆光：《中国思想史》第 1 卷，第 129 ~ 130 页。
④ 〔美〕本杰明·史华兹著，程钢译，刘东校《古代中国的思想世界》，第 420 ~ 425 页。
⑤ H. Stuart Hughes, *Consciousness and Society*: *The Reorientation of European Social Thought*, *1890 – 1930*, New York: Vintage books, 1958, p. 9.

中围绕单独一个或几个知识主体或思想系统论述的模式，从而忽略了其他知识或思想体系的现象。至少就先秦秦汉时期历史文化来看，从来都是丰富多彩的。历史遗留给今人的往往是那个时代的几盘"大菜"，而今人由于时空原因，无法知道它的全部。现在凭借考古发现，得以知道那个时代的"后厨"——先秦诸子"之前"和"之下"以数术方技之学为核心的各种实用文化。在传统研究思路上，对那个时代下层文化中的这些知识，不是关注太少，就是忽略不计。

本节探讨先秦诸子"之前"和"之下"数术方技之黄帝要素，如果以今天的学科体系来看《汉志》数术方技内容，"数术涉及天文、历术、算术、地学和物候学，方技涉及医学、药剂学、房中术、养生术以及与药剂学有关的植物学、动物学、矿物学和化学知识，不仅囊括了中国古代自然科学的所有'基础学科'，而且还影响到农艺学、工艺学和军事技术的发展"①。此处以黄帝的技术发明故事为材料，探讨黄帝之学的数术和方技知识背景。古人早就注意到此点，并不是我们刻意如此。《抱朴子内篇·极言》载："昔黄帝生而能言，役使百灵，可谓天授自然之体者也，犹复不能端坐而得道。故陟王屋而受丹经，到鼎湖而飞流珠，登崆峒而问广成，之具茨而事大隗，适东岳而奉中黄，入金谷而谘涓子，论道养则资玄、素二女，精推步则访山稽、力牧，讲占候则询风后，著体诊则受雷、岐，审攻战则纳五音之策，穷神奸则记白泽之辞，相地理则书青乌之说，救伤残则缀金冶之术。"② 这点明了黄帝书包含的数术方技知识种类，我们的探讨就是建立在这个基础之上，然后为黄帝书的另一主题——政治思想的写作，以及为黄帝之学与老子之学结合的阐释做好铺垫。当然黄帝的技术发明故事很多，笔者仅选取和数术方技有关的材料，与此无关的材料，弃之。用描述的方式，爬梳整理与黄帝有关的材料，展现其被依托的形象，做的仅仅是发现性工作，而不是一种体系性构建。

---

① 李零：《数术方技与古代思想的再认识》，见氏著《中国方术正考》，第13~14页。
② 王明撰《抱朴子内篇校释》，第241页。

一　黄帝技术发明故事中的数术知识

（一）占卜

对未知时空要发生事情的好奇或恐惧，以及对未知时空中位置的追问，有关于此的传统数术知识体系就是占卜。这种知识体系，从自身与外界的关系考虑出发，不外乎通过因象求义、因数推理两种方式，以期知晓个人或国家某种行为在未知时空中的吉凶，然后做出执行或规避的态度。"可大别为三个系统。一个系统是与天文历算有关的星占、式占等术，一个系统是与'动物之灵'或'植物之灵'崇拜有关的龟卜、筮占，一个系统是与人体生理、心理、疾病有关的占梦、厌劾、祠禳等术。"①

就黄帝在占卜系统中的地位而言，古书更多的时候，强调他作为占卜之书《归藏》的创造者地位。如《易·系辞下》载："易之兴也，其于中古乎！作易者，其有忧患乎！"正义："但中古之时，事渐浇浮；非象可以为教，又须系以文辞，示其变动吉凶，故爻卦之辞，起于中古，则《连山》起于神农，《归藏》起于黄帝，《周易》起于文王及周公也。"② 《周礼·春官宗伯·大卜》载："掌三《易》之法：一曰《连山》，二曰《归藏》，三曰《周易》。其经卦皆八，其别皆六十有四。"③ 赖 20 世纪 90 年代湖北江陵王家台 15 号秦墓《归藏》的出土，今人得以知晓《归藏》的大致面貌。简本《归藏》有 700 多片，多有卜例，其中提到了不少历史人物、神话传说。涉及的人物有黄帝、蚩尤、女娲、丰隆、尧、鲧等人。李学勤根据它提到的历史人物认为，它是战国比较晚的作品。④ 黄帝与蚩尤之战的行为，以卦辞形式成为卦象判断的标准。如《初学记》卷九引《归藏·启筮》"黄帝杀之（蚩尤）于青丘"。⑤ 《焦氏易林》卷一"蒙之坎"载："白龙黑虎，起髻暴怒，战于涿鹿，蚩尤败走，居止不殆，君安其所。"卷四"同人之比"载："白龙黑虎，起

---

① 李零：《中国方术正考》，第 67 页。
② （魏）王弼等注，（唐）孔颖达等正义《周易正义》，第 89 页。
③ （汉）郑玄注，（唐）贾公彦疏《周礼注疏》，第 802 页。
④ 李学勤：《出土文物与〈周易〉研究》，《齐鲁学刊》2005 年第 2 期，第 9 页。
⑤ （唐）徐坚等撰《初学记》，第 205 页。

伏俱怒，战于阪兆，蚩尤走败，死于鲁首。"①

托名于黄帝的占梦书，也有几种。《北堂书钞》卷一〇三引《帝王世纪》："昔蚩尤无道，黄帝讨之于涿鹿之野。西王母遣道人以符授之，黄帝乃立请祈之坛，亲自受符。视之，乃昔者梦中所见也。即于是日擒蚩尤。"②《史记·五帝本纪》正义引《帝王世纪》亦有此条记载。

（二）式法、风角及五音

太阳东升西落，月亮阴晴圆缺，有规律可循，变化的是"我们"，怎样沟通天人联系？一种模仿宇宙结构的工具——式出现了，"它模拟天象，模拟历数，目的是想创造一种可以自行运作的系统，以代替实际的天象观察和历术推步"③。把空间与时间直观地纳入到一个精致的系统工具中，在古人原始思维背景下，辅助以配数和配物原理，占验人在一定时空中的吉凶。

黄帝与蚩尤大战的传说，在很多早期古书中有详实程度不一的记录。简帛文献也有相关记载，清华大学藏战国竹简《五纪》有关二人大战的对话、号令以及细节描写，内容非常生动丰富，与传统记载最大的不同在于，蚩尤竟然是黄帝的儿子。传世古书多记载蚩尤能兴风雨，也能兴云雾，使黄帝之师迷失路途。黄帝的对策是发明指南车，指南车的发明者是向黄帝授以战法的玄女或者风后，《太平御览》卷一五引晋虞喜《志林》载："黄帝与蚩尤战于涿鹿之野，蚩尤作大雾弥三日，军人皆惑，黄帝乃令风后法斗机作指南车，以别四方，遂擒蚩尤。"④晋崔豹《古今注·舆服》载："大驾指南车，起黄帝与蚩尤战于涿鹿之野，蚩尤作大雾，兵士皆迷，于是作指南车以示四方，遂擒蚩尤而即帝位。"⑤又，《初学记》卷二二引《黄帝出军决》讲到立五色牙旗之说："有所攻伐，作五采牙幢，青牙旗引往东，赤牙旗引往南，白牙旗引往西，黑牙旗引往北，黄牙旗引往中，此其义也。"又曰："始立牙之日，吉气来

① （汉）焦延寿：《焦氏易林》，《四部丛刊》影印北平图书馆藏元刊残本，上海：涵芬楼，1920~1922年。

② （唐）虞世南等撰《北堂书钞》，第436页。

③ 李零：《中国方术正考》，第30页。

④ （宋）李昉等编《太平御览》，第78页。

⑤ （晋）崔豹：《古今注》，《丛书集成初编》第274册，上海：商务印书馆，1937年，第1页。

应，旗幡指敌……此大胜之征。"① 《太平御览》卷三三八引《黄帝出军决》载："牙旗者，将军之精，金鼓者，将军之气，一军之形候也。"卷三三九又引同书载："有所攻伐，作五采牙旗。青牙旗引住东，赤牙旗引住南，白牙旗引住西，黑牙旗引住北，黄牙旗引住中。"② 这是五色配五位的例子。

除此之外，还有风角五音五气等，皆与五行五位相配。风角是"候四方四隅之风，以占吉凶"的占候之术。③ 五音则是以五音十二律的递减与之相应。二者也是古代数术的重要组成部分。李零认为，候风、候气和钟律与天文历法、观象授时有密切关系。④ 这些数术与黄帝有关的记载如下。

《事物纪原》卷二载："《黄帝内传》有相风鸟制，疑黄帝始作之也。"⑤ 此应当是相风之术，"相风鸟"就是传统所谓的相风鸟。⑥

《太平御览》卷三二八引《玄女兵法》综合了以上数术：

　　黄帝攻蚩尤，三年城不下。募求术士，乃得伍胥与之言曰："今日余攻蚩尤，三年城不下，与咎安在？"伍胥曰："此城中之将，为人必白色、商音，帝始攻时，得无以秋之东方行乎？今黄帝为人，苍色、角音，此雄军也，以战为之。"黄帝曰："善。为之若何？"伍胥曰："臣请攻蚩尤，三日城必下。"黄帝大喜，其中黄直曰："帝积三年，攻蚩尤而城不下，今子欲以三日下之，何以为明？"伍胥曰："不如臣言，请以军法论。"黄帝曰："子欲以何时？""臣请以朱雀之日，日正中时，立赤色、徵音、绛衣之将于南方，以辅角军。臣请以青龙之日，平旦时，立青色、角音、青衣之将于东方，以辅羽军。臣请以玄武之

---

① （唐）徐坚等撰《初学记》，第 524 页。

② （宋）李昉等编《太平御览》，第 1552、1557 页。文中，"住"字疑为"往"字误。

③ 《后汉书·郎颛传》注，第 1053 页。

④ 李零：《中国方术正考》，第 39 页。

⑤ （宋）高承撰，（明）李果订《事物纪原》，金园、许沛藻点校，北京：中华书局，1989 年，第 108 页。

⑥ 相关文章可参刘昭瑞《候风鸟与相风鸟——关于绍兴三〇六号墓铜屋上柱与鸟功能的讨论》，见氏著《考古发现与早期道教研究》，北京：文物出版社，2007 年，第 368 ~ 379 页。

日，人定时，立黑色、羽音、黑衣之将于北方，以辅商军。臣请以白虎之日，日入时，立白色、商音、白衣之将于西方，以辅宫军。四将以立，臣请为帝以黄龙之日，日中建黄旗于中央，以制四方。"五军已具，四面攻蚩尤。三日，其城果下。黄帝即封胥，世世不绝。①

黄帝与伍胥的对话云云，当是依托。但此段即是把风角五音五色与阴阳五行相配，综合运用到军事上的例子，却是不假。

整体来看，风后"法斗机作指南车"以及玄女所授战法与式法有一定的关系。后世数术家皆祖玄女、风后，六壬式为式之一，又叫玄女式，其来源就是黄帝战蚩尤的故事。在式这种工具里，空间方位很重要，描述它的式图，在空间结构上可分为四方、五位、八位、九宫、十二度等不同的形式。在黄帝战蚩尤的故事中，对方位非常强调。上述例子的配物原理是五分系统，即把五位、五行、五兽与五音进行相应的分配，用于作战。此外，与式法有关的文献，见于《隋志》的有《黄帝龙首经》二卷、《黄帝式经三十六用》一卷及《黄帝式用当阳经》二卷。这些都说明古代数术知识系统中，黄帝重要的被依托地位。

除此之外，张家山汉简中具有浓厚兵阴阳家色彩的《盖庐》也提到了黄帝。② "黄帝之征天下也，太上用意，其次用色，其次用德，其下用兵革，而天下人民、禽兽皆服。"③ 如我们第一章的"余论"所言及后文所言，这是把用兵打仗的最高境界也与"道"的运行特点联系起来，强调清静玄默无为，其次是与代表天道的五行、五色相应。所以接下来谈

---

① （宋）李昉等编《太平御览》，第 1510 页。

② 对于此篇文献的文本构成、成书时间和作者，目前学界争议较大，中国大陆曹锦炎、田旭东、李锐、刘钊、王贵元、连劭名、吴容曾、孙尊章、李静、刘乐贤，台湾地区岑承丕、许学仁等学者，皆有专文论述。就此篇文献与《汉志》"兵技巧"中的《五子胥》关系而言，学界多认为前者不太可能为后者之一篇。李家浩则认为"兵技巧《五子胥》十篇中，可能有《盖庐》篇"。（李家浩：《读张家山竹简〈盖庐〉札记一则》，北京大学中国古文献研究中心编《北京大学中国古文献研究中心集刊》2005 年第 5 辑，北京：北京大学出版社，第 103 页。）就该篇文献思想性质而言，邵鸿认为是兵阴阳家文献，但深受黄老道家思想影响。（邵鸿：《张家山汉简〈盖庐〉研究》，北京：文物出版社，2007 年，第 1 ~ 25 页。）这个观点是目前学界主流观点，也为笔者所认可。

③ 张家山二四七号汉墓竹简整理小组编著《张家山汉墓竹简〔二四七号墓〕》（释文修订本），北京：文物出版社，2006 年，第 161 页。

到"凡君之举，何处何去""凡战之道何如""凡攻之道何如"等问题时，大量论述军事行动应与阴阳五行相应，也就不奇怪了。

（三）刑德

《汉志》兵阴阳类小序载："阴阳者，顺时而发，推刑德，随斗击，因五胜，假鬼神而为助者也。"① "刑德是与阴阳概念有关的一种择日之术"②，在古代，刑德含义本指赏罚。但在数术知识系统中，由阴阳概念派生，代表一定的"对待"范畴，刑为阴为杀，德为阳为生。又如《淮南子·天文》以"日为德，月为刑"③。马王堆汉墓帛书《十大经·观》以"春夏为德，秋冬为刑"④。"在此基础上，'刑德'又成为一组数术化的概念，刑德已包涵了吉凶宜忌的意味；最后，'刑德'更成某种占验方式的神煞（值神）。"⑤ 也有其他学者认为"刑德在汉代是很重要的年神方位和历注条目"⑥。这样看来，在数术知识系统中，刑德是对时间吉凶宜忌的判断，也可以表示一定的空间方位。

古代推刑德之术，往往托名于黄帝。如《尉缭子·天官》载梁惠王、尉缭子问对，梁惠王问："黄帝刑德，可以百胜，有之乎？"尉缭子回答说："刑以伐之，德以守之，非所谓天官、时日、阴阳、向背也。黄帝者，人事而已。"⑦ 郑良树指出其中所引《刑德·天官之陈》，《刑德》是书名，《天官之陈》是篇名。⑧ 李零认为："由于兵贵机变，拘牵刑德，多所不便，作者倡为新解，主张'天官、时日不若人事'，认为'天官，人事而已'。但是这些话反而说明，当时流行的刑德之书主要是与天官、时日、阴阳、向背有关。"⑨

这类数术文献有《汉志》数术略五行类列举的《刑德》七卷，马王

---

① （汉）班固撰，（唐）颜师古注《汉书》，第 1760 页。
② 李零：《中国方术正考》，第 35 页。
③ 刘文典撰《淮南鸿烈集解》，第 107 页。
④ 陈鼓应：《黄帝四经今注今译》，第 217 页。
⑤ 胡文辉：《中国早期方术与文献丛考》，广州：中山大学出版社，2000 年，第 266～267 页。
⑥ 张培瑜：《出土汉简帛书上的历注》，国家文物局古文献研究室编《出土文献研究续集》，北京：文物出版社，1989 年，第 142 页。
⑦ 徐勇主编《先秦兵书通解》，第 370 页。
⑧ 郑良树：《竹简帛书论文集》，北京：中华书局，1982 年，第 117 页。
⑨ 李零：《中国方术正考》，第 36 页。

堆汉墓帛书中的《刑德》甲、乙、丙三篇。具体而言，它们是秦汉时期兵阴阳类文献，即古人把刑德知识系统运用于行兵打仗而形成的具体文献。另外，马王堆汉墓帛书中的黄帝书部分内容，也提到了"刑德"，它与数术知识系统中的"刑德"概念还有一定的区别，陈松长对此作过辨析。①

二　黄帝技术发明故事中的方技知识

如果说数术代表的是以天文、历算和各种占卜为中心的知识，是对天以及人在天笼罩下位置的关注；那么方技知识代表的是以医药养生为中心的知识，即对人自身的关注。"'方技'一词大概与'医方'和'医技'的概念有关，它是以医学做基础，但'方技'并不等于医学，范围要比医学更广，除实用的医药知识，还包括许多内容复杂的养生术，与古代的神仙家说有不解之缘，仍然带有巫、医不分的原始特点。"② 黄帝在这个知识体系中是什么样的形象呢？

在《汉志·方技略》的四个门类中，"医经"和"经方"属于实用医学的范畴，"房中"是与房事有关的养生术，而"神仙"则是与求仙有关的"服食""行气""导引"等术，"方技略"包含的知识体系对后世道教影响不小。此处以传世文献以及出土文献中的有关内容为基础，探讨其中的黄帝形象。

首先，作为一种系统知识的传载，方技中的实用医学绵延千年，黄帝在其中扮演的是祖师爷形象。明末清初的顾炎武在《日知录》卷二五"巫咸"条中说"黄帝，古圣人也，而后人以为医师"。所以黄帝常为医家所称，中医典籍中最著名的就是以"黄帝"为号的《内经》，以黄帝与其六臣（鬼臾区、岐伯、雷公、伯高、少师、少俞）的问对形式展开叙述。③

---

① 陈松长：《马王堆帛书〈刑德〉研究论稿》，台北：台湾古籍出版有限公司，2001年，第30~36页。

② 李零：《中国方术正考》，第238页。

③ 这里的黄帝六臣，它书也有记载。如《抱朴子内篇·极言》载："（黄帝）著体诊则受雷、岐。"（王明撰《抱朴子内篇校释》，第241页。）《太平御览》卷七二一引《帝王世纪》载："黄帝有熊氏命雷公、岐伯论经脉旁通问难八十一，为《难经》。教制九针，著《内外术经》十八卷。"又曰："岐伯，黄帝臣也。帝使岐伯尝味草木，典主医病，《经方》、《本草》、《素问》之书咸出焉。"［（宋）李昉等编《太平御览》，第3194页。］

《史记·扁鹊仓公列传》载阳庆"传黄帝、扁鹊之脉书"。① 《伤寒杂病论·伤寒卒病论集张仲景序》载："上古有神农、黄帝、岐伯、伯高、雷公、少俞、少师、仲文，中世有长桑、扁鹊，汉有公乘阳庆及仓公，下此以往，未之闻也。"② 托名于黄帝的医书，已如前文《汉志》《隋志》所言。

其次，方技中的房中术与黄帝也有关系。后世言及房中术，往往会谈到黄帝、容成和玄素二女。《汉志·方技略》房中类的书中有《容成阴道》《天老杂子阴道》《黄帝三王养阳方》。《隋志》有《黄帝素问女胎》、《黄帝养胎经》、《素女秘道经》（自注：并《玄女经》《素女方》）。因此房中术又称为容成术、玄素之法。《抱朴子·极言》载："黄帝论道养则质玄素二女。"③《后汉书·方术列传》载："（泠）寿光年可百五十六岁，行容成公御妇人法，常屈颈鹤息，须发尽白，而色理如三四时。"注引《列仙传》："容成公者，能善补导之事，取精于玄牝，其要谷神不死，收生养气者也。发白复黑，齿落复生。"④

就出土的黄帝书来看，马王堆汉墓帛书中的《十问》值得注意，它以一问一答的方式探讨养生内容。养生的具体对象是人的精、气和神。行气、导引、房中和服食，在某种程度上讲，是养生手段。它对后世的医学、道教内外丹术影响很大。当时的人为什么这么热衷于讨论这些内容？和他们的信仰有关，也和当时的知识背景有关。今人常常谈到《老子》养生之说、杨朱学说、稷下道家的精气说、《庄子》、马王堆汉墓帛书中的黄帝书之间的纵向联系。其实它们横向之间存在共同的知识背景，那就是数术方技之下的人道观念，对自己身体的注意。首先天地人是个同心圆，有着共同的圆心，它们之间是平行的比拟关系。《淮南子·精神》把对人的物理特征的描述，与天地的存在特点联系起来，⑤ 很好地说明了天地人之间的存在关系。《十问》"黄帝问于容成"条载"君必察

① （汉）司马迁撰，（南朝宋）裴骃集解，（唐）司马贞索隐，（唐）张守节正义《史记》，第 2794 页。
② （汉）张仲景著，（宋）成无己注《注解伤寒杂病论》，上海：商务印书馆，1955 年，第 7 页。
③ 王明撰《抱朴子内篇校释》，第 241 页。
④ （南朝宋）范晔撰，（唐）李贤等注《后汉书》，第 2740～2741 页。
⑤ 刘文典撰《淮南鸿烈集解》，第 218～224 页。

天地之请（情），而行之以身"，"禹问于师癸"条载"凡治正（政）之纪，必自身始"。① 所以治身与治国一致。

就《十问》叙述模式来看，基本上每一"问"后，用一句话撮述该"问"大义，如"天师之食神气之道""大成之起死食鸟精之道""曹熬之接阴治神气之道"等；不具备这个特点的，如"王子巧父问彭祖"条、"文挚见齐威王"条、"王期见秦昭王"条。李零认为："此书似采自多种古房中书，可能与《汉书·艺文志》著录的古房中书有一定的关系。但内容只限于养阳之方，是一种专题摘录。"②

就其内容来看，所言"食气"大部分是指房中术，不是指狭义的行气。但在第四问，即"黄帝问于容成"条，主要指行气，讲房中术的话反而少些。讲房中术的内容，以"养阳"为目的导向，具体方法上包括服食、行气、导引、按摩等多种方法。③《庄子·在宥》有类似记载：④

> 广成子南首而卧，黄帝顺下风膝行而进，再拜稽首而问曰："闻吾子达于至道，敢问：治身奈何而可以长久？"广成子蹶然而起，曰："善哉问乎！来，吾语女至道：至道之精，窈窈冥冥；至道之极，昏昏默默。无视无听，抱神以静，形将自正。必静必清，无劳女形，无摇女精，乃可以长生。目无所见，耳无所闻，心无所知，女神将守形，形乃长生。慎女内，闭女外，多知为败。我为女遂于大明之上矣，至彼至阳之原也；为女入于窈冥之门矣，至彼至阴之原也。天地有官，阴阳有藏。慎守女身，物将自壮。我守其一以处其和。故我修身千二百岁矣，吾形未常衰。"黄帝再拜稽首曰："广成子之谓天矣！"

很巧，这段文字依托广成子和黄帝的对话，讨论养生，但和《十问》相比，没有服食、导引、行气等具体操作方法，只要求目无所见，

---

① 马王堆汉墓帛书整理小组编《马王堆汉墓帛书》［肆］，释文第146、149页。
② 李零：《中国方术正考》，第319页。
③ 李零：《中国方术正考》，第278~280、316~319页。
④ （清）王先谦撰《庄子集解》，第93~94页。

耳无所闻，心无所知，守一处和，这样才能长寿。又如《庄子·刻意》载："吹呴呼吸，吐故纳新，熊经鸟申，为寿而已矣，此道引之士，养形之人，彭祖寿考者之所好也。"① 《淮南子·精神》载："若吹呴呼吸，吐故内新，熊经鸟申，凫浴蝯躩，鸱视虎顾，是养形之人也。"② 后者当本前者而言，讲述导引在养生中的作用。战国行气铭与两者记载相关，③ 所以战国已经出现"行气"传统。

此外，马王堆汉墓帛书中讲性技巧的《天下至道谈》，内容多同于同墓出土的帛书《合阴阳》，《天下至道谈》共包括 20 章，无篇题。第一章内容如下：黄神问于左神曰："阴阳九窍十二节俱产而独先死，何也？"④ 根据前文论述，此处"黄神"应为"黄帝"。因此，房中类古书也多把黄帝作为依托对象，讲述思想和知识。

总体来看，黄帝书中的数术方技知识，分布广泛。与其说它承载的知识谱系与其他诸子有一定的交叉，毋宁说它们有共同的知识背景。这个特点为今人探讨道家与其他学派之间的关系，提供了另外一种思路。传统诸子学的研究较为注重显派诸子以及核心人物，过于强调彼此的差异，及它们的线性序列位置，没有大局观。现在从它们共存的知识背景入手，展开纵向的通贯研究、横向的比较研究，非常必要。

第四节　黄帝书主题之二：政治思想

秦汉时期，"黄老"时常并称，如《史记·老子韩非列传》载："申子之学本于黄老而主刑名。著书二篇，号曰《申子》。韩非者，韩之诸公子

---

① （清）王先谦撰《庄子集解》，第 132 页。

② 刘文典撰《淮南鸿烈集解》，第 230 页。

③ 郭沫若：《行气铭释文》，《郭沫若全集》（考古编）第 10 卷，北京：科学出版社，1992 年，第 167～171 页。陈邦怀：《战国〈行气玉铭〉考察》，中国古文字研究会、四川大学历史系古文字研究室编《古文字研究》第 7 辑，北京：中华书局，1982 年，第 187～192 页。李零：《中国方术正考》，第 269～273 页。

④ 何介钧主编《长沙马王堆二、三号汉墓》第 1 卷，北京：文物出版社，2004 年，第 83 页。此段话与马王堆《十问》中的第 5 章"尧问于舜"章"人有九窍十二节，皆设而居，何故而阴与人俱来，而先身去"略同。（何介钧主编《长沙马王堆二、三号汉墓》第 1 卷，第 77 页。）李零据此认为《天下至道谈》中的"阳"字为"与"字之误。（李零：《中国方术正考》，第 320 页。）

也。喜刑名法术之学，而其归本于黄老。"《孟子荀卿列传》载："慎到，
赵人。田骈、接子，齐人。环渊，楚人。皆学黄老道德之术，因发明序其
指意。"《乐毅列传》载："乐臣公学黄帝、老子，其本师号曰河上丈人，
不知其所出。河上丈人教安期生，安期生教毛翕公，毛翕公教乐瑕公，乐
瑕公教乐臣公，乐臣公教盖公，盖公教齐高密、胶西，为曹相国师。"①
《汉志》载："《宋子》十八篇。（孙卿道宋子，其言黄老意。）"② 其他例
子还很多。虽然关于"黄老"具体所指，有一定的争议，但《论衡·自
然》载："贤之纯者，黄老是也。黄者，黄帝也；老者，老子也。"③ 为
学界绝大多数人所认可。为何他们并称？并称的结合点何在？他们给予
法家、名家其他诸子以什么样的影响，使得他们成为学术史上重要的讨
论对象？本节论述黄帝书的另一主题——政治思想，着眼于以下两个方
面：一是探讨汉代黄老学说兴盛的政治背景，二是黄老学说政治思想
内涵。

一　汉代黄老学说的兴盛

汉初，除了为人艳称之极的黄老学说颇为兴盛，治其他诸子学说的
学者并不少。有学纵横之术者，《史记·田儋列传》载："蒯通者，善为
长短说，论战国之权变，为八十一首。"《平津侯主父列传》载："（主父
偃）学长短纵横之术，晚乃学《易》、《春秋》、百家言。"《酷吏列传》
载："边通，学长短。"④ 有学刑名法术之学者，《史记·袁盎晁错列传》
载："（晁错）学申商刑名于轵张恢先所。"⑤ 有学方术而为天子所重者，
《史记·封禅书》载："是时李少君亦以祠灶、谷道、却老方见上，上尊
之。……李少君病死，天子以为化去不死，而使黄锤、史宽舒受其方。"
《淮南衡山列传》载："元光六年，衡山王入朝，其谒者卫庆有方术，欲

---

① （汉）司马迁撰，（南朝宋）裴骃集解，（唐）司马贞索隐，（唐）张守节正义《史
　　记》，第2146、2347、2436页。
② （汉）班固撰，（唐）颜师古注《汉书》，第1744页。
③ 黄晖撰《论衡校释》，北京：中华书局，1990年，第781页。
④ （汉）司马迁撰，（南朝宋）裴骃集解，（唐）司马贞索隐，（唐）张守节正义《史
　　记》，第2649、2953、3143页。
⑤ （汉）司马迁撰，（南朝宋）裴骃集解，（唐）司马贞索隐，（唐）张守节正义《史
　　记》，第2745页。

上书事天子。"①

　　但以上学者在汉初并不得势，方士尽管为天子所重，只是在汉武帝统治时期，势力稍兴而已。能够与黄老学说抗衡的是儒家，二者关系，司马迁《史记·儒林列传》有论："故汉兴，然后诸儒始得修其经蓺，讲习大射乡饮之礼。……然尚有干戈，平定四海，亦未暇遑庠序之事也。孝惠、吕后时，公卿皆武力有功之臣。孝文时颇征用，然孝文帝本好刑名之言。及至孝景，不任儒者，而窦太后又好黄老之术，故诸博士具官待问，未有进者。"他也指出实行黄老之治的必要性，《吕后本纪》载："太史公曰：孝惠皇帝、高后之时，黎民得离战国之苦，君臣俱欲休息乎无为，故惠帝垂拱，高后女主称制，政不出房户，天下晏然。"② 另外，《酷吏列传》载："汉兴，破觚而为圜，斫雕而为朴。"③ 觚有棱，雕法刻削谨严，形象地说明了秦代苛政，汉初一改前制，采取道家无为而治的办法。选择道家意味着放弃其他诸子，儒家受到当政者压制，不难理解。自汉代开国之君起，就打压儒家。如《史记·郦生陆贾列传》载："沛公不好儒，诸客冠儒冠来者，沛公辄解其冠，溲溺其中。与人言，常大骂。未可以儒生说也。"又："使者对曰：'状貌类大儒，衣儒衣，冠侧注。'沛公曰：'为我谢之，言我方以天下为事，未暇见儒人也。'"《刘敬叔孙通列传》载："叔孙通儒服，汉王憎之；乃变其服，服短衣，楚制，汉王喜。"④ 这是汉初当政者不喜欢儒家非常明显的例子。

　　其后几位皇帝也尊崇道家黄老学说，打压儒家。如《史记·礼书》载："孝文即位，有司议欲定仪礼，孝文好道家之学，以为繁礼饰貌，无益于治，躬化谓何耳，故罢去之。"⑤ 汉初儒道之争，非常明显的例子是《史记》围绕窦太后的记载。她是汉武帝的祖母，文帝的皇后。武帝建

---

① （汉）司马迁撰，（南朝宋）裴骃集解，（唐）司马贞索隐，（唐）张守节正义《史记》，第 1385～1386、3095 页。

② （汉）司马迁撰，（南朝宋）裴骃集解，（唐）司马贞索隐，（唐）张守节正义《史记》，第 3117、412 页。

③ （汉）司马迁撰，（南朝宋）裴骃集解，（唐）司马贞索隐，（唐）张守节正义《史记》，第 3131 页。

④ （汉）司马迁撰，（南朝宋）裴骃集解，（唐）司马贞索隐，（唐）张守节正义《史记》，第 2692、2704、2721 页。

⑤ （汉）司马迁撰，（南朝宋）裴骃集解，（唐）司马贞索隐，（唐）张守节正义《史记》，第 1160 页。

元六年方才去世，① 她在世的时候，甚为推崇黄老学说，排斥儒术、儒生。具体表现如下。一是要求身边的人像她一样爱好黄老学说。《外戚世家》载："窦太后好黄帝、老子言，帝及太子诸窦不得不读《黄帝》、《老子》，尊其术。"② 二是打压儒术、儒生。《孝武本纪》载："而上乡儒术，招贤良，赵绾、王臧等以文学为公卿，欲议古立明堂城南，以朝诸侯。草巡狩封禅改历服色事未就。会窦太后治黄老言，不好儒术，使人微得赵绾等奸利事，召案绾、臧，绾、臧自杀，诸所兴为者皆废。"③ 又，《儒林列传》载："窦太后好《老子》书，召辕固生问《老子》书。固曰：'此是家人言耳。'太后怒曰：'安得司空城旦书乎？'乃使固入圈刺豕。"④ 她死后，儒术、儒生方才得势。

在这种大风气的影响下，汉初习黄老学说者明显多于学习其他诸子学说者。如《曹相国世家》载："闻胶西有盖公，善治黄老言，使人厚币请之。"《陈丞相世家》载："陈丞相平少时，本好黄帝、老子之术。方其割肉俎上之时，其意固已远矣。"《乐毅列传》载："乐臣公善修黄帝、老子之言，显闻于齐，称贤师。"《袁盎晁错列传》载："其（邓公）子章以修黄老言显于诸公间。"《张释之冯唐列传》载："王生者，善为黄老言，处士也。"《万石张叔列传》载："不疑学《老子》言。"《田叔列传》载："叔喜剑，学黄老术于乐巨公所。"《汲黯列传》载："黯学黄老之言，治管理民，好清静，择丞史而任之。"又载："（郑）庄好黄老之言，其慕长者如恐不见。"《日者列传》中褚少孙所补内容载："夫司马季主者，楚贤大夫，游学长安，通《易经》，术黄帝、老子，

---

① 《史记·外戚世家》载："窦太后后景帝六岁，崩，合葬霸陵。"《索隐》载："是当武帝建元六年。"（《史记》，第 1975 页。）这个记载与《孝武本纪》中的记载"元年，汉兴已六十余岁矣。……后六年，窦太后崩。其明年，上征文学之士公孙弘等"矛盾（《史记》，第 452 页）。据《魏其武安侯列传》记载，建元二年，窦太后仍有活动。（《史记》，第 2843 页。）所以窦太后当卒于武帝建元六年。

② （汉）司马迁撰，（南朝宋）裴骃集解，（唐）司马贞索隐，（唐）张守节正义《史记》，第 1975 页。

③ （汉）司马迁撰，（南朝宋）裴骃集解，（唐）司马贞索隐，（唐）张守节正义《史记》，第 452 页。《魏其武安侯列传》、《儒林列传》对此事亦有记载，基本相同，详参《史记》第 2843、3122 页。

④ （汉）司马迁撰，（南朝宋）裴骃集解，（唐）司马贞索隐，（唐）张守节正义《史记》，第 3123 页。

博闻远见。"①《汉书》也记载了不少习黄老学说者的内容。《汉书·楚元王传》载:"德字路叔,修黄老术,有智略。"《杨胡朱梅云传》载:"杨王孙者,孝武时人也。学黄老之术,家业千余,厚自奉养生,亡所不致。"②

汉初这种大风气很微妙地影响到不同时期不同学者对儒道的学术评价,比如司马谈父子就是如此。司马谈《论六家要指》首提阴阳家,最后归宗于道家。司马迁没有明确的二家轩轾高低的评价,但为孔子作世家,把老子与韩非同传,且在不同世家的表述中,往往把孔子的活动作为对比他人活动的时间标志单独提出。尽管世人皆言司马迁受其父影响很大,承继司马谈尊道抑儒思想,但事实有别。

首先,司马谈父子知识文化背景存在差异。司马谈"学天官于唐都,受《易》于杨何,习道论于黄子"③。司马迁除了继承家学,还曾问故于孔安国,从董仲舒习道论,接触儒家的东西较多,所以司马谈父子知识结构不同。其次,还要看到当时的历史大环境。清冯班《钝吟杂录》卷四载:"孟坚云'先黄老而后六经',便是合父子之论而一之,扬子云更不研审,过矣。太史谈在文景时,故尚黄老。太史迁在武帝时,故重儒。亦随时而已,然子长不为无心于儒学。"卷八又载:"谈生汉景之世,时尚黄老,故其言如此。子长在武帝时,则不然矣。孔子作世家,老子与韩非同传,列国世家书孔子卒,不先黄老,而后六经,明甚。"④ 这很清楚地指出,由于具体生活时间、环境的不同,儒道地位在司马谈父子那里此消彼长的事实。清王鸣盛《十七史商榷·司马氏父子异尚》对汉初黄老之学的盛行,司马谈崇黄老、司马迁尊儒,班彪、桓谭误以司马谈之言为司马迁之意的种种情况,作了精辟的讨论。⑤ 钱锺书对以上二人论述的渊源进行梳理,认为冯班所言实发于宋代的朱熹;

① (汉)司马迁撰,(南朝宋)裴骃集解,(唐)司马贞索隐,(唐)张守节正义《史记》,第2029、2062、2436、2748、2756、2771、2775、3105、3112、3221页。
② (汉)班固撰,(唐)颜师古注《汉书》,第1927、2907页。
③ (汉)司马迁撰,(南朝宋)裴骃集解,(唐)司马贞索隐,(唐)张守节正义《史记》,第3188页。
④ (清)冯班著,(清)何焯评《钝吟杂录》,《丛书集成初编》第223册,北京:中华书局,1985年,第59、102页。
⑤ (清)王鸣盛,黄曙辉点校《十七史商榷》,上海:上海书店出版社,2005年,第42~43页。

清陈祖范《陈司业文集》卷一《史述》所持司马迁父子异尚之论，也在王鸣盛之前。① 逯耀东也从司马谈父子所处文化环境的差异，以及班固所处环境对其评价司马迁的影响，谈这个问题。②

另外，即便汉武帝罢黜百家，独尊儒术之后，习黄老学说者仍不绝于途，且受道教、佛教影响，有了新的发展。《后汉书·苏竟杨厚列传》记载杨厚"修黄老，教授门生，上名录者三千余人"。《郎颛襄楷列传》载："又闻宫中立黄老浮屠之祠。此道清虚，贵尚无为，好生恶杀，省欲去奢。"《光武十王列传》载楚王英"晚节更喜黄老，学为浮屠斋戒祭祀"。③ 等等。从这些都可以看出黄老学术对后世的影响。

二　黄帝书的政治思想内涵

有汉一代，黄老学说到底有什么内容，让其时统治者热衷于它呢？笔者认为它对统治者的吸引，一是黄帝君臣关系模式为统治者处理相应的君臣关系，提供了借鉴；二是因其内容，投其所好。

（一）黄帝君臣关系模式

黄帝书不像《老子》那样，不见一个具体的人；也不像《庄子》那样，汪洋恣肆，夸大其言。它的叙述很平实，通常通过君臣、师友问对来展开叙述。另外，黄帝君臣关系模式，也反映了古帝系统中的黄帝形象。

黄帝著名的臣子有风后、天老、地典、力牧（力黑、力墨）、知命、五圣、窥纪、鹢治、容光、周昌、伶伦、封胡（风胡）、封钜、大填、太山之稽（太山稽）、鬼臾区（鬼容区、大鸿）、岐伯、雷公、伯高、少师、少俞、高阳负、阉冉、果童、天师、大成、曹敖、容成、常伯、玄女、素女、蚩尤、大常、奢龙、祝融、大封、后土、太乙、玄寿、太容、左彻等人。

就其组成系统而言，以上大臣又有七辅、四辅、四相（天地四时之官）、四史官、六相等说法，似乎模仿战国秦汉官制而设。据《路史》卷一四《后纪》卷五记载，七辅是风后、天老、地典、力牧（或作力

① 钱锺书：《管锥编》第1册，北京：中华书局，1979年，第249~259页。
② 逯耀东：《前不见古人——谈中国历史人物的塑型》，见氏著《抑郁与超越——司马迁与武帝时代》附录3，北京：三联书店，2008年，第365页。
③ （南朝宋）范晔撰，（唐）李贤等注《后汉书》，第1050、1082、1428页。

黑、力墨）、知命、五圣、窥纪。六相指蚩尤、大常、奢龙、祝融、大
卦、后土。黄帝四辅、四相、四史官问题稍复杂。一般认为，黄帝四面
指黄帝四臣，并象征四方四时。马王堆汉墓帛书《十大经·立命》载：
"昔者黄宗质始好信，作自为象，方四面，傅一心，四达自中，前参后
参，左参右参，践位履参，是以能为天下宗。"① 孔子则将"黄帝四面"
解释成为"黄帝取合己者四人使治四方，不谋而亲，不约而成，大有成
功，此之谓四面"。② 《太平御览》卷七九引《帝王世纪》载："力牧、
常先、大鸿、神农、皇直、封钜、大镇、大山稽、鬼臾区、封胡、孔甲
等，或以为师，或以为将，分掌四方，各如己视，故号曰黄帝四目。"③
李学勤认为："实则'四面'就是辅佐黄帝的四臣，象天地之有四时，
《鹖冠子·道瑞》的阐释是正确的。汉朝已经不太流行四面的故事了。"④
叶舒宪则认为黄帝四面的故事是与太极生两仪，两仪生四象相对应的黄
帝生阴阳的神话，涉及创造空间秩序的问题，黄帝四面是创造主太阳神
的循环运行"钦定"了四方四时。⑤ 笔者认为黄帝的四相、四辅、四史
官，很可能是配合"黄帝四面"的故事而设。⑥ "四面"与古代对圣人形
象的要求有关，其中一个要求需要圣人无所不知，无所不晓。在这种情

---

① 陈鼓应：《黄帝四经今注今译》，第 426 页。
② （宋）李昉等编《太平御览》卷七九引《尸子》，第 369 页。
③ （宋）李昉等编《太平御览》，第 367 页。
④ 李学勤：《〈鹖冠子〉与两种帛书》，见氏著《简帛佚籍与学术史》，第 93 页。
⑤ 叶舒宪：《中国神话哲学》，北京：中国社会科学出版社，1992 年，第 226 页。
⑥ 李零：《去圣乃得真孔子：〈论语〉纵横读》，第 115 页。在罗马神话中杰纳斯（Janus，
　汉译又作"雅努斯"）是天门神，早晨打开天门，让阳光普照人间，晚上又把天门关上，
　使黑暗降临大地。他的头部前后各有一副面孔，同时看着两个不同方向，一副看着过去，
　一副看着未来，因此也称两面神，或被尊称为时间之神。罗马有好几座杰纳斯神庙。杰
　纳斯掌管所有出入门户，因此罗马人在战时永远将杰纳斯神殿的大门敞开着，以便军人
　在败阵时躲入殿内以求庇护，或是凯旋时入殿。早期杰纳斯神像两副面孔都有胡子，后
　来没有胡子；但是一副面孔年轻，另一副面孔年老。杰纳斯右手指上刻有数字 CCC
　（300），左手指上刻着数字 LXV（65），合在一起恰是一年的天数。从公元前 1 世纪起，
　罗马人把祭祀杰纳斯的节日和新年结合在一起。执政官在元旦这一天就职，并向杰纳斯
　献祭，祈求国家安宁。为了纪念杰纳斯，罗马人把正月称为 Januarius（mensis），意含
　"杰纳斯之月"，英文借用该词，先作 Januarie，后作 January。（Tore Janson, *A Natural His-
　tory Of Latin*, p. 42.）杰纳斯的"两面"和时间特性有关，作为 1 月的名称，标明他的
　"两面"所司，一个与新年开始的第一月有关系，一个与旧年结束的最后一月有关系。黄
　帝的四面，则与空间方位有关，也和古人对圣人的要求有关。古文字中，圣字本意与
　聪、听有关，"黄帝四面"这样才能耳听八方，眼观六路，无所不知，无所不晓。

形下，自然需要配备一定的人员，供其使用。黄帝垂拱而治，无为于天下，其实就是靠这些臣子们的辛勤劳动。《拾遗记》卷一载："（黄帝）置四史以主图籍，使九行之士以统万国。"① 《小学绀珠》卷五引《帝王世纪》："黄帝四史官：沮诵、仓颉、隶首、孔甲。"② 在笔者看来，所谓四相、四辅、四史官具体是谁，其实并不重要，关键是黄帝为什么有这几类人。

另外，在古书记载中，黄帝也有不少老师。如《吕氏春秋·尊师》载："神农师悉诸，黄帝师大挠，帝颛顼师伯夷父。"③ 《新序·杂事》载："子夏曰：有。臣闻黄帝学乎大真，颛顼学乎绿图，帝喾学乎赤松子。"④ 《汉书·古今人表》"黄帝师"条有"封钜、大填、大山稽"。⑤ 《潜夫论·赞学》载："故志曰：黄帝师风后，颛顼师老彭，帝喾师祝融。"⑥ 以上黄帝之师的记载，甚为驳杂，这由于记载黄帝的文献——古史传说由多人多次异时创作，以致古人没有统一意见。

黄帝的臣与师并没有特别的界限，皆是某一知识领域的专家。黄帝与他们不严守君臣伦理之大防，一问一答，一唱一和。相应地，他们的问答成为一套理论或知识系统的传授方式，也展示了政治理想状态中的君臣关系。这一点，在战国诸子叙述中，表现得尤为明显。如《商君书·更法》载："伏羲、神农，教而不诛。黄帝、尧、舜，诛而不怒。"⑦ 《管子·任法》载："黄帝之治天下也，其民不引而来，不推而往，不使而成，不禁而止。故黄帝之治也，置法而不变，使民安其法者也。"⑧ 《庄子》更是屡屡把黄帝故事作为陈说内容，此不一一具引。这些都说明黄帝君臣关系模式中，黄帝无为，垂拱而治，而其大臣有为。

因此，黄帝故事中的君臣关系模式，有两种含义：一种是思想、知

① （东晋）王嘉：《拾遗记》，（明）程荣校辑《汉魏丛书》，第709页。
② （宋）王应麟：《小学绀珠》，《丛书集成初编》第177册，上海：商务印书馆，1935年，第178页。
③ 陈奇猷校释《吕氏春秋新校释》，第207页。
④ （汉）刘向编著，石光瑛校释，陈新整理《新序校释》，第642~643页。
⑤ （汉）班固撰，（唐）颜师古注《汉书》，第868页。
⑥ （汉）王符著，（清）汪继培笺，彭铎校正《潜夫论笺校正》，第1页。
⑦ 蒋礼鸿：《商君书锥指》，第4页。
⑧ 黎翔凤撰，梁运华整理《管子校注》，第901页。

识的讲述方式，前文黄帝书技术发明的故事清楚表明此点；一种是政治
理想模型的设计方式，给后世君王有益的启示——让自身政治行为去靠
拢或攀附黄帝行为，实现无为统治。

（二）政治思想内涵细绎

此处探讨黄帝书思想性质，从以下几个方面展开。第一，从确立自
身学说道家主体性的角度考虑，对其背后立说理念进行思考。[①] 第二，
联系黄帝书与其他诸子结合的要点，展示不同诸子之间的相互影响，借
此确定它们在各自"家"中的地位。第三，就黄帝书所谈的政治理念，
把它与道家所言"道"的运行特点联系起来，思考其如何实现政治
理念。

1. 黄帝书中"道"的内涵

对道的思考，一直是中国古代思想世界重要的命题，如前所言，我
们引述了葛兆光的相关说法，根据传统文献、现代理论以及考古发现，
思考这个问题，[②] 即可发现这个问题的重要性。因此有必要探讨黄帝书
中的"道"。

甲骨文没有道字，西周貉子卣铭文中的道字，从首从行会意。此后
人们就用"道"表示道路，"道"的涵义后发展到事物运行的轨道（如
天道），后来表示事物发展的一般规律，渐渐地被赋予了哲学概念。因
此，它的义项从具体到抽象，线性发展。先秦诸子皆言道，但彼此的侧
重点不一样。老子提出的"道"，最为有名。王叔岷《先秦道法思想讲
稿》详细地梳理了道的含义，[③] 详参之。

与以"道"为代表的虚无宇宙论模式相比，黄帝书有关于此的论
述，差别不大，基本承继了这个说法。如《经法·道法》载："虚无
形，其裻（寂）冥冥，万物之所从生。……故同出冥冥，或以死，或
以生；或以败，或以成。祸福同道，莫知其所从生。见知之道，唯虚

---

① 关于此点，也有其他学者进行过思考，如冉云华的《道、原理和法则：黄老道家的三
个主要概念》。Jan Yun-hua, "Tao, Principle and Law: the three key concepts in the Yellow
Emperor Taoism," *Journal of Philosophy*, Vol. 7, No. 3, 1980, pp. 205–228.
② 葛兆光：《中国思想史》第1卷，第19页。
③ 王叔岷：《先秦道法思想讲稿》，第35~55页。

无有。"① 又《经法·名理》载："有物始［生］，建于地而溢于天，莫见其形，大盈终天地之间而莫知其名。"② 最能体现道之特点的是《道原》的描述，前已有专节论述，此略。黄帝书中的道与《老子》所言道并无二致。

同时，它也强调"一"，相比于"道"，两者没有本质差别，可以说"一"是道的别名。如《十大经·成法》载："一者，道其本也，胡为而无长？［凡有］所失，莫能守一。一之解，察于天地；一之理，施于四海。何以知［一］之至，远近之稽？夫唯一不失，一以驺（趋）化，少以知多。……夫百言有本，千言有要，万［言］有葱（总）。万物之多，皆阅一空（孔）。……抱凡守一，与天地同极，乃可以知天地之祸福。"③ 从这个描述来看，"一"与道的内涵一样。这些观点为《淮南子》所本，如《原道》载："所谓一者，无匹合于天下者也。卓然独立，块然独处。……道者，一立而万物生矣。是故一之理，施四海；一之解，际天地。……万物之总，皆阅一孔，百事之根皆出一门。"《诠言》载："一也者，万物之本也，无敌之道也。"④ 这些都是战国秦汉道家对"道"的线性脉络思考。

理解"道"的过程中，需要心智的静和冲虚。《经法·名理》载："道者，神明之原也。神明者，处于度之内而见于度之外者也。……处于度之内者，静而不可移也；见于度之外者，动而不可化也。……故曰神。神明者，见知之稽也。"又《经法·道法》载："见知之道，唯虚无有。"⑤

以上描述强调道是宇宙天地万物的根源、世事成败的关键。"一"是道的代称，具有与道一样的功能。我们可以认识"道"，"见知之道，唯虚无有"即可。这些对道的本原、生成特点、认知过程的评价，在道家文献中，司空见惯。也正是从这个角度，我们定性黄帝书为道家文献，更具体地说是道家刑名法术之学，或道法家。关于此点，容后详论。黄

---

① 陈鼓应：《黄帝四经今注今译》，第 415 页。
② 陈鼓应：《黄帝四经今注今译》，第 425 页。
③ 陈鼓应：《黄帝四经今注今译》，第 432 ~ 433 页。
④ 刘文典撰《淮南鸿烈集解》，第 29 ~ 30、474 页。
⑤ 陈鼓应：《黄帝四经今注今译》，第 425、415 页。

帝书谈玄论道的目的何在？下文讨论它的论刑名法术问题。

2. 黄帝书中的刑名法术思想

如前所述，这个问题展现了黄帝书与其他诸子思想相结合的关系，以及战国末期诸子之间相互交流和影响的态势。本书他处也谈到刑名法术问题，此处着重思考黄帝书相关记述，从道家与法家结合角度进行思考。

先秦儒家、墨家、名家、法家、道家都讲刑名法术，但角度不一。先看一下刑名法术之本义。《说文》载："灋，刑也。平之如水，从水。廌所以触不直者去之，从廌去。法，今文省。佱，古文。"① "廌，解廌兽也，似牛一角，古者决讼，令触不直者。象形，从豸省，凡廌之属皆从廌。"② 佱从亼，《说文》说："亼，三合也，从亼一，象三合之形……读若集。"③ 据此，王叔岷认为"法"有平、直、正三义。④ 王叔岷这里辗转求义，似乎没有说出法的本义。原因如下。第一，佱为法之古文，但不是最早的，不应由佱求法字本义。佱，下部所从"正"为"乏"之误，古文字中，穴、宀通作，佱之正体当作窆或宎。第二，许慎用同义词释义法解释"法"的含义，可从"刑"义理解"法"。《说文》认为："刑，刭也。从刀，开声。""荆，罚罪也，从刀、丼，《易》曰：'丼者，法也'。丼亦声。"⑤ 前者是砍脖子义，后者当刑罚讲，字义并不一样。"形，象也，从彡，开声。"⑥ 今天学者们多认为前两字实为一字，罗振玉、林义光、张书岩对此有讨论。⑦ 唐兰认为凡刑、形、鈃、荆等字，《说文》都说是开声，都是把丼字写成开而误。⑧ 李家浩认为刑、邢、形等字所从"开"是"丼"的简体，即没有把两竖写出来。汉代小学家误认为它们所从声旁"开"是"开"，于是根据这样的隶书字形虚造出刑、

① （汉）许慎撰，（清）段玉裁注《说文解字注》，第 470 页。

② （汉）许慎撰，（清）段玉裁注《说文解字注》，第 469 页。

③ （汉）许慎撰，（清）段玉裁注《说文解字注》，第 222 页。

④ 王叔岷：《先秦道法思想讲稿》，第 167 页。

⑤ （汉）许慎撰，（清）段玉裁注《说文解字注》，第 182、216 页。

⑥ （汉）许慎撰，（清）段玉裁注《说文解字注》，第 424 页。

⑦ 罗振玉：《玺印文字征序》，见氏著《雪堂类稿》乙册，沈阳：辽宁教育出版社，2003 年，第 268 页。林义光：《文源》，上海：中西书局，2012 年，第 403 页。张书岩：《试谈"刑"字的发展》，《文史》第 25 辑，北京：中华书局，1985 年，第 349～352 页。

⑧ 唐兰：《西周青铜器铭文分代史征》，上海：上海古籍出版社，2016 年，第 174 页。

邢、形等篆文字形，实际上这些字形在通行的篆文中是不存在的。① 其说与唐说基本相同，但认识更为深入。

基于以上认识，笔者认为刑、形本义皆与铸造器物的模子有关，并既为声旁，又表义。用土做的模子叫型，用木做的叫模，用竹做的叫范，用水做的叫准或法，暗含着模具塑造被铸造之物的含义，凡铸造出来的器物，则有外在之"形"。后世"刑法"意义由器物模型引申而来，刑和法混称则同，析称则异，合称时为并列式复合词。

以上是刑（形）法的意义溯源，黄帝书有刑名起源问题、意义和价值的论述，为《老子》、法家所未有，这是黄帝书最有特色的地方。正是在此方面，有些学者把它定性为道—法家。黄帝书中有以下内容论述到刑名法术的起源，《十大经·成法》载：

> 黄帝问力黑：……请问天下有成法可以正民者？力黑曰：然。昔天地既成，正若有名，合若有形，[乃]以守一名。上捦（淫）之天，下施之四海。吾闻天下成法，故曰不多，一言而止（已）。循名复一，民无乱纪。②

产生天地之后，方有形有名，天下"成法"不多，一言而已，由名而溯道，名由道来，道与名之间往返反复，这就告诉我们"执道者"可以诉之于名而求道，由道而得名，道名之间可以呼应。其他又如《经法·道法》载："道生法。法者，引得失以绳，而明曲直者也。[故]执道者，生法而弗敢犯也，法立而弗敢废[也]。[故]能自引以绳，然后见知天下而不惑矣。……虚无有，秋毫成之，必有形名；形名立，则黑白之分已。……是故天下有事，无不自为形名声号矣；形名已立，声号已建，则无所逃迹匿正矣。"《经法·论约》载："必审观事之所始起，审其形名，形名已定，逆顺有位，死生有分，存亡兴坏有处，然后参之于天地之恒道，乃定祸福死生存亡兴坏之所在。"《称》载："道无始而

---

① 李家浩：《〈说文〉篆文有汉代小学家篡改和虚造的字形》，《安徽大学汉语言文字研究丛书·李家浩卷》，合肥：安徽大学出版社，2013 年，第 373 页。

② 陈鼓应：《黄帝四经今注今译》附录《马王堆帛书〈黄帝四经〉校定释文》，第 432 页。

有应。其未来也，无之；其已来，如之。有物将来，其形先之。建以其形，名以其名。"① 从以上叙述来看，意思有两点。一是道可生法，这把法的地位抬得很高。宇宙虽起于虚无，但只要有纤毫之物，就有形名，只是形先名后而已，因此形名亦可说是道的产物。一是事之所起（其实亦由道而生），必有刑名，形名有声，形名定，逆顺死生存亡兴坏才有各自的确定性。

就形名法术自身特征而言，天下事物皆可纳入形名统摄范围，任何事物都有形名与之相配的必然性；且必须名实相合、名分相配。如《经法·道法》载："虚无有，秋毫成之，必有形名；形名立，则黑白之分已。……是故天下有事，无不自为形名声号矣；形名已立，声号已建，则无所逃迹匿正矣。……凡事无小大，物自为舍。逆顺死生，物自为名。名形已定，物自为正。"② 作者认为，尽管宇宙之初，虚无茫茫，随后有具体的纤毫之物而成，必有描述它们的形名，形名既立，那么事物之间是非黑白关系就能确定。无论大小事物，都有属于自己的确定空间，而逆顺生死，都由事物本身的名来展现；事物形名既定，就有一种确定性的表达。所以事物有一定的名与实相配，都是形名产生的必然结果。黄帝书其他地方也有类似记载，如马王堆汉墓帛书《道原》载："分之以其分，而万民不争；授之以其名，而万物自定。"③ 正是从这个角度，黄帝书一再强调名实、名分要相合，如《经法·四度》载："名功相孚，是故长久。名功不相孚，名进实退，是谓失道，其卒必［有］身咎。"④

就形名法术存在的意义而言，《经法·论约》载："故执道者之观于天下也，必审观事之所始起，审其形名……是故万举不失理，论天下无遗策。故能立天子，置三公，而天下化之。之谓有道。"《经法·名理》载："故执道者之观于天下［也］，见正道循理，能舆（擧）曲直，能舆（举）终始。故能循名究理。形名出声，声实调和。……故唯执道者能虚静公正，乃见［正道］，乃得名理之诚。"⑤ 两者所言内容相近，执道

---

① 陈鼓应：《黄帝四经今注今译》，第 415、424、436 页。关于"道生法"讨论很多，张增田有专文，详参张增田《"道"何以"生法"——关于〈黄老帛书〉"道生法"命题的追问》，《管子学刊》2004 年第 2 期，第 18～23 页。

② 陈鼓应：《黄帝四经今注今译》，第 415～416 页。

③ 陈鼓应：《黄帝四经今注今译》，第 409 页。

④ 陈鼓应：《黄帝四经今注今译》，第 421 页。

⑤ 陈鼓应：《黄帝四经今注今译》，第 424、425 页。

者凭借无所逃匿的有形名声号的天地万物，驾一驭万，操简执繁，从而实现无为而治。

3. 黄帝书中政治理念的实现方式

在现实政治统治中，如何实施上述理念？在这个理念实施过程中，背后体现古人怎样的思维方式及特征？又是什么样的角度反映道的特点？这关系对道家思想性质的界定；同时作为黄帝之学与道术之学的结合，它与阴谋书类似，又是如何反映"道之术"的存在特点呢？笔者从以下几个方面论述。

（1）取雌守柔，以柔克刚

老子提出一系列形象，描述"道之用"的特点。为此，他赞美水、婴儿等柔弱的事物；反对一切张扬、显露的事物，争先的做事态度。黄帝书继承这个思想，如《经法·名理》载："以刚为柔者活，以柔为刚者伐；重柔者吉，重刚者灭。"《称》载："不仕于盛盈之国，不嫁子于盛盈之家。"又载："埤（卑）而正者增，高而倚者傰（崩）。"①

但作为一种政治理念，在《十大经·雌雄节》中表述最为充分。"宪（显）傲骄倨，是谓雄节；晛湿（委蘂）恭俭，是谓雌节。夫雄节者，盈之徒也。雌节者，兼（谦）之徒也。夫雄节以得，乃不为福；雌节以亡，必将有赏。夫雄节而数得，是谓积殃；凶忧重至，几于死亡。雌节而数亡，是谓积德，慎戒毋法，大禄将极。……凡人好用雄节，是谓妨生。大人则毁，小人则亡。以守不宁，以作事〔不成。以求不得，以战不〕克。厥身不寿，子孙不殖。是谓凶节，是谓散德。凡人好用〔雌节〕，是谓承禄。富者则昌，贫者则谷。以守则宁，以作事则成。以求则得，以战则克。厥身则〔寿，子孙则殖。是谓吉〕节，是谓绔（洿）德。故德积者昌，〔殃〕积者亡。观其所积，乃知〔祸福〕之向。"② 很明显，雌雄超越生物性别的描述，变成了分类范畴，雄者为傲、显、盈、刚，雌者为谦、隐、弱、柔等义。战国末期、秦汉文献中，类似表达较多，如《史记·孟尝君列传》载："天下之游士冯轼结靷西入秦者，无不欲强秦而弱齐；冯轼结靷东入齐者，无不欲强齐而弱秦。

① 陈鼓应：《黄帝四经今注今译》，第425、437、438页。
② 陈鼓应：《黄帝四经今注今译》，第431页。

此雄雌之国也，势不两立为雄，雄者得天下矣。"①

又，《十大经·顺道》载："安徐正静，柔节先定。觉湿（委燮）恭俭，卑约主柔，常后而不失〈先〉。体正信以仁，慈惠以爱人，端正勇〈象〉，弗敢以先人。中请（静）不流，执一毋求。刑于女节，所生〈主〉乃柔。［故安静］正德，好德不争。立于不敢，行于不能。战示不敢，明埶（执）不能。守弱节而坚之，胥雄节之穷而因之。"②

所谓"雌雄"是一对"对等"范畴，黄帝书其他部分也有类似范畴，如《称》载："凡论必以阴阳［之］大义。天阳地阴，春阳秋阴，夏阳冬阴，昼阳夜阴。大国阳，小国阴。重国阳，轻国阴。有事阳而无事阴，信（伸）者阳而屈者阴。主阳臣阴，上阳下阴。男阳［女阴，父］阳［子］阴，兄阳弟阴，长阳少［阴］。贵［阳］贱阴，达阳穷阴。……诸阳者法天，天贵正；……诸阴者法地，地［之］德安徐正静，柔节先定，善予不争。此地之度而雌之节也。"③ 此处用"阴阳"统摄万事万物中的"对等"范畴，阴阳与雌雄内涵一样，没有根本区别，它们是中国哲学概念经验性描述的反映。上述黄帝书篇章整体意思强调守柔、守后不争先，这样所求、所战、身体、政事才能有一个好的结果。

（2）以分听名，执符以听

第一章讨论《伊尹·九主》时，说过这个问题，此处略微论及，不再举具体例子。刑名法术是道的具体化，而人主凭借刑名声号，实现向"道"的回归，这是君主实现无为而治的重要方式。另一种实现无为而治的方式，是君无为而臣有为，在讨论黄帝君臣关系模式的时候，已经说过，此略。

（3）因天道而为治道

历来统治者都喜欢为自己统治的合法性寻找支持，黄帝书也屡屡透露出这个意思。它的总体思路是，把具体的天（自然之天）的某些特点，作为治世之道的启示，甚至规范来运用。在中国古代思想世界中，天地人三才之间是纵向关系，天道往往对人道有一定的指导关系，是现

---

① （汉）司马迁撰，（南朝宋）裴骃集解，（唐）司马贞索隐，（唐）张守节正义《史记》，第 2361 页。

② 陈鼓应：《黄帝四经今注今译》，第 435 页。

③ 陈鼓应：《黄帝四经今注今译》，第 439～440 页。

实行动的依据。如陈鼓应所言，"自道家的创始人老子开始，便标举人法地、地法天，天法道，道法自然。在人效法天道自然的基准下，推天道以明人事便成为道家思维方式的一大特征"。① 胡家聪也认为道家有着"推天道以明人事"的思维方式。② 在古代中国，甚至著书立说的章节目录安排，也往往和天地四时有一定的关系，比如《周礼》的章节安排。《吕氏春秋》的章节安排也有与天地四时相应的意义。

《经法·四度》载："日月星辰之期，四时之度，[动静] 之位，外内之处，天之稽也。高 [下] 不蔽其形，美恶不匿其情，地之稽也。君臣不失其位，士不失其处，任能毋过其所长，去私而立公，人之稽也。美恶有名，逆顺有形，情伪有实，王公执 [之] 以为天下正。"③ 由天地而及人的下行方式，着眼于天对人世的绝对启示；反过来讲，把一切人事之理和施政之道都上溯到天道的上行方式，着眼于人世统治依据依傍于天的合法性。

又如《经法·论》载："人主者，天地之 [稽] 也，号令之所出也，[为民] 之命也。不天天则失其神，不重地则失其根，不顺 [四时之度] 而民疾。不处外内之位，不应动静之化，则事窘于内而举窘于 [外]。[八] 正皆失，[与天地离]。……天执一，明 [三，定] 二，建八正，行七法，然后 [施于四极，而四极] 之中无不 [听命] 矣。……七法各当其名谓之物，物各 [合其道者] 谓之理，理之所在谓之 [顺]。物有不合于道者谓之失理，失理之所在谓之逆。逆顺各自命也，则存亡兴坏可知也。……帝王者，执此道也。是以守天地之极，与天俱见，尽 [施] 于四极之中，执六枋（柄）以令天下，审三名以为万事 [稽]，察逆顺以观于霸王危〈存〉亡之理，知虚实动静之所为，达于名实 [相] 应，尽知情伪而不惑，然后帝王之道成。"④ 笔者不厌其烦抄录这段话，主要因为它反映了古人对施政之道合法性的认识，在古代这个传统很强大。具体说来，人主要顺春夏秋冬四时之度，定外内之分，应动静之化，

---

① 陈鼓应：《易传与道家思想》，第 47 页。
② 胡家聪：《道家黄老学"推天道以明人事"的思维方式》，《管子学刊》1998 年第 1 期，第 70～76 页。
③ 陈鼓应：《黄帝四经今注今译》，第 421 页。
④ 陈鼓应：《黄帝四经今注今译》，第 421～422 页。

此谓八正。天依靠道的力量，"执一"而行；使日月星辰运行有度，此叫"明三"；使昼夜阴阳瞑晦得以出现，此称为"定二"。天之运行，有七种性质特点。人主能明八正之道，法七法之理，执六柄，审三名，就可以成就帝王之道。

其他如《经法·论约》更是如此，人世的祸福、功名、死生与天道息息相关，密切配合。所以《十大经·姓争》载："顺天者昌，逆天者亡，毋逆天道，则不失所守。"① 天人顺逆问题，上升到统治安稳与否的层次。先秦秦汉其他古书，如《吕氏春秋》十二纪、《礼记·月令》以及《淮南子·时则》也是这种系统，强调自然之天的物理特征，比如节候、风物、方位等，要与一定的政令密切配合。其他还有，如《管子·形势》载："欲王天下而失天之道，天下不可得而王也。得天之道，其事若自然；失天之道，虽立不安。"未言具体天道含义，但强调了天道的意义。又是书《版法解》载："版法者，法天地之位，象四时之行，以治天下。四时之行，有寒有暑，圣人法之，故有文有武。天地之位，有前有后，有左有右，圣人法之，以建经纪。"② 也是类似意思。陈丽桂认为，这是阴阳家天人合一思想的反映。③ 笔者认为，由于古代由天道推演人事的叙述模式甚为普遍，不必把这种思想定性为阴阳家思想。笔者更愿意把这种现象看成一种传统的思维习惯。

因天道而为治道与前面所言以道的表现特点资政的做法，并不矛盾。此处所言天道，是从自然之天的某些物理特征，以及人们对这些物理特征的认识入手，谈论它对治道的作用。道则是统治的总规则，其性质及表现特点是人世统治上的理据，或某些概念范畴回归的始点。二者角度不一致，依黄帝书的表述，道对天道起着一定的规则作用。

（4）因循守静，无为而治

"无为"是道家思想中非常重要、很有特色的观点。本小节的写作梳理它的脉络，思考实现它的方式。天地不言，万物生也；日月不言，四时成也，等等，无疑会对古人的认知方式产生影响。这种思想可能来

---

① 陈鼓应：《黄帝四经今注今译》，第 430 页。
② 黎翔凤撰，梁运华整理《管子校注》，第 42、1196 页。
③ 陈丽桂：《战国时期的黄老思想》，第 70 页。

源于古人对天道运行规律的认识，在思维方式上，也是推天道以明人事的反映。同时并非只有道家才有"无为"思想，儒家也多谈之。但彼此角度，以及由此达到这个状态的方式，各家不一。

比如《论语·卫灵公》说："子曰：'无为而治者，其舜也与？夫何为哉？恭己正南面而已矣。'"① 孔子认为，存在无为而治的统治状态，只是在舜的时代存在而已，这和孔子心中的圣人形象有关。《礼记·中庸》载："如此者，不见而章，不动而变，无为而成。天地之道，可壹言而尽也；其为物不贰，则其生物不测。"郑玄注："言其德化与天地相似，可一言而尽，要在至诚。""言至诚无贰，乃能生万物多无数也。"又，《哀公问》载："公曰：'敢问君子何贵乎天道也？'孔子对曰：'贵其不已，如日月东西相从而不已也。是天道也。不闭其久，是天道也。无为而物成，是天道也。已成而明，是天道也。'"郑玄注："无为而成，使民不可以烦也。"孔颖达疏："无为而物成，是天道也者，言春生、夏长无见天之所为而万物得成；是天道，谓人君当则天道以德潜化，无所营为而天下治理，故云是天道也。"② 以上儒家文献论述到"无为"的产生，可明显看出，这是对天道运行特点的认识，由此而及，把它作为人世统治的方式。郑玄及孔颖达认为，以德化人可以实现无为而治。

道家对这个问题的认识，尤其是如何达到这种状态的方法，与儒家有差异。但对"无为"的产生而言，两家没有根本差别，都是从天道出发得出的认识。出土文献中的道论就是这样，如《太一生水》："以道从事者必托其名，故事成而身长。圣人之从事也，亦托其名，故功成而身不伤。"《恒先》："举天下之为也，无舍也，无与也，而能自为也。举天下之性同也，其事无不复。天下之作也，无许恒，无非其所。举天下之作也，无不得其恒而果遂，庸或得之？庸或失之？举天下之名，无有废者，举天下之明王、明君、名士，庸有求而不虑？"由前面对天地万物生成关系的种种说明，引出对"无为"的认识。体系完整、谨严。通行本《老子》第三十七章明确提出"无为"："道常无为而无不为，侯王若能

① （清）刘宝楠撰《论语正义》，第615页。
② （汉）郑玄笺，（唐）孔颖达等正义《礼记正义》，第1633、1612页。

守之，万物将自化……不欲以静，天下将自定。"① 无为而无不为是道的
特点，达到这个政治生活状态的表现是万物自化，天下自定。《老子》
第二十五章载："域中有四大，而人居其一焉。人法地，地法天，天法
道，道法自然。"四大指道、天、地、人。道法自然，是说道效法自然而
然的状态。唐代默希子《文子·自然》题注称："自然，盖道之绝称，
不知而然，亦非不然，万物皆然，不得不然，然而自然，非有能然，无
所因寄，故曰自然也。"② 自然是道的最重要特性，道生万物，不假外力
自然而然，而且不得不然。为的本义是手牵着大象，后来行动、作为义
从此义引申而来。"无为"与"自然"意思一样，摆脱外来作用，自然
而然就是无为，这正是"道"的表现特点。

黄帝书把道的这个表现特点作为对统治者的要求，如《经法·道
法》载："故执道者之观于天下也，无执也，无处也，无为也，无私

---

① "道常无为而无不为"的说法，伴随简帛《老子》的出现，引起的争论不少，它是老
子思想体系中的关键点，这里特意讨论。高明指出："通过帛书甲乙本之全面勘校，得
知《老子》原本只讲'无为'，或曰'无为而无以为'，从未讲过'无为而无不为'。"
高氏还将帛书乙本"上德无为而无以为"的说法与《韩非子·解老》做比较研究，进
一步指出《老子》原来的思想是"无为而无以为"，后世传抄时才误作"无为而无不
为"。（高明：《帛书老子校注》，第425页。）高明据帛书《老子》做出的推断，应当
说甚有说服力。但郭店楚简出土之后，《老子》是否讲过"无为而无不为"的问题，
重被提及。郭店楚简《老子》乙本载："学者日益，为道者日员（损），员（损）之或
员（损），以至亡为也，亡为而亡不为。"既然有"亡为而亡不为"之说，那么断定
《老子》从未讲过"无为而无不为"，自然就有商讨的余地。《庄子·知北游》曾引
"无为而无不为"之说，高明先生认为《庄子》之文有误。裘锡圭则据郭店楚简认为
高明说法"恐难成立"。（裘锡圭：《郭店〈老子〉简初探》，陈鼓应主编《道家文化研
究》第17辑，第61~63页。）廖名春指出："今本《老子》第48章的'无为而无不
为'说肯定是《老子》原本之旧，否定老子有'无为而无不为'之说，不论从楚简本
《老子》看，还是从帛书甲乙本、严遵《指归》本、《老子》一书的思想体系和思维方
式看，都是不能成立的。"（廖名春：《〈老子〉"无为而无不为"说新证》，《中国哲
学》第20辑，第148~159页。）裘、廖二人的批评，也有根据，并非无据之谈。如何
看待这两种针锋相对的意见呢？笔者认为，"无以为"意思是没有什么凭借去作为，用
来描述"上德""上仁"的存在状态，强调它们的自然状态。从逻辑学上讲，"无为而
无不为"是一个全悖式命题，这种命题的特征如下：如果"无为"逻辑值为真，那么
"无不为"的逻辑值为假；反之，亦然。"无为""无不为"逻辑值不能同真同假。但
从因果关系上来看，无为是因，无不为是果；前者是手段，后者是目的。因此，从整
体上来看，在对某些范畴的评价描述中，如"上德无为而无以为""上仁为之而无以
为"，上德、上仁和道的"无为而无不为"表现特点的叙述一致。
② 李定生、徐慧君校释《文子校释》，第304页。

也。"① 帛书《道原》载："信〔能〕无事，则万物周扁（遍）。分之以其分，而万民不争。授之以其名，而万物自定。不为治劝，不为乱解（懈）。"② 要求治世安邦之君王理想人格与"道"相应，无为而治。

如何达到这个统治状态？黄帝书提出不同于儒家、道家老子的办法。第一，循名责实，执名而行。前面已经说过，道德刑名法术的出现是线性递进的过程，数者之间存在往复。凭借天下无可逃匿的刑名，驾简御繁，就达到无为状态。第二，因循守静，也是实现无为的方法。和《老子》一样，这是道家内圣之学，脱胎于战国秦汉方技知识系统中的养生学，但往往作为实现外王之学的方法之一，对后世影响甚大。如帛书《道原》载："无好无恶，……上虚下静而道得其正，……分之以其分，而万民不争，授之以其名，而万物自定。……广大，弗务及也；深微，弗索得也。……握少以知多，……操正以政（正）畸（奇），……抱道执度，天下可一也。"③ 强调上虚下静，无为状态。"守静"之说也见于《管子·内业》和《心术下》的记载，在道家学说体系中一以贯之。第三，君无为，臣有为。这一点与儒家、道家老子的要求不一样，黄帝书所谓的"无为"，不是绝对无为，这是对统治者本人的要求，此点与当时人们对天地的认识有关。如《庄子·在宥》载："何谓道？有天道，有人道。无为而尊者，天道也；有为而累者，人道也。主者，天道也；臣者，人道也。天道之与人道，相去远矣，不可不察也。"④《淮南子·道应》载："昔尧之佐九人，舜之佐七人，武王之佐五人。尧、舜、武王，于九七五者，不能一事焉。然而垂拱受成功者，善乘人之资也。"⑤ 统治者无为而尊，臣子为"人道"，有为而累。统治者靠大臣的有为，实现自己的无为。

另外，实现无为与因循、不先守后、顺物之本性有一定关系，如《淮南子·原道》载："所谓无为者，不先物为也；所谓无不为者，因物之所为。所谓无治者，不易自然也；所谓无不治者，因物之相然也。"⑥

① 陈鼓应：《黄帝四经今注今译》，第415页。
② 陈鼓应：《黄帝四经今注今译》，第440～441页。
③ 陈鼓应：《黄帝四经今注今译》，第440～441页。
④ （清）王先谦撰《庄子集解》，第98页。
⑤ 刘文典撰《淮南鸿烈集解》，第387页。
⑥ 刘文典撰《淮南鸿烈集解》，第24页。

这个描述提出因循、守后的要求。无为与有为的层次不一，带来的效果不同。如《管子·乘马》载："无为者帝，为而无以为者王，为而不贵者霸。不自以为所贵，则君道也。贵而不过度，则臣道也。"①

黄帝书中的政治理念实现方式，除以上这些，还有作战用兵、刑德并用、德以饰刑的方式，时贤已经论及，② 笔者略去不论。

总体来看，黄帝书政治思想有如下几个特点：一是把统治的理想状态攀附于道的存在特点，提倡无为而治；二是把执政时需要的一系列概念和范畴追溯于道，强调它们存在的合法性；三是把统治方法与道的运行表现特点联系起来。整体特点就是施政理念和方法向道家思想靠拢。即便同是贴近现实，它并没有纯粹法家的刻板，而是向道回归，有道家的灵活。又跳出了《老子》对时世政治的批评，较少涉及具体操作方法的叙述框架，做到了另一种学说体系的构建，或者说是道家或法家的思想上的增量。因此，笔者戏称黄帝书为道家之体上的法家之学"寄生"品种，一方面是道家贴近现实的姿态，反映出战国晚期侧重于道术运用的思潮，另一方面呈现了法家思想发展中吸收其他诸子思想的面貌。

第五节　黄老学说整体思考

以上以《汉志》记载的思想、知识分类，深入探讨了黄帝书包含的两大层面内容。在这一节中，谈谈黄老学说自身存在的性质；在没谈这个问题之前，系统回顾一下先秦秦汉黄老思想学说，以确定它在道家学说中的地位。

一　系统回顾

马王堆汉墓帛书中的黄帝书，反映楚地黄老思想。先秦秦汉时期，除了楚地，众所周知，齐地黄老思想和道家关系也很密切，不能不论。此处以《史记》《汉书》提到的本"黄老"之学的学者思想为主导，参

---

① 黎翔凤撰，梁运华整理《管子校注》，第84页。
② 陈丽桂：《战国时期的黄老思想》，第90～100页。

酌以其他与道家关系密切的诸子思想。

（一）稷下学术略论

这个问题，前贤讨论不少。① 为方便下文的讨论，仅就其产生、兴衰，以及与道家有关的诸子，略微论述之。

稷下学术的正式兴起，始于何时？笔者认为始自齐桓公午统治之时，《史记·田敬仲完世家》载："宣王喜文学游说之士，……是以齐稷下学士复盛。"② 既然宣王时是稷下学术的"复盛"，那么初盛或始盛应当是齐威王之时，威王之前的桓公午之时应该是初创、兴起的时候。东汉末徐幹《中论·亡国》载："昔齐桓公立稷下之宫，设大夫之号，招致贤人而尊崇之。"③ 徐幹根据《史记》记载进行的推测，笔者基本认可，齐桓公初步推动稷下学术发展后，经过齐威王、宣王、湣王、襄王统治时期，应有百余年的历史。

记载稷下学术的秦汉文献不少，如《史记·田敬仲完世家》载："宣王喜文学游说之士，自如驺衍、淳于髡、田骈、接予、慎到、环渊之徒七十六人，皆赐列第，为上大夫，不治而议论。是以齐稷下学士复盛，且数百千人。"又，《孟子荀卿列传》载："自驺衍与齐之稷下先生，如淳于髡、慎到、环渊、接子、田骈、驺奭之徒，各著书言治乱之事，以干世主，岂可胜道哉！……田骈之属皆已死齐襄王时，而荀卿最为老师。齐尚修列大夫之缺，而荀卿三为祭酒焉。"④《风俗通义·穷通》载："齐威宣王之时，聚天下贤士于稷下，尊宠之。若邹衍、田骈、淳于髡之属

---

① 钱穆《稷下通考》谈到稷下学宫的学风、组织、生活、事业等，详参之。（钱穆：《先秦诸子系年》，第269～270页。）张秉楠《稷下钩沉》也是这方面的研究力作，全书分学宫、人物、议论三编。（张秉楠辑注《稷下钩沉》，上海：上海古籍出版社，1991年。）白奚《稷下学研究：中国古代的思想自由与百家争鸣》谈到稷下学宫的盛衰、性质与功能，详参之。（白奚：《稷下学研究：中国古代的思想自由与百家争鸣》，北京：三联书店，1998年，第92～138页。）方辉、田钟灵《稷下学宫考》将山东临淄齐故城战国小城西门外南部区域发现的较大规模的战国时期排房建筑遗址认定为战国时期的稷下学宫遗址。（方辉、田钟灵：《稷下学宫考》，《中国文化研究》2021年冬之卷，第12～25页。）

② （汉）司马迁撰，（南朝宋）裴骃集解，（唐）司马贞索隐，（唐）张守节正义《史记》，第1895页。

③ （东汉）徐幹：《中论》，（明）程荣校辑《汉魏丛书》，第579页。

④ （汉）司马迁撰，（南朝宋）裴骃集解，（唐）司马贞索隐，（唐）张守节正义《史记》，第1895、2346～2347页。

甚众,号曰列大夫,皆世所称,咸作书刺世。"①

　　从以上叙述来看,齐地稷下学术繁荣特点如下:一是学术人物众多,"数百千人";二是涵括各种学术派别,真正意义上的先秦诸子"百家争鸣"应当由此而起;三是彼此之间的交流和借鉴,使得不同诸子的学术综合性较强,即便同一学派内部也有差异。因此单纯、纯粹的专主一端的学派定性,对具体某一"子"的思想审视,面临着一定尴尬。

　　其中包括道家或与道家有关的学者代表如下:宋钘、尹文、彭蒙、慎到、接子、环渊、田骈。②韩非、申不害等法家学者与道家也有一定的关系,此处把他们的学说作为整个黄老学说的一部分。除了韩非子有书流传下来,其余诸子材料保存情况不一。如《申子》有两篇,《慎到》尚有辑佚。其他诸子学说内容作为被点评的对象,略见于《庄子·天下》、《荀子》之《非十二子》和《解蔽》、《韩非子·难势》诸篇。行状事迹零星见于《战国策》、《韩非子》、《吕氏春秋》、《淮南子》以及《尸子》。

　　除以上诸人,《管子》某些章节也有对黄老思想的记载,一并探讨之。对它们黄老思想的思考,还是从以上所言的几个要点出发,即通过探讨"道"在他们学说的地位,展示他们的学说理念;探讨实现这种理念的操作方法与前述黄老思想在方法上相比,有无差别。以具体人物为单位,着重思考他们之间的关系,以及学说思想的相互发明。

---

① (汉)应劭撰,吴树平校释《风俗通义校释》,天津:天津人民出版社,1980年,第262页。

② 《汉志》小说家类有《宋子》十八篇,班固云:"孙卿道宋子,其言黄老意。"又名家类有《尹文子》一篇,班注:"说齐宣王。"颜师古注引刘向云:"与宋钘俱游稷下。"[(汉)班固撰,(唐)颜师古注《汉书》,第1744、1737页。]关于二人学术思想性质的争论很多,此二人也可算入稷下学者之中。环渊与接子确有其人,钱穆对他们二人有考辨,详见钱穆《先秦诸子系年》,第495~496、518~519页。另外,稷下学派中也可能包括季真,《庄子·则阳》载:"季真之莫为,接子之或使。"成玄英疏:"季真、接子,并齐之贤人,俱游稷下。"[(清)郭庆藩撰《庄子集释》,王孝鱼点校,第916页。]《荀子·成相》载:"凡成相,辨法方,至治之极复后王,复慎、墨、季、惠,百家之说诚不详。"杨倞注认为,此"季"即季真。[(清)王先谦撰《荀子集解》,第460页。]

（二）稷下黄老学术思想综论

1. 宋钘、尹文

（1）宋钘研究

《庄子·天下》将宋钘、尹文并称，宋钘在《孟子·告子下》被称为宋牼，在《庄子·逍遥游》以及《韩非子·显学》中又被称为宋荣子。《尸子·广泽》有"料子"，从思想所主而言，钱穆疑料子即宋子。① 因此宋钘名字问题，相当复杂，先贤已有论述，② 今统称为宋钘。生活年代有两种说法，一是顾实的说法，拟宋子生活年代为公元前382年至前305年；③ 二是钱穆的说法，拟宋子生活年代为公元前360年至前290年。④ 今取其他人生活年代为坐标，拟测宋子与庄子生活年代相当，或在其前，故庄子屡屡道及其人。

对宋钘思想的学派性质，学界讨论不少，分歧较大。《汉志》把他归为小说家类，班固注："孙卿道宋子，其言黄老意。"⑤ 从思想性质上讲，属于道家。郭沫若认为《管子》中的《心术上》、《心术下》、《内业》、《白心》和《枢言》是宋钘、尹文的遗著。⑥ 刘节在《管子中所见之宋钘一派学说》一文中，持相同观点。⑦ 这样超越了古书相关记载，把宋钘学派文献范围扩大了，此说影响甚大。也有人提出不同观点，从《管子》篇卷的分合及思想内涵入手，朱伯崑主张将《内业》与《心术上》、《心术下》及《白心》诸篇区别开来，认为："《心术》、《白心》既谈养生，又谈刑名，而《内业》只谈养生，不谈刑名。据此，不能将此四篇混为一谈。《管子》一书的编者，将《心术》上、下和《白心》编为一组，同《内业》区别开来，是有眼力的。"⑧ 也有学者认为它属于

---

① 钱穆：《先秦诸子系年》，第438页。

② 前人多以宋子本名为钘，牼、荣为借字。明末方以智、清徐文靖均如此认为。也有怀疑宋子本名为牼者，钘、荣为借字，林志鹏如此认为。（林志鹏：《宋钘学派遗著考论》，台北：万卷楼图书股份有限公司，2009年，第333～336页。）

③ 顾实：《庄子天下篇讲疏》，台北：台湾商务印书馆，1980年，第128页。

④ 钱穆：《先秦诸子系年》，第436～437页。

⑤ （汉）班固撰，（唐）颜师古注《汉书》，第1744页。

⑥ 郭沫若：《宋钘尹文遗著考》，见氏著《青铜时代》，北京：人民出版社，1954年，第249页。

⑦ 刘节：《古史考存》，北京：人民出版社，1958年，第238～258页。

⑧ 朱伯崑：《再论〈管子〉四篇》，《朱伯崑论著》，沈阳：沈阳出版社，1998年，第435页。

墨家，白奚如此认为。①

代表宋钘学派的文献，多为零星材料。《庄子·天下》、《荀子》之《正论》《正名》有相关评述材料。另外，《韩非子·显学》以及《尹文子》"田子读书"章也有相关论述。今人也有认为上海博物馆藏战国竹简《彭祖》、《管子》之《白心》及《心术上》经的部分、《吕氏春秋》之《去尤》《去宥》可能为宋钘所作。② 此处主要以记录它学术评价的几篇先秦文献为主，暂不涉及其他材料。

《庄子·天下》载：

> 不累于俗，不饰于物，不苛于人，不忮于众。愿天下之安宁，以活民命。人我之养，毕足而止。以此白心，古之道术有在于是者，宋钘、尹文闻其风而悦之。作为华山之冠以自表，接万物以别宥为始。语心之容，命之曰心之行。以聏合欢，以调海内。请欲置之以为主。见侮不辱，救民之斗；禁攻寝兵，救世之战。以此周行天下，上说下教，虽天下不取，强聒而不舍者也，故曰："上下见厌而强见也。"虽然，其为人太多，其自为太少；曰："请欲固置，五升之饭足矣！"先生恐不得饱，弟子虽饥，不忘天下，日夜不休。曰："我必得活哉！"图傲乎！救世之士哉！曰："君子不为苛察，不以身假物。"以为无益于天下者，明之不如已也。以禁攻寝兵为外，以情欲寡浅为内，其小大精粗，其行适至是而止。③

《庄子》这段话谈到了宋钘学说的思想主张、实现学说主张的方法及学说不足之处。结合先秦其他古书相关记载，笔者认为其学说内容可分两大层次。正如《庄子·逍遥游》所说，"宋荣子犹然笑之，且举世而誉之而不加劝，举世而非之而不加沮，定乎内外之分，辨乎荣辱之境，斯已矣"。④ 此内外云云，笔者认为，一是内圣之学，一是外王之学。前

---

① 白奚：《稷下学研究：中国古代的思想自由与百家争鸣》，第 196~201 页。
② 林志鹏：《宋钘学派遗著考论》，第 11 页。笔者认为，把"去宥""别宥"思想作为宋钘思想的标准，似有点泛化，因此，笔者对宋钘思想资料范围的认识，还是保守一些。
③ （清）王先谦撰《庄子集解》，第 290~291 页。
④ （清）王先谦撰《庄子集解》，第 3~4 页

者包括几个方面。其一，克己寡欲，即《荀子·正论》所言："子宋子曰：'人之情欲寡，而皆以己之情为欲多，是过也。'"又，《解蔽》载："宋子蔽于欲而不知得。"使人们知晓情应欲寡而不应欲多。欲少而得少，所以《天论》又载："宋子有见于少，无见于多"。① 其二，"不累于俗，不饰于物，不苟于人，不忮于众"。高亨认为，"不累于俗"是不为俗所牵累，"不饰于物"就是《逍遥游》后文"君子……不以身假物"之意。② 其三，恕与宽，为《韩非子·显学》所言宋荣子的思想特点。钱穆认为此"即其所言心之容也，此《老子》所谓'知常容，容乃公'，'圣人无常心，以百姓心为心'"③。后者为了让自己的学说周行天下，提出"见侮不辱""禁攻寝兵"的用世要求。此点正如《韩非子·显学》所言"宋荣子之议，设不斗争，取不随仇，不羞囹圄，见侮不辱"④。就内外两种思想层次而言，蒋锡昌认为："宋钘'情欲寡浅'，即老子'无欲'之义，亦即墨子'节用'之义。"⑤ 顾实认为："'禁攻寝兵'与墨子'非斗不怒'同。'情欲寡浅'与墨子'非乐节用'亦相类。"⑥ 正是在这个角度上，《荀子·非十二子》把墨子与宋钘放在一起。

尽管宋钘有近墨之处，但还是以道家思想为主体。孙诒让认为："考《庄子》本以宋钘、尹文别为一家，不云亦为墨氏之学。以所举二人学术大略考之，其崇俭、非斗虽与墨氏相近，而师承实迥异，乃强以充三墨之数（引者按：指陶渊明《集圣贤群辅录》认为宋钘、尹文为墨家之一派），而《韩非》所云相夫氏之墨者反置不取，不知果何据也？"⑦ 刘咸炘指出："合观见侮不辱、情欲寡之说，皆颇近于道家，《七略》谓'其言黄老意'，于此可见其非诬。《天下》篇之叙列诸子，以向内近道家者居后，而列宋、尹于墨、禽之后，田、慎之前，盖亦以此。……墨翟务实用，尚知识，名辨、兵术无所不究，与此大异矣，然则谓二人为

---

① （清）王先谦撰《荀子集解》，第 344、392、319 页。
② 高亨：《庄子天下篇笺证》，《高亨著作集林》（第 9 卷），北京：清华大学出版社，2004 年，第 395～396 页。
③ 钱穆：《先秦诸子系年》，第 435 页。
④ 陈奇猷校注《韩非子新校注》，第 1130 页。
⑤ 蒋锡昌：《天下校释》，见氏著《庄子哲学》，上海：商务印书馆，1937 年，第 234 页。
⑥ 顾实：《庄子天下篇讲疏》，第 53 页。
⑦ （清）孙诒让撰《墨子间诂》，孙启治点校，第 718 页。

墨之别者，其误明矣。"① 笔者从两家之说。

（2）尹文研究

先秦思想研究，材料的审慎运用是一个大问题，这与传统辨伪学关系很大。《尹文子》是否为伪书以及尹文子生卒问题，前贤讨论不少。② 这里主要讨论他的思想。

关于其思想定性，历代说法很多。或归尹文子为名家，《汉志》载《尹文子》一篇，班固注："说齐宣王，先公孙龙。"③ 或归尹文为墨家。东晋陶渊明《集圣贤群贤录》"三墨"条云："不累于俗，不饰于物，不尊于名，不忮于众，此宋钘、尹文之墨。"④ 或归为名家、法家。马端临《文献通考·经籍考》卷二一二子类名家"尹文子"下引《周氏涉笔》云："刘向谓其学本庄老。其书先自道以至名，自名以至法，以名为根，以法为柄。"⑤ 清陈澧《东塾读书记》卷一二亦认为尹文是名家而兼法家。⑥ 或归入杂家。宋高似孙《子略》载："班固《艺文志》名家者流，录《尹文子》。其书言大道，又言名分，又言仁义礼乐，又言法术权势，大略则学老氏而杂申韩也。……然则其学杂矣，其学淆矣，非纯乎道者也。"⑦ 洪迈《容斋续笔》卷一四谓："其文仅五千言，议论亦非纯本黄

---

① 刘咸炘：《子疏定本》，《刘咸炘学术论集》（子学编），桂林：广西师范大学出版社，2007 年，第 94 页。

② 后人多因是书之序，判断为伪书，如宋晁公武、明宋濂等。近人马叙伦、顾实、钱基博视为魏晋人伪托。唐钺、罗根泽则从用语、思想内涵，定此书为伪书。详参唐钺《尹文和〈尹文子〉》，《古史辨》第 6 册，第 220～244 页；罗根泽《〈尹文子〉探源》，《古史辨》第 6 册，第 244～257 页。刘建国力证是书非伪。见刘建国《先秦伪书辨证》，第 303～308 页。胡家聪也批驳了唐钺、罗根泽的说法，认为是书不伪。见胡家聪《稷下争鸣与黄老新学》，北京：中国社会科学出版社，1998 年，第 260 页。今从刘建国、胡家聪意见。生卒年限，从钱穆公元前 350 年至前 285 年的说法。见钱穆《先秦诸子系年》，第 697 页。

③ （汉）班固撰，（唐）颜师古注《汉书》，第 1736 页。

④ （晋）陶渊明：《集圣贤群贤录》，杨勇校笺《陶渊明集校笺》，上海：上海古籍出版社，2007 年，第 375 页。陶渊明此文真伪问题，争议很多。《四库提要》认定它为伪作，以后陶澍、梁启超、郭绍虞等人力主此说，唯方宗诚独谓不然。今依是说，姑从之。

⑤ （元）马端临撰《文献通考》，北京：中华书局，1986 年，第 1739 页。

⑥ （清）陈澧：《东塾读书记》（外一种），北京：三联书店，1998 年，第 255 页。

⑦ （宋）高似孙：《子略》，《丛书集成初编》第 19 册，上海：商务印书馆，1939 年，第 28 页。

老者……详味其言，颇流而入于兼爱。"① 正因为《尹文子》内容淆杂，故《四库全书》列入杂家。

《尹文子》内容丰富，不守一端，这才导致对它归类的困难。首先看其立说根本。他对道家极为推崇，《尹文子·大道上》载："大道治者，则名、法、儒、墨自废；以名、法、儒、墨治者，则不得离道。……是道治者谓之善人，藉名、法、儒、墨者谓之不善人。善人之与不善人名分日离，不待审察而得也。道不足以治，则用法；法不足以治，则用术；术不足以治，则用权；权不足以治，则用势。势用则反权，权用则反术，术用则反法，法用则反道，道用则无为而自治。"② 从这段话可以看出，他崇尚道，认为是否以道来治理天下，是判断善人与不善人的标准；且以道治理天下，明显高于以名、法、儒、墨来治理天下。另外，以道、法、术、权、势数者统治天下，是一个每下愈况的过程，明显存在一定的递减关系，但也存在由势到道的反复过程。这与《老子》重视"道"的"反""复"运行特点相一致。如通行本《老子》第十六章载："致虚极、守静笃。万物并作，吾以观复；夫物芸芸，各复归其根。归根曰静，是谓复命；复命曰常，知常曰明。"第四十一章载："反者，道之动；弱者，道之用。"

其次，在用世方法上，强调刑名重要性，这是黄老学说的一贯主张。《尹文子·大道上》载："大道无形，称器有名。名也者，正形者也。形正由名，则名不可差。"又："今万物具存，不以名正之则乱；万名具列，不以形应之则乖。故形名者不可不正也。"③ 这和黄帝书对刑名产生的论述差不多，如《经法·论约》载："必审观事之所始起，审其形名，形名已定，逆顺有位，死生有分，存亡兴坏有处，然后参之于天地之恒道，乃定祸福死生存亡兴坏之所在。"《称》载："道无始而有应。其未来也，无之；其已来，如之。有物将来，其形先之。建以其形，名以其名。"④ 它们都认为凡有一形，必有一名，也必有与形名相应一致的分

---

① （宋）洪迈撰《容斋随笔》，孔凡礼点校，第 386～387 页。
② （战国）尹文：《尹文子》，《诸子集成》第 6 册，上海：上海书店出版社，1986 年，第 1 页。
③ （战国）尹文：《尹文子》，《诸子集成》第 6 册，第 1 页。
④ 陈鼓应：《黄帝四经今注今译》，第 424、436 页。

或事。

在以上认识基础上，"有名以检形，形以定名，名以定事，事以检名。察其所以然，则形名之与事物无所隐其理矣"①。资于治世，"以名稽虚实，以法定治乱"，"以名、法治国，万物所不能乱"，"名正而法顺"，这和前文黄帝书以刑名治国的理论没什么冲突。因此，尹文以道家学说为本，以分听名、名实相应的方法，面对这个世界。《四库全书总目》认为尹文之学"出入于黄老申韩之间，《周氏涉笔》谓其'自道以至名，自名以至法'，盖得其真"②。这个结论可谓得之。

整体来看，宋钘、尹文虽被前人不同程度地认为是一派，但他们有一定的差异，笔者感觉，宋钘与儒、墨的关系较为密切，而尹文与法家、名家关系更近。如果说二人都属于黄老，宋钘对道家内圣之学吸收得多一些，而尹文侧重对道家治国方法的外王之学的思考。

2. 彭蒙、慎到及田骈

现在对先秦诸子的学派定性，多凭《汉志》小序记载，但诸子内容所主万端，定性为一尊，其实亦非确言。撇开后世目录学分类差别，在先秦文献中，诸子的学派定性往往是另一种面貌，《庄子·天下》把这三人放在一起，此处一并探讨之。

彭蒙著作不见于古书记载，《汉志》无相关著录，仅见《庄子》引述、《尹文子》中的相关论述（"雊兔在野"之语以及"田子读书"章的论述部分）。《汉志》记载田骈的著作为"《田子》二十五章"，班固注："名骈，齐人，游稷下，号天口骈。"③ 归入道家。其书久佚，清人马国翰有辑本。记载慎到的著作《慎子》四十二篇，班固注："名到，归入法家。先申韩，申韩称之。"④ 现存《慎子》只是辑本而已，只有七篇，且每篇多非全貌。王叔岷总结前人对《慎子》的版本研究后指出："《四部丛刊》景印江阴缪氏（荃孙）藕香簃藏写本，从明万历间吴人慎懋赏刻本钞录者，……详观各节，乃知其钞袭古书，钉饻成文。……窃

① （战国）尹文：《尹文子·大道上》，《诸子集成》第6册，第1页。
② （清）永瑢等撰《四库全书总目》，第1007页。
③ （汉）班固撰，（唐）颜师古注《汉书》，第1730页。
④ （汉）班固撰，（唐）颜师古注《汉书》，第1735页。

疑即慎懋赏所伪托，借以光大其先人慎到耳。"① 辑佚内容与原书有一定差异，在所难免，但所称伪托不必信之。英国伦敦大学谭普森（P. M. Thompson）将现存《慎子》佚文进行了重新整理、考订，合计126 条佚文，较为周全。② 彭蒙、田骈、慎到的生平问题，此不多介绍，参见钱穆《先秦诸子系年》相关内容。③

有关彭蒙的材料很少，致使他的思想不容易被后人知晓。《尹文子·大道下》载："田子读书，曰：'尧时太平。'宋子曰：'圣人之治以致此乎？'彭蒙在侧，越次答曰：'圣人之治以至此，非圣人之治也。'宋子曰：'圣人与圣法，何以异？'彭蒙曰：'子之乱名甚矣！圣人者，自己出也；圣法者，自理出也。理出于己，己非理也；己能出理，理非己也。故圣人之治，独治者也；圣法之治，则无不治矣。此万物之利，唯圣人能该之。'宋子犹惑，质于田子。田子曰：'蒙之言然。'"④ 这段话很有意思，先秦诸子大多有"圣人"情节，儒、道、墨家眼中的圣人形象各异。"田子读书"这段话包含大量信息，第一，《庄子·天下》载田骈向彭蒙学习，但这里彭蒙越次回答云云，似乎彭蒙向田骈学习；第二，非常明显地看到彭蒙、田骈强调放弃个人好恶，释情任法而治，这些要求与道家强调任道而行，无为而治的逻辑相像。他们反对任人而治，与儒家强调统治者的德行，然后臻于大治的要求不一样。从这个角度明显地看出他们潜在的对话对象。所以说彭蒙、田骈之学本于黄老，属于稷下道家。

另外，还有《吕氏春秋·不二》所谓"陈骈贵齐"⑤，《尸子·广泽》所谓"田子贵均"⑥，陈与田音近可通，陈骈即是田骈，田子是对田骈的尊称。与《庄子·天下》所载"齐万物以为首""古之道人，至于莫之是，莫之非而已矣。其风窢然，恶可而言"的内容相比，⑦ 两篇所言"齐""均"，显示出田骈把天地万物本根的道作为超越事物彼此差异

---

① 王叔岷：《先秦道法思想讲稿》，第 174～175 页。
② P. M. Thompson, *The Shen Tzu Fragments*, London: Oxford University Press, 1979.
③ 钱穆：《先秦诸子系年》，第 492～495、496～498 页。
④ （战国）尹文：《尹文子》，《诸子集成》第 6 册，第 9～10 页。
⑤ 陈奇猷校释《吕氏春秋新校释》，第 1134 页。
⑥ （晋）郭璞注，（宋）邢昺疏《尔雅注疏》，第 2568 页。
⑦ （清）王先谦撰《庄子集解》，第 293 页。

的工具，即通过逃避判断的方式——"莫之是，莫之非"，达到万物的"齐"和"均"。

至于慎到思想，与彭蒙、田骈的相比，有一定的差异。

> 公而不当〈党〉，易而无私，决然无主，趣物而不两。不顾于虑，不谋于知，于物无择，与之俱往。古之道术有在于是者，彭蒙、田骈、慎到闻其风而说之。齐万物以为首，曰："天能覆之而不能载之，地能载之而不能覆之，大道能包而不能辩之。"知万物皆有所可，有所不可，故曰："选则不遍，教则不至，道则无遗者矣。"
>
> 是故慎到弃知去己，而缘不得已。泠汰于物，以为道理。曰："知不知，将薄知而后邻伤之者也。"謑髁无任，而笑天下之尚贤也；纵脱无行，而非天下之大圣；椎拍輐断，与物宛转；舍是与非，苟可以免。不师知虑，不知前后，魏然而已矣。推而后行，曳而后往，若飘风之还，若羽之旋，若磨石之隧，全而无非，动静无过，未尝有罪。是何故？夫无知之物，无建己之患，无用知之累，动静不离于理，是以终身无誉。故曰："至于若无知之物而已，无用贤圣，夫块不失道。"豪桀相与笑之曰："慎到之道，非生人之行，而至死人之理，适得怪焉。"①

以上叙述大致反映了慎到思想情况。第一，任道而行，自然无为；反对一切"作为"——"选则不遍，教则不至，道则无遗者矣。"反对思虑，反对"尚贤"。所言和《老子》许多内容可以对应起来，比如反对"尚贤"和通行本《老子》第十九章所言"绝圣弃智，民利百倍"相一致。他反对"尚贤"，暗示潜在对话对象是墨家、儒家，其说当在两家之后，所以《荀子·非十二子》说道"慎子蔽于法而不知贤"。② 在上述认识基础上，慎子提倡因循，"天道因则大，化则细。因也者，因人之情也"。③ 让人自

---

① （清）王先谦撰《庄子集解》，第 292～293 页。
② （清）王先谦撰《荀子集解》，第 392 页。
③ （清）钱熙祚校《慎子》，《诸子集成》第 5 册，第 3 页。它书有与此数句类似的内容，《淮南子·泰族》载："故因则大，化则细矣。"（刘文典撰《淮南鸿烈集解》，第 669 页。）

为之，则统治者可以以此驾驭他们。第二，在用世方法上，主张任法不任智，即上述"弃知去己，而缘不得已。泠汰于物，以为道理"。他一再强调法的重要性，《君人》载："大君任法而弗躬，则事断于法；法之所加，各以分蒙赏罚，而无望于君，是以怨不生，而上下和矣。"① 强调任法而治，以法之分，定赏罚。慎到这一思想，还可由《荀子》的相关评论而知。《荀子·非十二子》载："尚法而无法，下修而好作，上则取听于上，下则取从于俗，终日言成文典，反紃察之，则偶然无所归宿，不可以经国定分。然而其持之有故，其言之成理，足以欺惑愚众。是慎到、田骈也。"② 对慎到的评价，值得注意。荀子为儒家的代表，但也是法家韩非子的老师，法家经世用国统治理念受儒家影响很大。在这个方面，黄老学说中的相关思想受法家、儒家的影响也很大。与《庄子》从道家角度对慎到的评价不同，《荀子》从儒家角度评价法家，这恰恰说明了慎到思想的另一层面内容。荀子从礼的角度强调不同伦理层次之间存在差等的爱，否定法。但法家强调上下等级得以法而存在，不同等级应遵循相应的"分"。另外，慎到也以重视"势"而著称，后文详论，此略。

任道而行体现出执政理念，任法而治是实现这种理念的方法。它们逻辑一致，都体现出纯粹的客观态度。儒家强调个人德行，与之差别很大。释情而任法，这正是黄老道家思想学说中很重要的观点。

在评价慎到思想的时候，还要看他在黄老思想发展过程中的意义。《四库全书总目》这样评价《慎子》："今考其书，大旨欲因物理之当然，各定一法而守之，不求于法之外，亦不宽于法之中，则上下相安，可以清净而治。然法所不行，势必刑以齐之，道德之为刑名，此其转关。"③ 四库馆臣认为"道德"可由"法"发展为"刑名"。凭法而治，可以清静无为，所以慎到思想学说是道家转入到法家的关键点。

另外，上海博物馆藏战国楚竹书《慎子曰恭俭》思想内容与传世文献所载慎子思想差别很大，学界对它思想学派的定性，争议很大。如李学勤认为："如今我们看到简文也有'却宥'，知道这一概念在稷下若干

---

① （清）钱熙祚校《慎子》，《诸子集成》第5册，第6页。
② （清）王先谦撰《荀子集解》，第93页。
③ （清）永瑢等撰《四库全书总目》，第1007页。

派别间或许是共通的。"① 其他时贤多有讨论,② 笔者略去不论。

3. 申不害、韩非

众所周知,二人为法家代表。但《史记·老子韩非列传》载:"申不害之学本于黄老,而主刑名。……韩非喜刑名法术之学,而其归本于黄老。"③ "本于黄老"云云,指出二人与道家的莫大关系。如果说探讨前面数人黄老思想,是从道家角度探讨他们与其他诸子的关系,那么此处对二人的讨论,是从法家角度来看他们与其他诸子的关系。

(1) 申子研究

此处不过多涉及对申不害其人的探讨,详参钱穆《先秦诸子系年》有关部分。④ 仅就其书做些说明。《史记·老子韩非列传》:"申子……著书二篇,号曰《申子》。"裴骃集解引刘向《别录》曰:"今民间所有上下二篇,中书六篇,皆合二篇,已备,过太史公所记。"张守节正义引阮孝绪《七略》云:"《申子》三卷也。"⑤ 由以上叙述可知:第一,司马迁记载《申子》有两篇,刘向所见为民间所藏上下两篇,但中书内府所藏六篇,超过司马迁记载的篇数,应当为《申子》两篇重复之篇;⑥ 第二,南朝阮孝绪时,《申子》由两篇分为三卷。因此,早期古书篇卷分合不一,往往无定。

《申子》具体篇名,不得全知,仅有蛛丝马迹可考。《汉书·张欧传》颜师古注引刘向《七略》云:"申子学号刑名……宣帝好观其《君

① 李学勤:《谈楚简〈慎子〉》,《中国文化》第 25、26 期合刊,第 43~44 页。

② 相关研究可参——陈伟:《上博竹书〈慎子曰恭俭〉校读》,武汉大学简帛网,2007 年 7 月 5 日;李锐:《〈慎子曰恭俭〉学派属性初探》,武汉大学简帛网,2007 年 7 月 9 日;李锐:《上博简〈慎子曰恭俭〉管窥》,《中国哲学史》2008 年第 4 期,第 56~62 页。

③ (汉)司马迁撰,(南朝宋)裴骃集解,(唐)司马贞索隐,(唐)张守节正义《史记》,第 2146 页。

④ 钱穆:《先秦诸子系年》,第 275~278 页。

⑤ (汉)司马迁撰,(南朝宋)裴骃集解,(唐)司马贞索隐,(唐)张守节正义《史记》,第 2146 页。这里张守节《正义》所言"《七略》",当为"《七录》"之误。

⑥ 这是古书单篇流传的具体例子,也是刘向《别录》记载古书篇章的一种方式,说明古代藏书机构的层次差别。如《管子》刘向叙录载:"护左都水使者光禄大夫臣向言,所校雠中《管子》书三百八十九篇,太中大夫卜圭书二十七篇,臣富参书四十一篇,射声校尉立书十一篇,太史书九十六篇,凡中外书五百六十四,以校除重复四百八十四篇,定著八十六篇。"(黎翔凤撰,梁运华整理《管子校注》,第 3 页)重复篇数多至定著篇数的近六倍。

臣》篇。"①《太平御览》卷二二一引刘向《别录》云："孝宣皇帝重申不害《君臣》篇。"② 可见《申子》当有《君臣》篇。《群书治要》卷三六收录《申子·大体》篇，五百余字，可见《申子》当有《大体》篇。《淮南子·泰族》篇提到《申子》有《三符》篇；《俶真》篇中高诱注云："申不害也，韩昭侯相，著《三符》之命而尚刻削。"③ 因此《申子》应当有《三符》篇。除此之外，《荀子·解蔽》，《韩非子》之《外储说右上》《外储说左下》《难三》，《吕氏春秋·任数》，《群书治要》卷三六，《北堂书钞》卷二九、四五、一四九，《初学记》卷二、一五，《艺文类聚》卷一、一九、二〇、五四，《太平御览》卷二、三七、三九〇、四〇一、四〇二、四三二、六二四、六三八，都或多或少引用该书。其中，除了《群书治要》所引较为完整，其他皆为碎言，不成系统。

正如《韩非子·定法》所言："今申不害言术，而公孙鞅为法。术者，因任而授官，循名而责实，操杀生之柄，课群臣之能者也，此人主之所执者也。"④ 申不害思想主要围绕君臣关系之术而展开。

这种思考有以下几个层次。第一，强调君臣之分，君王与臣子之间存在等级差别，且职责不一。如《群书治要》所引《申子·大体》载："明君如身，臣如手；君若号，臣如响；君设其本，臣操其末；君治其要，臣行其详；君操其柄，臣事其常。"第二，就君王的统治方法，强调去智无为而治。又，前书引《大体》载："故善为主者倚于愚，立于不盈，设于不敢，藏于无事，窜端匿疏（疑"跡"之误），示天下无为。是以近者亲之，远者怀之。示人有余者人夺之，示人不足者人与之。刚者折，危者覆，动者摇，静者安。"因此，君王守弱处后，清静无为，不露声色，成为驾驭群臣的手段。这点使得申子和其他黄老思想代表不一样，其他黄老思想的代表也讲克己去智，清静无为，落脚点在统治状态，而这里仅是对群臣而言。第三，循名责实，这是黄老思想学说的一贯主张，也是实现无为而治的手段。《大体》载："名者，天地之网，圣人之符。张天地之网，用圣人之符，则万物之情无所逃之矣。""昔者尧之治

① （汉）班固撰，（唐）颜师古注《汉书》，第2204页。
② （宋）李昉等编《太平御览》，第1052页。
③ 刘文典撰《淮南鸿烈集解》，第692、55页。
④ 陈奇猷校注《韩非子新校注》，第957页。

天下也以名，其名正则天下治；桀之治天下也亦以名，其名倚而天下乱。是以圣人贵名之正也。主处其大，臣处其细。"执名以听政事，执一驾繁。所言与《经法·道法》"是故天下有事，无不自为形名声号矣；形名已立，声号已建，则无所逃迹匿正矣"① 内容类似。

因此，申子思想主要讨论君臣关系，具体来说，多讨论君王如何驾驭臣子的方法，也就是"术"。这在《淮南子》中也有描述，《诠言》载："无为者，道之体也；执后者，道之容也。无为制有为，术也；执后之制先，数也。"② 这说明君王对臣子的统治，以向道的回归为宗旨，是道的应用层面的呈现。

（2）韩非子研究

韩非子是法家集大成者，但司马迁在写《史记》的时候，把他和老子合传而写，且说他"喜刑名法术之学，而其归本于黄老"③。可看出他与道家的密切关系。既然作为先秦法家的集大成者，那么他如何接受先前法家学说，从而呈现出自己的特色呢？他既然受道家影响很大，又是如何接受道家的学说，援道入法的呢？此处对韩非子黄老思想的探讨，从以上所言几个角度入手。

对道的性质特征与功能的认识，韩非子在《解老》《喻老》两篇中所谈甚为详细，也强调道对德、理、刑、名的生成意义，对理的探讨是其特色。申不害则没有相关探讨，这是两者的区别。在统治方法上，也强调去智因循、清静无为，循名责实、察端参验。以上这些内容，前辈时贤所谈甚多，④ 此处不赘。就黄老思想内容两大系统之一的养生神仙系统来看，《韩非子》有与此相关内容；在君臣关系中，对"势"的论述较多，我们主要讨论这两个问题。

先秦秦汉时期，作为当时知识背景反映的养生神仙系统，截然不同于后世解释《老子》的哲理系统，本来《老子》就记载不少当时养生神仙系统的知识。《韩非子》继承这个讲述系统，有不少这方面的内容。

---

① 陈鼓应：《黄帝四经今注今译》，第415页。
② 刘文典撰《淮南鸿烈集解》，第483页。
③ （汉）司马迁撰，（南朝宋）裴骃集解，（唐）司马贞索隐，（唐）张守节正义《史记》，第2146页。
④ 陈丽桂：《战国时期的黄老思想》，第194～329页。

韩非子用"精气"阐释"德",认为:"鬼不祟人则魂魄不去,魂魄不去而精神不乱,精神不乱之谓有德。上盛蓄积而鬼不乱其精神,则德尽在于民矣。"又:"身以积精为德,家以资财为德。"① 前文已经说过,精为气之华,也是气。韩非子把精气聚散与否,当成判断有德无德的标志。用生理上的精气聚散解释德,与儒家从人的社会伦理角度解释德,差别很大。强调用"虚静""恬淡""啬"来保养精神。如:"书之所谓治人者,适动静之节,省思虑之费也。所谓事天者,不极聪明之力,不尽智识之任。苟极尽则费神多,费神多则盲聋悖狂之祸至,是以啬之。啬之者,爱其精神,啬其智识也。"② 这是韩非子的养生之道,保其精气,少动智虑。目的并不限于此——"积德而后神静,神静而后和多,和多而后计得,计得而后能御万物,能御万物则易胜敌,战易胜敌而论必盖世,论必盖世,故曰'无不克'。"③ 因此,养生之道更大的目的是能御万物、胜敌人,然后被予以盖世的评价,不是单纯地为养生而养生。

君臣关系的探讨,也是黄老学说重要的问题。和儒家一样,黄老学说也强调君臣之间的等级关系,但在维持这种关系的手段上,各有各自的理念支撑,差别很大。黄老思想学说强调君执名而听,无为而治;群臣有为而行,为君服务。法家比它走得更远,申不害、韩非子和慎子于此都有论述,这里一并讲述之。

韩非子对君臣关系中"势"的强调,从来源上看,有如下特点。第一,他是荀子的学生,受荀子影响,在所难免。《荀子·王霸》载:"人主者,天下之利势也。"④ 所言"势"为君臣上下关系中,君对臣的权势或威势。与《管子·法法》所言"凡人君之所以为君者,势也。故人君失势,则臣制之矣"⑤ 内容一样。《韩非子·功名》认为:"明君之所以立功名者四:……四曰势位,……得势位则不推进而名成。"⑥ 所言正是这个意思,《五蠹》举出的具体例子,也强调君对臣的权势。但荀子认为"道"比"势"更重要,如《强国》载:"处胜人之埶,不以胜人之

① 陈奇猷校注《韩非子新校注》,第403、428页。
② 陈奇猷校注《韩非子新校注》,第394页。
③ 陈奇猷校注《韩非子新校注》,第396页。
④ (清)王先谦撰《荀子集解》,第202页。
⑤ 黎翔凤撰,梁运华整理《管子校注》,第305页。
⑥ 陈奇猷校注《韩非子新校注》,第551页。

道，厚于有天下之埶，索为匹夫而不可得也……得胜人之埶者，其不如胜人之道远矣。"① 所言"道"不是道家的"道"，和荀子心中统治理念及方法有关。韩非子则强调法、术、势等手段，反对巧、智、德，与《荀子》不同。第二，他所言的"势"也和法家系统内的慎到思想有关。《韩非子·难势》围绕慎子的说法讨论势，该文分为三段，以"慎子曰""应慎子曰""复应之曰"为标志。韩非子与慎子均是贵势说的赞同者，反对尚贤说。"吾所为言势者，言人之所设也。"② 李零根据势与设都是书母月部字，读音一样的事实，认为"势"是人为做出来的东西。③ 第三，兵家亦讲"势"，银雀山汉简《孙膑兵法》有论势的内容，《孙子》专门有一篇论述势。④ 在笔者看来，势是通过兵力分配而达到一种敌人看不见的威压状态。韩非子可能受到他们的影响，把兵家对势的理解移用到君王掌控群臣的权势威压关系上。此外，也可能与《管子·形势》有一定的关系。陈鼓应认为，先秦论"势"，分为三派：以道摄势派，《管子·形势》篇所言为代表；以贤摄势派，荀子为代表；任势轻贤派，韩非子为代表。⑤ 从得势的功用角度对"势"的评价，可备一说。在笔者看来，"势"最开始可能是自然界地形高下之势，然后诸子对"势"的思考有各自的述说取径，彼此之间相互影响，且在各自学派内部形成述说传统。

申不害与慎到、韩非子相比，前者提倡术，依靠道的存在状态，着眼于君对臣的关系处理的技术性思考，而后二人强调君王一定要凭借在上下等级关系中高高在上的位置，牢牢建立起对群臣的威压之势。

4.《管子》黄老思想

学界对《管子》的讨论集中在思想性质、作者、真伪诸方面，对前两者的讨论，尤其火爆。限于本书主题，诸方面的讨论从略。

笔者这里讨论《管子》中的《心术上》、《心术下》、《白心》及《内业》四篇（下面径称《管子四篇》）。这四篇文献的思想性质，历来说法很多，有以下几种认识。第一，郭沫若认为这四篇属于"宋尹遗著"，其中

① （清）王先谦撰《荀子集解》，第295页。
② 陈奇猷校注《韩非子新校注》，第945页。
③ 李零：《兵以诈立——我读〈孙子〉》，第195页。
④ 李零：《兵以诈立——我读〈孙子〉》，第174～200页。
⑤ 陈鼓应：《〈管子〉四篇诠释——稷下道家代表作解析》，北京：商务印书馆，2006年，第56～57页。

《心术下》是《内业》的副本，是另一种不全的底本，存在脱简，次序较为凌乱的现象。① 是说又为刘节、杜国庠、潘富恩、施昌东等人认可，②影响很大。第二，冯友兰、祝瑞开、裘锡圭等人的认识则与上述说法相反。冯友兰认为这四篇相当重要，是一个体系，即所谓的"黄老之学"；③ 祝瑞开认为四篇是从先秦道家中分化出来的唯物主义派别，其中《心术上》与《白心》为一派，《心术下》与《内业》为一派，两派观点相反，《心术上》《心术下》可能是经文，《内业》可能是说文。④ 裘锡圭认为《心术上》《白心》是道法家田骈、慎到一派的作品。⑤ 在这一点上，吴光与裘锡圭的说法相同，但他认为成书时间应该在战国末期，黄老之学形成之前。⑥ 黎翔凤也认为此四篇非宋钘、尹文所作，郭沫若所言为非。⑦ 第三，张岱年认为既非宋尹所作，也非慎到所作，而是战国齐管仲学派所作。⑧ 第四，胡家聪说法很有代表性，他的认识有一个变化过程。他早先认为这四篇文本是宋钘尹文学说的反映，通过道家哲学论说法家政治，是早期的"黄帝老子之学"。⑨ 后来又认为不大可能是宋、尹或田、慎所作，因为刘向编录《管子》的时候，宋、尹、田、慎的作品都在，刘向怎么可能将之收入《管子》一书中。他最后认为，此乃佚名学者所作；不必过分追究其学派，而应该把重点放在思想内容的深入探讨上。⑩

---

① 郭沫若：《宋钘尹文遗著考》，见氏著《青铜时代》，第 251 页。
② 刘节：《管子中所见之宋钘一派学说》，见氏著《古史考存》，第 238～242 页。杜国庠：《荀子从宋尹黄老学派接受了什么》，见氏著《先秦诸子的若干研究》，北京：三联书店，1955 年，第 97～98 页。潘富恩、施昌东：《论宋尹学派形而上的思想特征》，《复旦学报》（社会科学版）1980 年第 5 期，第 81 页。
③ 冯友兰：《中国哲学史新编》第 2 册，第 199 页。
④ 祝瑞开：《〈心术上〉派和〈心术下〉派的分歧及其对后来哲学的影响》，见氏著《先秦社会和诸子思想新探》，福州：福建人民出版社，1981 年，第 192 页。
⑤ 裘锡圭：《马王堆〈老子〉甲乙本卷前后佚书与道法家》，《中国哲学》第 2 辑，北京：三联书店，1980 年，第 75 页。
⑥ 吴光：《黄老之学通论》，杭州：浙江人民出版社，1985 年，第 99 页。
⑦ 黎翔凤撰，梁运华整理《管子校注》，第 758～759 页。
⑧ 张岱年：《中国哲学史史料学》，北京：三联书店，1982 年，第 156 页。张岱年：《〈管子〉的〈心术〉等篇非宋尹著作考》，陈鼓应主编《道家文化研究》第 2 辑，上海：上海古籍出版社，1992 年，第 320～326 页。
⑨ 胡家聪：《稷下学宫史钩沉》，《文史哲》1981 年第 4 期，第 31 页。
⑩ 胡家聪：《稷下道家从〈老子〉推衍并继承了什么——〈心术上〉和〈内业〉的研究》，《社会科学战线》1983 年第 4 期，第 4 页。胡家聪：《〈管子〉中道家黄老之作新探》，《中国哲学史研究》1987 年第 4 期，第 24 页。

胡家聪所驳甚为有理，笔者这里从之，不当是宋钘、尹文一派的思想资料，属于稷下道家之作应该没有多大问题。除此之外，陈鼓应认为，《管子》中《形势》《宙合》《枢言》《水地》诸篇也是黄老思想的篇章。①

就《管子四篇》文本彼此关系来看，争论较多。前面已经说到，郭沫若、刘节认为此四篇是一组不可分割的作品。林志鹏认为《白心》是一篇属于宋钘一派的独立作品，而《心术》上、下两篇，则为一组由经、解、传组成的作品。② 这种看法有一定的道理。在《管子》中，这种以"经解"形式行文的现象有两类。一类是"经""解"各自单行，经是经，解是解。有相当于"经"的文本，也有与之相对应的解释其文本思想的"解"。如《牧民解》（亡）、《形势解》、《立政九败解》、《版法解》、《明法解》，它们与《牧民》《形势》《立政九败》《版法》《明法》各自相对独立成文。另一类是"经""解"在一篇文本中，比如《心术》就是如此。它"本分上下二篇，上篇分经分传，前三分之一为经，后三分之二为传。经盖先生所作，传盖先生讲述时，弟子所录"③。这种经、解构成一篇文献的叙述方式在子书中很有特色。就经书叙述模式来看，经、传各自单行是传统，一直持续到南宋。子书陈述系统与解释系统并行现象，似乎比经书要早。在这四篇中，《内业》与《心术下》确实关系密切，何如璋认为《心术下》乃《内业解》，因错卷而附在《心术》之后。④ 郭沫若详细比对二篇之异同后，认为"《心术下》是《内业》篇的副本"⑤。笔者倒是更认可一般说法，古书往往成于众手，非一时完成；在古人意识里，"编书"意识往往大于"著作"意识，"东拼西凑"，"嫁接移植"，导致今天这种情况出现。因此，笔者认为它们是一组各自成篇，但思想上相近的文本。

就这四篇的书写时代以及与马王堆帛书黄帝书的关系而言，唐兰《马王堆出土〈老子〉乙本卷前古佚书的研究》一文附录"《老子》乙本卷前古佚书引文表"，详细列出了传世各种古书中与佚书相同或相似的

---

① 陈鼓应：《〈管子〉四篇诠释——稷下道家代表作解析》，第 55~86 页。
② 林志鹏：《宋钘学派遗著考论》，第 199~201 页。
③ 郭沫若：《宋钘尹文遗著考》，见氏著《青铜时代》，第 251 页。
④ 何如璋说转引自黎翔凤《管子校注》，第 778 页。
⑤ 郭沫若：《宋钘尹文遗著考》，见氏著《青铜时代》，第 251 页。

文句，其中正有《管子》这些篇章。黄帝书与《管子·心术》等篇有共同文句的篇章对应关系是：《经法》篇的《道法》章—《心术上》《内业》；《论》章—《枢言》《白心》；《名理》章—《内业》；《十六经》篇的《成法》章—《心术下》《内业》；《顺道》章—《心术下》《内业》；《称》篇—《白心》；《道原》篇—《心术上》《白心》《内业》。①这样一来，牵涉到马王堆帛书黄帝书与《管子四篇》先后关系，李学勤认为《管子·心术》等篇的作者读过马王堆帛书黄帝书，引用了其中的思想和文句，②今从之。

此处探讨《管子四篇》思想性质，还是从以上所言几个方面入手。

（1）道论与气论

《管子四篇》对道的性质、特征的论述，与它书相关表述，相差不大，这里不表。但在讲道的时候，也讲到"气"，这是它与黄老思想学说最大的不同。前文谈先秦宇宙论模式的时候，论述过以气为本原的宇宙论。先秦古书有对气的描述，角度不一。如《左传·昭公元年》载："天有六气。"杜预注曰："阴阳风雨晦明也。"③这里的气不是具体物理对象，似指天的六种特征。对气的形而上的系统描述，在战国古书中常可见到。如《孟子·公孙丑上》载："夫志，气之帅也；气，体之充也。"赵岐注："气所以充满形体为喜怒也。"④喜怒由气而生，气已有物质性意味，《管子四篇》中的气与此相比相差不大。

《内业》载："凡物之精，此则为生，下生五谷，上为列星。流于天地之间，谓之鬼神。藏于胸中，谓之圣人。……是故此气也，不可止以力，而可安以德；不可呼以声，而可迎以音。敬守勿失，是谓成德。德成而智出，万物果得。"⑤这个描述中气的功能和性质与道完全一样，可以说气是道的具体化表现形式，也是道的特征性描述术语。

气既然在本体上获得与道一样的地位，或者说是道的"代言人"角色，那么利用它描述人世间不同事物时，就变得具体可感了。在先秦古

---

① 唐兰：《马王堆汉墓帛书〈老子〉乙本卷前古佚书的研究——兼论其与汉儒法斗争的关系》，《考古学报》1975 年第 1 期，第 17～27 页。
② 李学勤：《〈管子·心术〉等篇的再考察》，《管子学刊》1991 年第 1 期，第 14 页。
③ （晋）杜预注，（唐）孔颖达等正义《春秋左传正义》，第 2025 页。
④ （汉）赵岐注，（宋）孙奭疏《孟子注疏》，第 2685 页。
⑤ 黎翔凤撰，梁运华整理《管子校注》，第 931 页。

书中，还可见到用气描述个体生命特征的例子。《左传·昭公七年》载："人始生化为魄，既生魄，阳曰魂，用物精多则魂魄强，是以有精爽，至于神明。"① 认为"精（气）"是构成生命的物质。

《内业》对人的物理性描述承了继这个传统："凡人之生也，天出其精，地出其形，合此以为人。和乃生，不和不生，察和之道，其精不见，其征不丑。"② 又："精存自生，其外安荣。内藏以为泉原，浩然和平，以为气渊，渊之不涸，四体乃固。泉之不竭，九窍遂通，乃能穷天地，被四海。中无惑意，外无邪菑，心全于中，形全于外，不逢天菑，不遇人害，谓之圣人。"③ 从精气保养角度，界定随心所欲的圣人形象。与庄子所言的至人形象一样，《庄子·齐物论》载："大泽焚而不能热，河汉沍而不能寒，疾雷破山、飘风振海而不能惊。若然者，乘云气，骑日月，而游乎四海之外，死生无变于己，而况利害之端乎！"④ 对个体生命保养和修炼的强调，类似后世推崇神仙形象的圣人，与当时的数术方技知识背景分不开，对道教的内丹术影响很大。

当然，除了要求精气上的固养、心神上的虚静，《管子》还要求饮食俭啬，尊重个体生命。《内业》载："凡食之道，大充伤而形不臧，大摄骨枯而血沍，充摄之间，此谓和成。精之所舍，而知之所生。"⑤ "和成"的生成状态处于"充摄之间"，即不饱不饥的状态，这时精气所在，智识出现，这个思路也与养生有关。

另外，《管子四篇》也有"抟气说"，时贤已有论述，⑥ 此略。

（2）《管子四篇》的心学

老子道论影响很大，在黄老思想体系中，起着本体论的作用，无论作为修身养性目的要求，抑或作为治国安邦无为而治的理论背景，还是作为刑名法术产生的理据，它都处于核心位置。往往成为道家述说的起点，不言而喻的前提；或者是法家理论回归的终点，不容怀疑的依据。但老子对人的主体精神的思考，在内圣之学的思考和发展方面，着墨不

---

① （晋）杜预注，（唐）孔颖达等正义《春秋左传正义》，第2050页。
② 黎翔凤撰，梁运华整理《管子校注》，第945页。
③ 黎翔凤撰，梁运华整理《管子校注》，第938~939页。
④ （清）王先谦撰《庄子集解》，第23页。
⑤ 黎翔凤撰，梁运华整理《管子校注》，第947页。
⑥ 陈鼓应：《管子四篇诠释——稷下道家代表作解析》，第53~54页。

多。陈鼓应认为，这是"由于老子更注重客观的'道'，强调对道的客观依从，因此主体的'心'便不具有能动的品格"①。但在《管子四篇》中，人们面对《老子》的这种"缺憾"得到弥补。

"心术"何义？《管子·心术上》载："心术者，无为而制窍者也，故曰君。"② 也见于《七法》："正天下有分：则、象、法、化、决塞、心术、计数。……实也、诚也、厚也、施也、度也、恕也，谓之心术。"③《庄子·天道》载："此五末者，须精神之运，心术之动，然后从者也。"成玄英疏："术，能也。心之所能，谓之心术也。"④ 郭店楚简《性自命出》第14简："凡道，心术为主。道四术，唯人道为可道也；其三术者，道之而已。"⑤ 在笔者看来，《庄子》与《性自命出》所言"心术"意思差不多，心之所由，与"道"的意思接近。《管子四篇》中的"心术"应该是治心之术，不应是心之功能，即通过内在的心性修养去体道、得道。⑥

至于心的实体、心性、心气、心形、心的修炼问题，已有前辈时贤探讨，⑦ 此略。还应注意《管子四篇》与《庄子》的关系，⑧ 以及它对《吕氏春秋》《淮南子》的影响，限于本书主题，这里略去，以待来日。除以上所言，《管子四篇》君王用世方法，以及道德刑名法理权的思考，先贤所做工作不少，⑨ 这里亦不论。

---

① 陈鼓应：《管子四篇诠释——稷下道家代表作解析》，第42页。

② 黎翔凤撰，梁运华整理《管子校注》，第767页。

③ 黎翔凤撰，梁运华整理《管子校注》，第106页。

④ （清）郭庆藩撰，王孝鱼点校《庄子集释》，第468～469页。

⑤ 荆门市博物馆编《郭店楚墓竹简》，第179页。"三术"为何？争议不少，如陈丽桂认为是《诗》《书》《乐》。见陈丽桂《性情论说"道"》，上海大学古代文明研究中心、清华大学思想文化研究所编《上博馆藏战国楚竹书研究》，第140～151页。也有不同说法，赵建伟认为是天、地、鬼神三道。见赵建伟《郭店竹简〈忠信之道〉、〈性自命出〉校释》，《中国哲学史》1999年第2期，第37页。

⑥ 丁原明：《黄老学论纲》，济南：山东大学出版社，1997年，第147页。

⑦ 陈鼓应：《管子四篇诠释——稷下道家代表作解析》，第39～54页。陈丽桂：《战国时期的黄老思想》，第131～134页。

⑧ 王叔岷曾归纳《管子》所引《庄子》之例，其中《白心》及《心术》两篇占绝大多数。详参王叔岷《读庄论丛》，陈鼓应主编《道家文化研究》1996年第10辑，第233—236页。

⑨ 丁原明：《黄老学论纲》，第150～154页。陈丽桂：《战国时期的黄老思潮》，第134～144页。白奚：《稷下学研究：中国古代的思想自由与百家争鸣》，第222～234页。

5. 小结

以上是对先秦黄老思想学说的整体回顾，主要从三个方面对它们进行考察。第一，黄老思想不同代表对道的思考，这反映他们对宇宙秩序的看法。第二，他们对社会秩序的思考，出于古代中国因天道而明人事的思考方式，使得宇宙秩序的思考往往成为对社会秩序思考的理据。先秦黄老思想不同代表，往往从中抽绎出不同的用世方法，比如从道演绎到刑、名、法、术、势、理的产生；要求统治者以道的无为、虚静、因循方式统治人世，等等，从而呈现多姿多彩的面貌。第三，对个体生命的思考，也是黄老思想家们的思考重点。三者之间的关系，后文详论。

以上数家思考有一定的差异。申不害、韩非子都是法家思想代表，他们对外部世界的关注，超越对个体生命的关注。对个体生命存在的思考，也就是对作为黄帝书技术发明具体化思想体现的养生神仙系统的思考，相对较少。尹文子和慎到思考的重心和以上两人的相似，和其他黄老思想家相比，整体思想偏法家一些。但宋钘、彭蒙、田骈以及《管子四篇》则在黄帝书的两大层面上，都有一定的思考，尤其《管子四篇》对个体生命的思考很多，在方法、思路、术语上对后世影响很大。他们的整体思想偏道家一些。这些说明了什么？黄老思想学说的性质和地位又是如何呢？

二　思想性质及地位

此处讨论分两部分，一个是"黄老"何以并称，二是结合以上认识，探讨黄帝书在道家文献中的价值和意义。

《史记》一书屡屡将"黄老"并称，显然"黄""老"有相连的纽带，这牵涉到对它们内容性质的探讨。一些学者以汉司马谈的《论六家要指》为依据，来界定黄老学的特点："一是道论，（'气化论'或规律论），二是'虚无为本、因循为用'的'无为论'，三是在对待百家之学上'采儒墨之善，撮名法之要'。其中心是围绕着道与治国、治身的问题而展开的。……'黄老学'关注的就是道与治国、治身怎样协调一致的问题。"①

———————————

① 陈鼓应：《〈系辞传〉的道论及太极、大恒说》，陈鼓应主编《道家文化研究》第 3 辑，第 65 页。

这是从黄老学说特点入手，对它的评价。葛兆光则认为黄帝之学包含了以下内容和思路。第一，天圆地方的盖天说，它是以视觉中以北极为中心的天体运行为背景得来的一种宇宙知识。第二，"阴阳""四时""五行"是构成天、地、人的共同法则，它们之间由于一种"同类""同声"或"同气"的关系，由"气"在中间形成互动和感应。第三，由于天象等轨迹与历法的规则可以用数字来表示，所以黄帝之学有用很多数字表示的基本概念，而把这种概念推演到社会范畴，就形成了相当多的数字化术语。第四，这种有形的宇宙观念和天地人贯通的想法，加上一些看上去简约而神秘的数字概念，使得人们认为，社会与人间的事情可以用一些来自自然的规则进行运作。[①] 这种说法注意到黄帝之学当时存在的知识背景，归纳很细致，为思考它与《老子》的结合提供了另一种思路。丁原明认为，黄老学从狭义上讲，是指托名于黄帝而推行老子道家某些思想的一派，从广义上讲，则是指以道为核心而兼取百家之学的道家思潮。因此黄老学的基本内容应当是"老"而不是"黄"，应当是"道"及对百家思想的提取，而不是老学与黄帝学的结合。[②] 这个说法不太全面，没有注意到先秦时期数术方技知识门类之于黄帝书的意义。

以上对黄老思想的评价，互有得失。窃以为，讨论黄老之学的性质，从它的存在背景考虑，无疑是一个很好的办法。另外，黄老学的地域分布也是一个角度。

前面已言，长期以来强调先秦学术线性发展脉络，过于注重诸子研究中的"大家""巨擘"，以及数术方技研究是剑走偏锋的传统认识，使得先秦诸子"之前"与"之下"的思想背景没有彰显。现在凭借简帛文献有关内容，应注意到那个共时时空中知识结构上的差异。秦汉思想系统一致，虽经秦始皇焚书坑儒，文化脉络并未断裂。从传世文献及现在出土文献内容来看，思想类的古书没有灭绝，先秦时代具体知识技术类的古书倒是消亡不少。汉武帝独尊儒术后，学术自此大变。诸子学也发生急剧变化，日益式微，到后来主要是儒、道、法三家。儒家虽说立为一尊，但统治者却是阳儒阴法的时候更多一些，道家则进入道教系统开

---

① 葛兆光：《中国思想史》第 1 卷，第 117～118 页。
② 丁原明：《黄老学论纲》，第 21～22 页。

始另一种传承。

对其时黄老学说的探讨，自然不能脱离这个背景。具体到后世对《老子》的接受，我们熟知王弼的哲学解释在后世影响甚大。在王弼那个时代，由于玄学以及佛教影响，从哲理角度解读《老子》，似乎不得不然。其实他所处的解读背景和先秦秦汉知识背景有一定差别，真正在多大程度上符合《老子》本义，还须再掂量。先秦秦汉《老子》的传授有两套系统，即"刑名法术系统和养生神仙系统"。① 之所以有这两种系统，一是作者创作时候的知识背景如此，二是先秦和秦汉接受者的知识背景也没有发生根本性改变。这两种系统的前者代表是《韩非子》的《解老》《喻老》诸篇，以及黄帝书中的刑名法术之说；后者的代表是河上公、严遵、张陵一派的解释系统。王明曾认为，自汉初到三国，老学凡有三变：西汉初年主治国经世，东汉中至东汉末主治身养性，三国流行虚无自然之玄论。② 这是对老学线性发展过程的评论。李零认为"其实我们倒不如把这三变看作老学固有内涵的展开过程，只不过各个时期的侧重点有所不同罢了"。③ 这个评价从老学最初背景入手，讨论它的内涵变化，角度与王明不同。韩国学者金晟焕认为，西汉末至东汉末，存在一种道家与神仙方术相结合的"黄老道"思潮，它与战国至西汉初的黄老学不同。④ 提出黄老道在宇宙观、性命观、养生观、治世观的基本思想。⑤ 在笔者看来，这与战国开始的黄老学说相比，没有根本差异，二者整体一致。以道家与神仙方术的结合为"黄老道"定性，而道家思想与神仙方术的结合，战国时期已经出现，所以"黄老道"的提法还可再议，此处还是以"黄老学说"之名统称之。

首先，刑名法术系统的出现，是黄帝书政治思想具体细化的结果。从先秦学术地理学角度来看，⑥ 有多种因素。先秦时期，三晋两周刑名

---

① 李零：《说"黄老"》，《李零自选集》，第284页。
② 王明：《〈老子河上公章句〉考》，见氏著《道家和道教思想研究》，北京：中国社会科学出版社，1984年，第293～294页。
③ 李零：《说"黄老"》，《李零自选集》，第287页。
④ 〔韩〕金晟焕：《黄老道探源》，北京：中国社会科学出版社，2008年，第23～41页。
⑤ 〔韩〕金晟焕：《黄老道探源》，第73～112页。
⑥ 先秦学术地理学，后文详细论述。李零：《先秦诸子的思想地图——读钱穆〈先秦诸子系年〉》，见氏著《何枝可依：待兔轩读书记》，北京：三联书店，2009年，第78—111页。

法术之学，最为兴盛。战国早期，魏国（魏文侯和魏武侯时期）有"西河之学"，最有名。当时的魏国，重心还在河东（晋西南）和河西（河东的对岸）。这种学术，以儒为道，以法为术，此学源于子夏。赵国学术兴盛，比"西河之学"晚。其重要人物是慎到、荀况。它的学术中儒、法、名、道皆有之。韩国学术以申、韩而闻名。韩国也重法，但不是"儒法兼用"，而是"道法兼用"，可称"道－法家"。从这些的叙述来看，三晋刑名法术之学受儒家、名家、道家影响很大。

从战国学术大势上来看，如前所言，刑名（形名）是先秦诸子共同的思考对象，儒家、墨家、兵家、名家、道家、法家都讲，但各家角度不同。就其产生根源来讲，法家集大成者——韩非，他是儒家代表荀子的学生，儒家外王之道对法家治邦经国思考有一定的思路启发。但在治国理念的操作方法上，可能受道家、名家影响更大些，所以司马迁《史记》常常把这几类相关的思想代表写在一块儿。就法家受道家影响本身来看，则又体现道家的另一种传播方式，韩非子的《解老》《喻老》两篇是这种传播方式的代表。从黄帝书主体性质而言，它仍然是道家的文献，但体现了道家思想的下行方向，从而更贴近现实生活（治国用兵）。在这一过程中，与刑名法术之学有了结合，反映出道家学说发展过程中兼收并蓄的开放心态。《老子》本身就有与刑名法术学说相结合的内容，比如强调权术重要性，以正治国，以奇用兵等等，这些都为治刑名法术之学者所喜。因此对《老子》的解读，仅仅从哲理角度来讲还不够，还要从它带给其他子书的影响入手，深入思考它对当时政治、军事的指导作用。

其次，技术发明、养生神仙系统中的黄老思想是先秦当时知识背景的反映，这是黄帝之学与老子之学结合的关键点。世人因为《汉志》道家类文献中黄帝书与《老子》并列，多把黄帝到老子看成线性发展关系。比如晚清人江瑔《读子卮言》说道："盖黄变而为老，老变而为庄，庄变而为申，申变而为韩，历数变而后成。"① 这种看法，大可不必，这是古人著书立说依托方式的体现，加之书名往往与人名一致，即便真有黄帝这个人，也不必依黄帝所处代，认定《汉志》黄帝书一定在《老

---

① 江瑔：《读子卮言》，上海：华东师范大学出版社，2011年，第75页。

子》之前。

"黄老"并称，一部分原因在于二者知识背景的相同。我们要注意数术方技之"黄"的内容，把它与《老子》相关内容联系起来。《老子》第五十章和第五十五章有"避兵术"的相关论述，后文有详论，此略。另外，《老子》第六十一章载："大国者下流，天下之交，天下之牝。牝常以静胜牡，以静为下。故大国以下小国，则取小国；小国以下大国，则取大国。故或下以取，或下而取。大国不过欲兼畜人，小国不过欲入事人。夫两者各得其所欲，大者宜为下。"这是借用方技知识中的男女交合的房中术来谈大国、小国之间的关系，强调处下、守静的牝的重要性。张家山汉简《引书》载："治身欲与天地相求，犹橐籥也，虚而不屈，动而愈出。"① 此处借用通行本《老子》第五章"天地之间，其犹橐籥与？虚而不屈，动而愈出"的说法。前已说到，行气导引代表的方技知识是黄帝书的关注点，正是在此点上，它与《老子》有了"接驳"。此外，《黄帝内经》也多有方技养生的思想，② 使用的养生术语和表达的内容与《老子》有一定的关系，亦可参看。

不过仔细说来，就先秦思想背景中的黄帝书数术知识系统而言，与兵家的结合更为紧密一些，主要因为兵事属于国之大事，着眼于外部世界。黄帝书就方技知识系统而言，与《老子》的结合紧密一些，着眼于自己身体思考的时候更多，侧重于自身内部世界。后世河上公《章句》、严遵《指归》和张陵《想尔注》就是从这个知识系统解读《老子》。

现在看第二个问题，黄帝书在道家文献中的地位。讨论这个问题，其实也和前面的问题分不开。黄帝书两大层面上的内容，使得它在道家文献中成为联系其他子书的中介。这种表现有以下特点。

第一，就知识结构而言，反映了当时思想系统的分类。如果套用前面所言的大传统和小传统的知识分层，刑名法术系统代表的是大传统，养生神仙代表的是小传统。黄帝书通过当时知识分层中的大传统，与其他子书有一定的联系，扩大了自身知识边界；通过小传统，突显了当时的知识背景，联系了其他知识思想派别，以此让人注意到其他子书背后

---

① 张家山汉简整理组：《张家山汉简〈引书〉释文》，《文物》1990年第10期，第86页。
② 《黄帝内经》一书真伪问题，争论不少，余嘉锡对此有较为公允的评价。详参余嘉锡《四库提要辨证》，第631～633页。

这个背景。所以共时时空下的黄帝书内容非常丰富，它在道家文献中的存在，突破了传统以来对道家文献的单一性认识。

第二，就目的指向而言，黄老思想也体现出丰富的内涵。刑名法术系统关注的是社会秩序，道为刑名法术势产生的合理性提供了依据，彼此之间的往复，又使得人主通过掌控刑名法术，完成向道的回归。养生神仙系统关注的则是个人存在，理想存在状态以道的因循无为、守静冲虚特点为标准。在这两点上，与儒家要求的社会秩序、个人存在状态不一样，儒家以礼乐伦理作为社会秩序统治的手段，强调个人道德操守基础之上的完善人格培养。在这两点上，两家的目的和手段，差别很大。

这两个承传系统并非截然对立，仅体现了先秦秦汉共时时空中，知识和思想结构中的不同分层而已。甚至可以这样说，它们是一个同心圆结构，治身与治国背后的逻辑一致。《淮南子·泰族》载："故不言而信，不施而仁，不怒而威，是以天心动化者也；施而仁，言而信，怒而威，是以精诚感之者也；施而不仁，言而不信，怒而不威，是以外貌为之者也。故有道以统之，法虽少，足以化矣；无道以行之，法虽众，足以乱矣。治身，太上养神，其次养形；治国，太上养化，其次正法。"①养神、养化为上，养形、正法为下。治身和治国都以道的表现特点为宗旨，清静无为，克己去智，逻辑起点一致。刑名法术系统与养生神仙系统，在目的指向上，一治国，一治身，呈现出的最高境界都是回归于道，所以本质上没有任何冲突。

通过以上叙述，可知黄帝书内部横向联系着先秦诸子。诸子学研究的思路，不应仅仅侧重于对一家或数家发展脉络的梳理，也应注意他们之间的横向联系，黄帝书为这种横向联系的探讨提供了机会。笔者认为黄帝书的出现以及意义如下。第一，它是道家学说发展的自我调整结果，体现了当时知识分子对道术在现实中运用的关心。在道家文献自身体系中，黄帝书为探讨它与《老子》的关系，提供了不同于从哲理角度探讨《老子》的其他思路。第二，道家学说自我调整与先秦整个学术背景相应。先秦诸子之学中，儒墨是显学，其他诸子渐次兴起和发展。黄帝书反映战国晚期诸子之间的互动，在游学、交流过程中，诸子不专主一端，

① 刘文典撰《淮南鸿烈集解》，第679页。

而是兼收并蓄，为我所用。另外，即便是兼收并蓄，由于不同层面上的思想差异，黄帝书与诸子结合的角度也不一样，黄帝书与兵家的联系与黄帝和法家、名家的联系就不同。第三，由于不同诸子学说各自存在的独立性，尽管交流频繁，但并不抹杀一定学说的主体性，各自有鲜明的学说特征。金受申在《稷下学派之研究》一书中认为稷下学派固然有"名法""道法转关"的趋势，但他们仍然应属于道家。① 原因就在于方法上撮名法而行，像儒墨那样积极用世，但欲达到的目的效果，仍以道家要求为标准。

以上对黄帝书存在及意义的论述，基本就是司马谈《论六家要指》所谈内容。他认为道家"采儒墨之善，撮名法之要，与时迁移，应物变化，立俗施事，无所不宜，指约而易操，事少而功多。……至于大道之要，去健羡，绌聪明，释此而任术。夫神大用则竭，形大劳则敝。形神骚动，欲与天地长久，非所闻也"②。在用世目的上，受儒墨积极用世的影响；在用世方法上，受名法影响很大，强调君臣关系中刑名的重要；在用世效果上，则强调自觉靠拢道的存在状态及运行规律。以上是对黄老思想中的政治思想的说明。"大道之要"云云，是从养生神仙系统对黄老思想另一层面内容的思考。另外，东汉王充《论衡·自然》载："黄老之操，身中恬澹，其治无为，正身共己，而阴阳自和，无心于为而物自化，无意于生而物自成。"③ 则是从养生神仙系统界定黄老学说性质了。

---

① 金受申：《稷下学派之研究》，上海：商务印书馆，1933 年，第 7 页。

② （汉）司马迁撰，（南朝宋）裴骃集解，（唐）司马贞索隐，（唐）张守节正义《史记》，第 3289 页。

③ 黄晖撰《论衡校释》，第 781 页。

第四章 《老子》研究

《老子》简帛文本为新时期《老子》研究打开了新局面，学界对《老子》的研究，多集中于以下几个方面：老子其人研究，到底是老先孔后，还是孔先老后，这牵涉到先秦学术思想发展脉络问题；《老子》一书的研究，其章节、章序及分篇成书情况如何演化；还有《老子》思想研究。本章研究基本围绕这几个方面展开。

第一节 其书其人再认识

对其书其人的认识，以历史研究为本位，拟测两者出现的大致时间。讨论其人其书，有两个可能：一是其人其书同时；二是其人在其书之前，而不是相反。在不能确定其人的情况下，历代对这个问题的争论也最多，方法多样，罗根泽《历代学者考证老子年代的总成绩》一文详尽梳理了宋代至民国学者们关于其年代的讨论，① 而其《再论老子及〈老子〉书的问题》则通过讨论这一问题的不同角度，② 阐释对这个问题的看法。笔者的思考基于这样的假设：其书成于其人之后，即便二者同时，确定其书年代，对认识其人也大有帮助。所以分成两个问题讨论，通过其书产生时间，研究其人，将对其人的认识附于对其书的认识之下，然后以此检验传世文献中的相关记载。

一 其书语料

罗根泽在《再论老子及〈老子〉书的问题》一文中对《老子》年代问题的考订，从以下几个方面入手——老子籍贯、老子子孙、（先秦）尚贤政治、礼教观念、诸书引用《老子》，基本代表传统以来讨论《老子》

---

① 罗根泽：《罗根泽说诸子》，第 202～229 页。
② 罗根泽：《罗根泽说诸子》，第 162～201 页。

其书时代的方法，其中有文献学方法，也有思想史研究方法。西方汉学家们多从思想史格局上思考这个问题，如葛瑞汉认为《老子》年代晚，基于这样的前提：道家的对话对象是儒家、墨家，且前者总反对后二者，反对者晚于被反对者。① 但也有不同声音，如牟复礼（Frederick W. Mote）从儒道两家未进行过"道"的论辩的角度，认为《老子》大致成书于孔子之时，约成于公元前 475 年前后（参看该书中文版后的《年表》，于公元前475 年后打一"？"，看来作者也只是拟测而已）。② 为避免重复研究，依靠出土文献及传世文献有关内容，从语料来源角度研究这个问题。已有前辈学者导夫先路，③ 笔者在此基础上，把这个角度的研究稍微向前推进一步。

（一）出土文献中有关《老子》的语料

出土文献年代有三种。一是作为反映一定时代物质文化的标本，被今人所发现的考古学年代。先秦古书写作年代一般较难确定，考古学年代为审视写作年代带来便利，此点为传世文献所不及。一是历史上的人们最初抄写它们的时代。这个时代与考古学年代相差应该不远，在一般概念和意义上，可以把某墓葬中发现的文献抄写年代与其考古学年代视为同一。一是它们的最初创作年代。就这三种年代关系而言，把创作年代、最初抄写年代及考古学年代同一的极端例子排除在外，一般说来，创作年代早于抄写年代，最初抄写年代早于考古学年代，否则就构不成前后逻辑关系。本节的做法是，由相对可靠考古学年代的出土文献回溯《老子》创作年代、抄写年代。

首先，马王堆汉墓帛书黄帝书《经法》有《六分》章，其后半云："王天下者有玄德，有［玄德］独知［王术，故以］王天下，而天下莫知其所以。"④ 此处提到"玄德"，何义？文中未言。通行本《老子》第五十一章："道之尊，德之贵，夫莫之命而常自然，故道生之，德畜之，长之育

---

① A. C. Graham, *Disputers of the Tao*, La Salle：Open Court, 1989, pp. 215 – 235.

② Federcick W. Mote, *Intellectual Foundation of China*, p. 67. 中文版：〔美〕牟复礼著，王立刚译《中国思想之渊源》，第 73 页。

③ 下面论述出土文献中有关《老子》的语料时，所举马王堆帛书中的前三个例子，皆为李学勤《申论〈老子〉的年代》一文所言，但笔者具体申述，与其稍微不同。详参李学勤《申论〈老子〉的年代》，见氏著《古文献论丛》，北京：中国人民大学出版社，2010 年，第 109 页。

④ 陈鼓应：《黄帝四经今注今译》，第 95、421 页。

之，亭之毒之，养之覆之。生而不有，为而不恃，长而不宰，是谓玄德。"第六十五章："古之善为道者，非以明民，将以愚之。民之难治，以其智多，故以智治国，国之贼，不以智治国，国之福。知此两者，亦稽式。常知稽式，是谓玄德。"黄帝书所言"玄德"之意，显然与《老子》所言一脉相承。

马王堆汉墓帛书《十大经》中的《正乱》载："上人正一，下人静之，正以待天，静以须人。"① 按《老子》第三十九章："昔之得一者，天得一以清，地得一以宁，神得一以灵，谷得一以盈，万物得一以生，侯王得一以为天下贞。""贞"字，马王堆汉墓帛书乙本作"正"，"上人正一"，即由"侯王得一以为天下贞"化用而成。

又《十大经》中的《本伐》首云："储库臧（藏）兵之国，皆有兵道。"末云："道之行也，繇不得已。繇不得已，则无穷。"② 通行本《老子》第三十一章载："夫佳兵者，不祥之器，物或恶之，故有道者不处……兵者，不祥之器，非君子之器，不得已而用之。"③《本伐》即引申其意。按此章无旧注，历来争论很大，马叙伦《老子校诂》引李慈铭、陶学绍说，他们皆认为王弼注文混入此章文字中，并详细订正。④ 现在从出土文献所载看来，上述所言并不准确，此章产生及流传渊源有自。同时，马王堆汉墓帛书《称》载："□□不執偃兵，不執用兵；兵者不得已而行。"⑤ 不得已而用兵的思想，与《老子》所言一脉相承。

又《十大经》中的《顺道》载："体正信以仁，慈惠以爱人，端正勇，弗敢以先人。"⑥ 统治天下，顺应天道，不要争先。《老子》也多次强调不要争先，如第六十七章："不敢为天下下。"第六十八章："是谓

① 陈鼓应：《黄帝四经今注今译》，第253、429页。
② 陈鼓应：《黄帝四经今注今译》，第302、308页。
③ "佳"字，帛书甲乙本皆无，历代关于此字的争论到此为止。
④ 马叙伦：《老子校诂》，《四部要籍注疏丛刊·老子》，第1644～1647页。
⑤ 陈鼓应：《黄帝四经今注今译》，第357、435页。陈鼓应疑此处"執"当释为"执"，不确，当读为"设"。裘锡圭认为先秦古书中不少"執"当读为"设"，围绕这个观点，发表了一系列论文。详参裘锡圭《释殷墟甲骨文里的"远""狀"（迩）及有关诸字》，中国古文字研究会、中华书局编辑部编《古文字研究》第12辑，北京：中华书局，1985年，第85～98页；裘锡圭《古文献中读为"设"的"執"及其与"执"互讹之例》，香港大学亚洲研究中心《东方文化》1998年36卷1、2号合刊，第39～45页，此刊实际出版年份为2002年；裘锡圭《再谈古文献以"執"表"设"》，何志华、沈培等编《先秦两汉古籍国际学术研讨会论文集》，北京：社会科学文献出版社，2011年，第1～13页。
⑥ 陈鼓应：《黄帝四经今注今译》，第326页。

不争之德，是谓用人之力，是谓配天，古之极。"第六十九章："吾不敢为主而为客，不敢进寸而退尺。"皆为不争先之意。

其次，上海博物馆藏战国楚竹书《凡物流形》有与《老子》一致的语料。① 关于《凡物流形》简序、字词隶定、文本结构及思想特征，相关争论不少，由于和这里的讨论无关，笔者略去不谈。所言内容与《老子》相合者如下：

《凡物流形》甲本中的"升〈8〉高从埤，至远从迩。十围之木，其始生如蘖。足将至千里，必从寸始〈9〉"。② 所言与通行本《老子》第六十四章"合抱之木，生于毫末；九层之台，起于累土；千里之行，始于足下"的意思相近。第六十四章当是第六十三章"天下难事必作于易，天下大事必作于细，是以圣人终不为大，故能成其大"内容的进一步申述。③

又，甲本："察道，坐不下席。端冕〈14〉，箸（仁）不与事，之〈先〉智（知）四海，至圣（听）千里，达见百里。是古（故）圣人屃〈处〉于其所，邦家之〈16〉危安鹰（存）忘（亡），恻（贼）盗之作，可之〈先〉智（知）〈26〉。"④ 又："上〈28〉宾于天，下番（播）于

① 战国楚竹书《凡物流形》形制特征及内容简介，见《上海博物馆藏战国楚竹书》（七），图版见第 76～132 页，释文见第 220～300 页。曹锦炎《上海博物馆藏战国楚竹书〈楚辞〉》一文也有相关介绍。（曹锦炎：《上海博物馆藏战国楚竹书〈楚辞〉》，《文物》2010 年第 2 期，第 59～60 页。）

② 马承源主编《上海博物馆藏战国楚竹书》（七），第 238～239 页。

③ 同样类似意思的语句，还见于《荀子·劝学》："不积跬步，无以至千里；不积小流，无以成江海。"［（清）王先谦撰《荀子集解》，第 8 页。］《韩诗外传》卷三载："夫太山不让砾石，江海不辞小流，所以成其大也。"（许维遹校释《韩诗外传集释》，第 101 页。）可见以上这些皆为流传已久的谚语，为人所喜用。

④ 整理者释文见马承源主编《上海博物馆藏战国楚竹书》（七），第 249～255 页。这里引文中的简序不从整理者简序，而从顾史考与王中江的说法。详参顾史考《上博七〈凡物流形〉下半篇试解》，复旦大学出土文献与古文字研究中心，2009 年 8 月 24 日；王中江《〈凡物流形〉编联新见》，简帛研究网，2011 年 3 月 9 日。"察"字从徐在国与何有祖的说法，详参徐在国《谈上博七〈凡物流形〉中的"督"》，复旦大学出土文献与古文字研究网，2009 年 01 月 06 日；何有祖《〈凡物流形〉札记》，武汉大学简帛网，2009 年 1 月 1 日。"端冕"从李锐说法，详参李锐《〈凡物流形〉释文新编（稿）》，孔子 2000 网，2008 年 12 月 31 日。箸读为仁，从曹峰说法，详参曹峰《释〈凡物流形〉中的"箸不与事"》，简帛研究网，2009 年 5 月 19 日。"危安存亡"之释从《〈上博（七）·凡物流形〉重编释文》的说法，详参复旦大学出土文献与古文字研究中心研究生读书会（邬可晶执笔）《〈上博（七）·凡物流形〉重编释文》，复旦大学出土文献与古文字研究中心网，2008 年 12 月 31 日。

〔渊〕。坐而思之，每（谋?）于千里；〔起〕而用之，练（陈）于四海〈15〉。"① 所言之意，亦可在《老子》那里找到相关内容，通行本第四十七章载："不出户，知天下；不窥牖，见天道；其出弥远，其知弥少；是以圣人不行而知，不见而名，不为而成。"② 两者所言意思相差不大，立论基础稍异。在《凡物流形》那里，需要"察道""有一"才能超越一般的感官经验，依靠直觉把握世界真理。老子主张直观自身，净化思欲，依循事物运动的自然规律，观察内在联系，此即通行本第五十四章所言"故以身观身，以家观家，以乡观乡，以国观国，以天下观天下。吾何以知天下之然哉，以此"。

又，第二章说到先秦秦汉宇宙论的时候，已经提到《凡物流形》所言内容，其宇宙演化模式当受《老子》影响，同时强调"一"对万物的决定性作用，如甲本第21简云："是故有一，天下无不有；无一，天下亦无一有。"甲本第22简云："能察一，则百物不失；如不能察一，则百物具失。"③ 所言与《老子》第三十九章"昔之得一者，天得一以清，地得一以宁，神得一以灵，谷得一以盈，万物得一以生，侯王得一以为天下贞。其致之，天无以清将恐裂，地无以宁将恐发，神无以灵将恐歇，谷无以盈将恐竭，万物无以生将恐灭，侯王无以贵高将恐蹶"意思相近。《老子》"一"与"道"异名而同实，是老子本体论中的最高范畴，《凡物流形》中的"一"内涵与之相差不大。

综上来看，前面说到黄帝书考古学年代当在战国中后期，而《老子》至少在公元前300年前已经流传，黄帝书有关内容应当受《老子》

---

① 此处简序及释文采取《〈上博（七）·凡物流形〉重编释文》的说法，详参复旦大学出土文献与古文字研究中心研究生读书会（邬可晶执笔）《〈上博（七）·凡物流形〉重编释文》，复旦大学出土文献与古文字研究中心网，2008年12月31日。

② 《韩诗外传》卷三载："昔者不出户而知天下，不窥牖而见天道者，……以己之度之也，以己之情量之也，……故君子之道，忠恕而已矣。"又卷五载："百礼洽则百意遂，百意遂则阴阳调，阴阳调则寒暑均，寒暑均则三光清，三光清则风雨时，风雨时则群生宁。如是而天道得矣。是以不出户而知天下，不窥牖而见天道。"（许维遹校释《韩诗外传集释》，第127、190页。）《韩诗外传》两处解释这个说法采用的标准不统一，一个用儒家"忠恕"解释，一个用"百礼"和谐的说法解释，与《老子》《凡物流形》出发点截然不同。

③ 马承源主编《上海博物馆藏战国楚竹书》（七），第261~262页。第21、22简个别字词隶定与原文不一样，"察"字从徐在国与何有祖的说法，其他释文参考《〈上博（七）·凡物流形〉重编释文》的说法，出处见前。

影响。上海博物馆藏战国楚竹书考古学年代当在战国中期，《凡物流形》亦不例外，其叙述术语、概念借用了《老子》相关内容，其叙述模式"闻之曰"云云，当是对早于创作年代的认知系统的记载，因此它应当受到《老子》影响，《老子》创作年代当早于《凡物流形》。但其所言"胜心""修身"概念，在《老子》那里不曾见到，应当在《老子》基础之上发展而来，所以有学者认为它可能和《管子四篇》相近，① 笔者认可此点。在"身心"问题的思考上，可能影响了《庄子》。

（二）传世文献中的《老子》语料

《老子》一书内容，不是凭空而来。如前所言，在语料上，有出土文献相关内容与之相互印证，并且《老子》本身也作为思想资源，向其他文本"辐射"着自己的力量。那么在传世文献中，是否有内容与之呼应呢？徐复观根据《庄子》《韩非子》《战国策》《吕氏春秋》等先秦文献引用过《老子》的事实，认为《老子》当在《庄子》之前已经流传。② 此外，先秦医籍《素问·至真要大论》说："高者抑之，下者举之，有余折之，不足补之。"③ 应当引用通行本第七十七章内容。

先秦时期，儒、墨两家相诋，众所周知。《淮南子·要略》载："墨子学儒者之业，受孔子之术，以为其礼烦扰而不说，厚葬靡财而贫民……故背周道而用夏政。"④ 墨家与儒家思想针锋相对，道家则是对二者的超越，在这个过程中，同样在反对儒家的大背景下，道家与墨家关系如何？此点耐人寻味。事实上，不少学者注意到这个问题。⑤ 自然《墨子》也有与《老子》相合的语料，前辈学者已做过相关研究。陈鼓应认为，《墨子》有多处引用《老子》的文句和思想观念，它们主要集中在《墨子》的《亲士》、《修身》和《法仪》等篇中，《亲士》诸篇属

---

① 曹峰：《上博竹简〈凡物流形〉的文本结构与思想特征》，《清华大学学报》（哲学社会科学版）2010年第1期，第79~82页。
② 徐复观：《有关老子其人其书的再检讨》，见氏著《中国思想史论集续编》，上海：上海书店出版社，2004年，第174~183页。
③ （清）张隐庵集注《黄帝内经素问集注》，上海：上海科学技术出版社，1959年，第349页。
④ 刘文典撰《淮南鸿烈集解》，第709页。
⑤ 李零这样说道："我个人认为，墨家是道家的先驱（后世道教仍尊墨子），这也是它的背景。"（李零：《简帛古书与学术源流》，第303页。）

于墨家早期作品，那么墨子无疑看过并引用过《老子》。① 笔者并不否认二者语料存在交叉现象，但对其先后关系有着不同的认识。在思想渊源上，《墨子》对《老子》有影响，《老子》成书应当在《论语》《墨子》之后。

此处主要以见于《说苑·敬慎》篇中的《金人铭》为材料，探讨它与《老子》的关系，也有前辈学者做过这个问题的研究，② 笔者在此做些简单的综述而已。

《金人铭》见于不同文献，因《说苑·敬慎》所载最详，故抄录该书《金人铭》如下：

> 孔子之周，观于太庙。右陛之前，有金人焉，三缄其口，③ 而铭其背曰："古之慎言人也。戒之哉！戒之哉！无多言，多言多败。无多事，多事多患。安乐必戒，无行所悔。勿谓何伤，其祸将长。勿谓何害，其祸将大。勿谓何残，其祸将然。④ 勿谓莫闻，天妖伺人。荧荧不灭，炎炎奈何。涓涓不壅，将成江河。绵绵不绝，将成网罗。青青不伐，将寻斧柯。诚不能慎之，祸之根也。曰是何伤，祸之门也。强梁者不得其死，好胜者必遇其敌。盗怨主人，民害其

---

① 陈鼓应：《墨子与〈老子〉思想上的联系——〈老子〉早出说新证》，见氏著《老庄新论》（修订版），北京：商务印书馆，2008 年，第 72～76 页。

② 日本武内义雄撰有《老子原始》一文，其中《五千文与黄帝书》部分列表对比《金人铭》与《老子》之异同。详参〔日〕武内义雄《老子原始》，江侠庵编译《先秦经籍考》（中册），上海：上海文艺出版社，1990 年，第 297～298 页。黄方刚《老子年代之考证》亦曾对两者之异同进行研究，见《古史辨》第 4 册相关内容。（顾颉刚编著《古史辨》第 4 册，第 353～382 页。）郑良树：《〈金人铭〉与〈老子〉》，见氏著《诸子著作年代考》，第 12～20 页。

③ 此处断句有争议，元李冶《敬斋古今黈》卷五载："三缄其口，谓缄其口者，凡三处也，故今人多以三缄连言之。或曰：'有金人焉三'短句，则指三人也，亦通。"〔（元）李冶：《敬斋古今黈》（附拾遗），《丛书集成初编》第 216 册，北京：中华书局，1985 年，第 59 页。〕

④ 传世先秦文献《大戴礼记·武王践阼》载："席前左端之铭曰：安乐必敬；前右端之铭曰：无行可悔。……楹之铭曰：毋曰胡残，其祸将然；毋曰胡害，其祸将大；毋曰胡伤，其祸将长。"〔（清）王聘珍撰《大戴礼记解诂》，王文锦点校，第 105 页。〕上海博物馆藏战国楚竹书《武王践阼》载："铭于席之四端：安乐必戒。右端曰：毋行可悔。……楹铭诲：毋曰何伤，惩将长；〔毋〕曰胡害，惩将大；毋曰何残，惩将延。"〔马承源主编《上海博物馆藏战国楚竹书》（七），第 156～159 页。〕

贵。君子知天下之不可盖也，故后之下之。使人慕之。执雌持下，莫能与之争者。人皆趋彼，我独守此。众人惑惑，我独不徙。内藏我知，不与人论技。我虽尊高，人莫我害。夫江河长百谷者，以其卑下也。天道无亲，常与善人。戒之哉！戒之哉！”孔子顾谓弟子曰：“记之，此言虽鄙，而中事情。《诗》曰：'战战兢兢，如临深渊，如履薄冰。'行身如此，岂以口遇祸哉！”①

《孔子家语·观周》中亦可见到此段文字，部分字词与此稍异。“此言虽鄙，而中事情”，在《孔子家语》中作“此言实而中，情而信”。② 朱渊清据此认为，《孔子家语》相关记载应为早期文本，《金人铭》在刘向编撰《说苑》之前就已经存在。③

除了以上记载，《金人铭》还散见于其他相关记载，叙述方式与以上记载叙述方式明显不同。

唐马总《意林》卷一引《太公金匮》载：

> 武王问：“五帝之戒，可得闻乎？”太公曰：“黄帝云：予在民上，摇摇恐夕不至朝，故金人三缄其口，慎言语也。尧居民上，振振如临深渊；舜居民上，兢兢如履薄冰；禹居民上，栗栗如恐不满；汤居民上，翼翼惧不敢息。”④

又，《太平御览》卷三九〇引《孙卿子》曰：“《金人铭》曰：'周太庙右阶之前有金人焉，三缄其口，而铭其背曰：我古之慎言人也。戒之哉！无多言，无多事，多言多败，多事多害。”小注并曰：“《皇览》云：出《太公金匮》，《家语》、《说苑》又载。”⑤ 今《荀子》一书中无此相关记载，或宋代《荀子》版本不同于今。

① 向宗鲁校证《说苑校证》，第258～259页。
② （清）陈士珂：《孔子家语疏证》，《丛书集成初编》第507册，北京：中华书局，1985年，第73页。
③ 朱渊清：《〈金人铭〉研究——兼及〈孔子家语〉编定诸问题》，饶宗颐主编《华学》2003年第6辑，北京：紫禁城出版社，第201～216页。
④ （唐）马总：《意林》，《四部丛刊》影印清武英殿聚珍本。
⑤ （宋）李昉等编《太平御览》，第1804页。

又，《太平御览》卷五九〇引《皇览》"记阴谋黄帝金人器铭"载：

武王问尚父曰："五帝之诫可得闻乎？"尚父曰："黄帝之戒曰：'吾之居民上也，摇摇恐夕不至朝，故为金人。'三封其口曰：'古之慎言，尧之居民上也，振振如临深渊；舜之居民上也，粟粟恐夕不见旦。'"武王曰："吾并殷民居其上也，翼翼惧不敢息。"尚父曰："德盛者守之以谦，威强者守之以恭。"武王曰："欲如尚父言，吾因是为诫，随之身。"①

又，《太平御览》卷五九三引《太公金匮》曰："武王曰：'五帝之诫可得闻乎？'太公曰：'黄帝曰：余君民上摇摇，恐夕不至朝，故为金人，三缄其口，慎言语也。'"②

又，宋罗泌《路史》卷一四《后纪五》载："惟口起兵，惟动得咎，乃为金人，三缄其口而铭其背曰：'古之慎言人也，夙夕念治，瞿然自克，是以功高业广而亡遄事。'"其子罗苹注：

世谓太公作金人，昔孔子见之后稷之庙。按《太公金匮》公对武王之言，明黄帝所作。《皇览·记阴谋》曰："黄帝金人器铭曰：'武王问尚父五帝之戒，对曰：黄帝之戒曰：吾之居民上，摇摇恐朝不及夕，故为金人，三封其口曰：我古之慎言人也。'"③

由以上这些记载，可以看出：一是《金人铭》被与履铭、锋铭、刀铭相提并论；二是《金人铭》在《太公阴谋》或《太公金匮》中，前者为后两者的一部分；三是《孔子家语》《说苑》中的孔子与《金人铭》的关系，在这些记载中见不到，且孔子引《诗》慨叹的内容，变成《金人铭》的内容。

---

① （宋）李昉等编《太平御览》，第2656页。王应麟《玉海》卷三一引《皇览记黄帝金人器铭》与此相同。
② （宋）李昉等编《太平御览》，第2672页。
③ （宋）罗泌著，（明）吴弘基、周之标订《重订路史全本》，清酉山堂藏板摹宋本重镌，现藏于日本早稻田大学图书馆。

　　笔者认为《金人铭》应是后人依托周武王与太公而作，属于广泛意义上的黄帝书之一种。① 作为思想资源，又被整合到道家阴谋类文献《太公阴谋》或《太公金匮》中。同时，也为其他文献所借用，如《大戴礼记·武王践阼》中的《席铭》《楹铭》与它有一定的交叉。如何认识以上数者产生的时间？笔者认为《金人铭》至少与《武王践阼》相关内容同时，或在此之前，后一种的可能性较大。② 上海博物馆藏战国楚竹书中就有《武王践阼》，这说明《金人铭》在战国中期早已存在。

　　至于《孔子家语》《说苑》中的孔子与《金人铭》的故事，当在《太公阴谋》《太公金匮》《大戴礼记》之后出现。《金人铭》与《老子》相合处不少，孔子对《金人铭》的欣赏，与战国后期古书所载孔子向老子问学的故事相一致。

　　还须指出一点，《金人铭》成于战国中期之前，与它后来被借用到成于战国中期的《太公阴谋》或《太公金匮》及黄帝书中，并不矛盾。前文已经说到，古书往往成于众手，不是一时一地，而是渐次形成，这个过程中往往出现材料重编现象，《金人铭》以上这些特点，应当与古书形成体例有关。

　　在《金人铭》存在于战国中期之前的前提下，《金人铭》与通行本《老子》文字交叉之处见表4。

表4　《金人铭》与《老子》文字交叉之处

序号	《金人铭》	《老子》
1	无多言，多言多败。无多事，多事多患。	第五章：多言数穷，不如守中。
2	强梁者不得其死。	第四十二章：人之所教，我亦教之："强梁者不得其死"，吾将以为教父。
3	君子知天下之不可盖也，故后之下之。使人慕也。	第七章：是以圣人后其身而身先，外其身而身存。第六十六章：是以欲上民，必以言下之；欲先人，必以身后之。

① 宋王应麟就认为《金人铭》属于《汉志》所言的《黄帝铭》六篇中的一篇。详参（宋）王应麟著，（清）翁元圻等注，栾保群、田松青、吕宗力校点《困学纪闻》，第1192页。

② 郑良树：《〈金人铭〉与〈老子〉》，见氏著《诸子著作年代考》，第16页。

续表

序号	《金人铭》	《老子》
4	执雌持下，莫能与之争者。人皆趋彼，我独守此。	第二十六章：知其雄，守其雌。
5	夫江河长百谷者，以其卑下也。	第六十六章：江海所以能为百谷王者，以其善下之，故能为百谷王。
6	天道无亲，常与善人。	第七十九章：天道无亲，常与善人。

由表 4 可知——

第一，两者文字关系分为以下两种类型：一是全同型，如第四十二章与第七十九章内容；二是语句略近，思想相同型，除以上所言两章，其他各章皆是如此。这两点差异，牵涉到对古代引文特点的认识。

第二，从文献相互继承关系上来看，最值得思考的是，第四十二章的"强梁者不得其死"句，老子认为这是"人之所教"，当有所本；第七章的"圣人"云云，但在《金人铭》那里主语却是"君子"，在《老子》一书中，多次提及的"圣人"是老子心中行动的楷模，在道或一之外，代表较高的价值取向标准。第六十六章言江海为百谷王，而《金人铭》未如此言，而《老子》言及"王"之处，并不少见，如第十六章"公乃王，王乃天，天乃道，道乃久"。之所以出现"王"与《老子》隐约提到的当时不同行政区域要求的领导者身份相一致，第五十四章提到了家、乡、邦、天下，"王"是统治天下人世的领导，王之上则如第二十五章所言是地、天、道。

因此，从文字交叉关系上看，老子似乎看到过《金人铭》，且为了适应道的规定下的由高到低的天、地、人序列，引入王、圣人的称谓。《老子》语料来源应受《金人铭》影响。

总之，郭店楚简《老子》的出土，使《老子》考古学年代定在公元前 300 年前后，相对明晰，而从其与不同文献语料交叉关系来看，考古学年代之前的时期，也就是《老子》抄写时代，散点式地存在，说明《老子》有着广泛的接受度；同时它的内容似乎秉承一定的传统而来，不是横空出世。但其创作年代，仍然无法确切知道，大概在公元前 500 年至前 300 年，同时考虑《论语》《墨子》的存在，《老子》成书当在其后，上博简《凡物流形》之前。这样说来，公元前 500 年至前 300 年偏晚的可能性更大一些。

二　其人再认识

在先秦诸子年代研究中，老子位置极为关键，在以人划分学术思想的思路主导下，这牵涉到诸子孰先孰后的问题，继而对认识先秦思想演变有重大影响。所以研究老子其人，不仅仅是求真求实的历史研究，也是思想史研究。

本节在老子存在于《老子》之前的前提下，以前面所言的《老子》年代为基点，考查记载老子其人的文献，努力廓清背后的迷雾，看一下老子到底是谁。

（一）《史记·老子韩非列传》再认识

《老子韩非列传》是最早记载老子的史书文献，但后世对老子的许多争议也由此而起。老子在《史记》中的记载，是为三人：老聃、老莱子及周太史儋。老聃即李耳，也就是人们通常知晓的著书上下篇，言道德之意的老子，楚苦县人，周守藏室之史，孔子向他问礼；二是老莱子，也是楚人，与孔子同时，著书十五篇；三是周太史儋，与秦献公同时。

为何出现三老子？这与司马迁撰写《史记》的体例有关，徐复观认为司马迁秉承孔子作《春秋》的精神，信以传信，疑以传疑。① 李零认为司马迁作《史记》有互文相足、兼存异说之例。② 二者没有根本上的分歧，司马迁的做法无疑扩大了史料范围，最大限度内保存史料。

首先看周太史儋有无可能是通常所言《道德经》的作者，他只出现于《史记》记载中，共出现四次，分别见于《周本纪》、《秦本纪》、《封禅书》及《老子韩非列传》诸篇。③ 在研究老子其人问题上，绝大多数民国以来的学者为了强调孔前老后，多将后于孔子的太史儋认作

① 徐复观：《有关老子其人其书的再检讨》，见氏著《中国思想史论集续编》，第 184 页。
② 李零：《老李子和老莱子——重读〈史记·老子韩非列传〉》，见氏著《郭店楚简校读记》（增订本），第 252 页。
③ （汉）司马迁撰，（南朝宋）裴骃集解，（唐）司马贞索隐，（唐）张守节正义《史记》，第 159、201、1364～1365、2141 页。

老子。① 笔者则不然，他与第一个老子的共同点在于都是周史，但年代相当晚，孔子之卒后百二十九年方出现，所以不可能见孔子，最主要的是《史记》没有提到他有著作，与常说的《老子》没有直接关系。同时前文已言《老子》至少公元前300年前已经出现，太史儋不可能是《老子》一书的作者。但是"太史儋"又似乎与姓李名耳字聃的老子有一定的关系，"太史"为其官名，"儋"或为其名，或为其字，此点当无可疑。此处单言"儋"字，"儋"从詹声，詹，章纽谈韵。聃，透纽谈韵。章纽为舌上音，上古无舌上音，读为舌头音，透纽正为舌头音，所以二字在上古同音。凡音同音近之字，皆可通假，甚至为一字。所以从詹声者，襜亦作袡；瞻，清朱骏声认为与聃略同。② 再看字义，王念孙认为："凡言襜者，皆障蔽之意，衣蔽前谓之襜，床前帷谓之襜，车裳谓之幨，幨谓之幨，其义一也。"③ 笔者认为凡从詹声者，有边缘义，进而有遮蔽义。如檐（簷）为屋边；襜，《说文》认为是"衣蔽前也"，即蔽膝，朱骏声引《仪礼·士昏礼》注"袡（襜）亦缘也"；④ 儋（亦作擔），任重物，放在肩膀上，左右肩在人身体之侧；瞻，《说文》"垂耳也"，《山海经·大荒北经》"有儋耳之国"，郭璞注"其人耳大下儋，垂在肩上"⑤，此处儋与瞻通，耳朵在头之两侧，下垂的耳廓有保护耳道及收集声音的作用。聃，《说文》认为"耳曼也"，曼，长也，其义与瞻一样；冉声与詹声音同，故聃与儋可通。

凭借已有材料，老子与老莱子是否为同一人的问题，耐人寻味。现在学者多认为二者各是一人，但也有不同声音。李零从楚文字"李"字从来从子的写法入手，认为老子即老李子，与莱字同从来字得声，怀疑老

① 参见《古史辨》第3、4、6卷胡适、梁启超、张煦、唐兰、高亨、钱穆、罗根泽、冯友兰、顾颉刚、马叙伦、谭戒甫等人的研究。德效骞（Homer Dubs）差不多同时以 *The Date and Circumstances of the Philosopher Lao-Dz*（《哲学家老子的年代和环境》），加入这个争论中，详参 Homer Dubs, *The Ddate and Circumstances of the Philosopher Lao-Dz*, Journal of the American Oriental Society, Vol. 61, No. 4, 1941, pp. 215 – 221. 何炳棣也是如此，认为老子，姓李名耳字聃，就是周太史儋，约生于公元前440年前后。（何炳棣：《何炳棣思想制度史论》，北京：中华书局，2017年，第293页。）

② （清）朱骏声编著《说文通训定声》，北京：中华书局，1984年，第135页。

③ （清）王念孙撰《广雅疏证》，第232页。

④ （清）朱骏声编著《说文通训定声》，第135页。

⑤ 袁珂校注《山海经校注》（增补修订本），第485页。

子与老莱子或许是同一人。同时依据先秦两汉文献对"老莱子"的记载，在作为楚人、孔子问礼对象、舌齿之譬符合老聃贵柔等方面，认为他与老子很像。又怀疑《老子》与其人所著《老莱子》类似于古书之内外篇，二书别行，前者大行于世，而后者没有流传下来。① 在很大程度上，这个说法为进一步确定二者关系提出新的思考空间，只是从子来声的这个字尽管是"李"的楚文字写法，是不是还可以与其他字相通？笔者心存疑问。如李零所举包山楚简"某某识之，某某为李"，此处的"李"应当从何琳仪说法，释为"来"，读为"里"或"理"。② 而"里"也可与从来声的"赉"通，如杨树达认为《啸堂集古录》所载周南宫中鼎"今兄里女褭土"中的"里"字读为"赉"，作"赐予"讲。③ 里声、来声都是之部字，相通没什么疑问；古书中里、李相通，也很常见，所以笔者怀疑早期里、李二字与来字有相同的来源，汉以后文字承袭秦系文字，使得从来声的李或里字未能在后世出现。今天看来，三字关系还可以进一步讨论。无论如何，李与莱字相通，为今人重新思考老子与老莱子关系提供了一个新的思路。

综上看来，老子，姓李名耳，字聃的说法，学界多无疑问，但从古文字学角度来看，老莱子、周太史儋不能完全与前述老子撇开干系。其中，《史记》记录周太史儋内容较为驳杂，一共有四次记载，《老子韩非列传》中的记载与其他三处记载相比，"自孔子死之后百二十九年"至周太史儋见秦献公年数记载有误；又，"七十岁"当为"十七岁"之误，皆可看出《史记》关于周太史儋的记载不可尽信。因此，笔者认为老子、老莱子、周太史儋似乎应该或多或少地具备最初"老子"的模样，但被一分为三地叙述，最后变成今天见到的模样。

另外，古书有"老彭"的称谓，东晋葛洪《抱朴子·明本》及清人王夫之《四书稗疏》认为"老彭"就是"老聃"，今天也有学者踵武这个说法。④ 笔者从李零说法，认为老聃、老莱子以"老"为称，包括

---

① 李零：《老李子和老莱子——重读〈史记·老子韩非列传〉》，见氏著《郭店楚简校读记》（增订本），第 254～260 页。

② 何琳仪：《包山楚简选释》，《江汉考古》1993 年第 4 期，第 55～63 页。

③ 杨树达：《积微居金文说》（增订本），北京：中华书局，1997 年，第 109 页。

④ 陈鼓应：《老学先于孔学——先秦学术发展顺序倒置之检讨》，见氏著《老庄新论》（修订版），第 27 页。李学勤：《申论〈老子〉年代》，见氏著《古文献论丛》，第 111 页。

"老彭"，与神仙家说有一定的关系，"老"当作"老寿"讲。① 此外，《汉志》著录道家类文献时，以人类书，人名中称"老"的现象较多，如《老子》《老成子》《老莱子》，此外还有《郑长者》，对其他诸子著作的记录中则无这种特点。正是从这个角度而言，笔者不认可高亨"老子"原姓老，后因音同变为李的说法。②《汉志》所载此处诸"老"亦当作"老寿"讲，反映出汉代神仙学说与道家贵生养生思想结合过程中，出现的道家学者长生不老的神话特点。反映这个说法的例子，如《史记·留侯世家》"至如留侯所见老父书，亦可怪矣"，索隐引《诗纬》云："风后，黄帝师，又化为老子，以书授张良。"③ 此亦是两汉时期道家人物神化思想的体现，今人看来荒诞不经，但在其时神仙家们看来是自然而然的事，所以《老子韩非列传》把战国中期的周太史儋和春秋晚期的李耳、老莱子"拉扯"到一起。不过不同于有些神仙家们把老子生活年代向后拉的做法，《留侯世家》索隐把老子年代更向传说人物那里追溯而已。

（二）孔子问礼于老子的研究

在确定老子生活年代时，先秦秦汉文献中孔子向老子问礼的各种记载，为绝大多数学者所重视。法国学者苏远明（Michel Soymie）在研究孔子问师于项橐时，也联系问礼于老子的故事，把文献记载与汉画像石中的相关图像联系起来，做了细致的梳理与研究。④ 邢义田《画外之意：汉代孔子见老子画像研究》对此进行社会、思想史研究。⑤ 由于前人论述较为详备，此处略微综述相关意见而已。

记述孔子向老子问礼的先秦秦汉文献有如下几种，儒家文献《礼记》中的《曾子问》、道家文献《庄子》、杂家文献《吕氏春秋》。此外，其他典籍如《韩诗外传》与《孔子家语》也略微提到这个故事。

---

① 李零：《老李子和老莱子——重读〈史记·老子韩非列传〉》，见氏著《郭店楚简校读记》（增订本），第 260～261 页。

② 高亨：《〈老子正诂〉前记》，《古史辨》第 4 册，第 351 页。

③ （汉）司马迁撰，（南朝宋）裴骃集解，（唐）司马贞索隐，（唐）张守节正义《史记》，第 2049 页。

④ M. Soymie, *L'entrevue de Confucius et de Hiang T'o*, Journal Asiatique, 1954. Vol. 242, No. 4, pp. 311–392.

⑤ 邢义田：《画外之意：汉代孔子见老子画像研究》，北京：三联书店，2020 年。

《史记·老子韩非列传》也提到这个故事，应当本于前面几种文献。

罗根泽认为《庄子》关于孔子向老子问礼的叙述不可信，老子是杨朱的老师，不可能是孔子的老师；而故事反映了有意抬高道家老子，压抑儒家孔子的做法。儒书及其他书中对这个故事的记述，显然受到《庄子》的影响。① 徐复观则认为《庄子》记载老子故事一共有十六条，其中十一条皆称"老聃"，四条先称"老聃"而中间称"老子"，所以老聃、老子为一人。《庄子》书中虽多寓言，但除了完全架空的人物，对历史人物的相互关系的行辈则从无紊乱，所以孔、老有关系，且老子为孔子前辈，亦真。至于《礼记》中的《曾子问》言说孔子向老子问礼的故事，在汉初儒道两家的对立已甚为明显，若《曾子问》中的四个故事非传自先秦儒家之旧，则汉儒又何肯将其杂入，以长他人的志气呢？所以亦真。② 陈鼓应承徐复观的这个认识，探讨老学先于孔学的时候，把孔子向老子问礼的历史事实作为重要的证据之一。③

综合以上认识，笔者认为孔子向老子问礼的记载应为事实，在儒道文献中，这个事实没有出现记述改变，显示出它作为共识的强大传统。在没有找到确凿的反证之前，先秦秦汉文献于此所言不虚。老子应在春秋末战国初存在，生活时代与孔子同时，长于孔子；从先秦思想史格局、古书的体例上来讲，《老子》不必为老子手著，成书当在《论语》《墨子》之后，公元前300年前，也就是《庄子》之前，已经广泛流传。

第二节　简帛《老子》文本特点

本节讨论《老子》文本自身"物理"特征，包括以下几个部分，一是章节划分、章序安排；二是章节划分之后的"道德"与"德道"两篇排列，即《老子》分章成篇、分篇成书的问题；三是研究其字数；四是

---

① 罗根泽：《罗根泽说诸子》，第 186~201 页。
② 徐复观：《有关老子其人其书的再检讨》，见氏著《中国思想史论集续编》，第 174~183 页。须注意一点，徐复观认为《礼记》成于汉初，所以即便在汉初儒道对立的情况下，《礼记·曾子问》一仍这个故事的记述传统，没有改变孔子向老子问礼的叙述模型。
③ 陈鼓应：《老学先于孔学——先秦学术发展顺序倒置之检讨》，见氏著《老庄新论》（修订版），第 20~25 页。

简帛本与传世本表现差异研究。

一 分章和章序

提出这个问题，由《老子》不同文本特点决定。《老子》文本呈现语录体、箴言性、告诫性的话语特点，章与章之间联系相对松散，使得章序安排相对自由。此点为大多数研究者所认可，如刘殿爵（D. C. Lau）认为："在我看来，《老子》不仅是一个选集，而且它的各个分章也是由更短的段落构成的，这些段落间最多只有极细碎的关联。"① 丁四新用"活页文本"概念去把握《老子》文本可变性与不可变性界限。② 此处从通行本文本特征出发，进行简帛《老子》分章、章序的回溯性历史考察，也考察汉代其他《老子》文本相关内容。

（一）郭店楚简《老子》的分章及章序

简帛文献使用的书写符号，按功能粗分为四类——篇号、章号、句读、重文号与合文号，③ 依次代表从大到小的语意单位，即篇、章、句、字，重文号与合文号同时代表着一种经济的书写方式，与前三种符号稍异。

郭店楚简《老子》标示上述功能的符号中，最大语意单位符号呈"蝌蚪"形。④ 在甲组《老子》中出现两次，一次是在第32简末尾，此符号以下空白；另一次出现于第39简末尾。它也见于郭店楚简《性自命出》《成之闻之》《六德》等文本中，在《性自命出》第35简末尾该符号下没有文字，据此，这一组简被整理者分为两个部分。该符号也见于九店、包山其他楚简中。以上情况说明该符号不是偶然出现，代表着数章为一大段文本的结束。李零据此把甲组《老子》分成两大部分，以整理者所编简21~24、简33~39为一部分，简1~20、简25~32为另一部分。⑤

① D. C. Lau, *Chinese Classics*, *Tao Te Ching*, Hong Kong : Chinese Unversity Press, 1982, p. 14.
② 丁四新：《从简、帛通行本比较的角度论〈老子〉文本演变的观念、过程和规律》，《楚地出土简帛文献思想研究》（一），第145页。丁四新还有专文讨论《老子》分章问题，但似乎求之过深，详参丁四新《〈老子〉的分章观念及其检讨》，《学术月刊》2016年第9期，第27~37页。
③ 李零：《简帛古书与学术源流》，第121页。
④ 它是符号，还是字，学界有争论。详参邢文编译《郭店老子与太一生水》，第95页。
⑤ 李零：《郭店楚简校读记》（增订本），第3页。

　　墨钉标示的语意单位长度次于"蝌蚪",常见于与通行本《老子》章末相当的位置,但并不是所有这样的位置都有标志,也见于非章节结束之处,甲组《老子》简1、2的第二、四、六、九绝句处,就有墨钉,用法与句读相似。

　　短横用于标识短句、短语或句子,用法同样不统一,有时也用来标示章节。如甲组简6有标示第四十六章与第三十章之别的短横,乙组简4上也有标示第四十八章与第二十章之别的短横。

　　从以上这些符号的使用功能来看,分章情况与通行本相比,有如下类型。第一,完全一样型。其中第二章、第九章、第十九章、第二十五章、第三十一章、第三十五章、第四十章、第四十五章,撇开具体字词差异,和今天通行本无别。第二,当分未分型。《老子》甲组简5第六十六章与第四十六章之间当有分章符号,简13第六十四章与第三十七章之间当有分章符号,乙组简15第四十五章与第五十四章之间当有分章符号,丙组简3第十七章与第十八章之间当有分章符号。第三,不当分而分型。甲组简19有墨钉,把第三十二章分为两部分;简10无墨钉,把第十五章与第六十四章合抄,其中第六十四章"为者败之"至该章末,又在丙组出现。以上这些情况说明郭店楚简《老子》文本有分章,但似乎不太严格,或作为尚未定型的文本,处于走向严格分章的路上。

　　就其章序来看,由于郭店楚简《老子》"摘抄"性质的存在,① 更不固定,除了甲组第五十六章与第五十七章(有墨钉分章符号),丙组第十七章与第十八章(无分章符号)抄写在一起,其他章节均不相连。所以还不能顺利展开郭店楚简《老子》章序的研究,姑且认为,郭店楚简《老子》章序不固定。

(二) 帛书《老子》甲乙本分章及章序

　　1973年冬,湖南长沙马王堆三号墓出土帛书《老子》甲、乙本,甲本用篆书抄写,乙本用隶书抄写,甲本无避讳,乙本避"邦"讳,甲本抄写时代当在乙本之前,皆属汉初文本。

---

① 美国布朗大学罗浩(Harlod D. Roth)《郭店〈老子〉对文研究的方法论问题》一文认为传世《老子》与郭店《老子》对文之间有三种可能的模型,即辑选模型、来源模型及并行文本模型。转引自邢文编译《郭店老子与太一生水》,第47页。笔者这里认同第一种模型。

就其使用书写标示符号来看，符号类型远不及郭店楚简《老子》丰富，甲本有小圆点作为标示符号，乙本无任何标示符号。就甲本19个标示符号而言，用圆点符号分隔的第六十三章起止部分完全同于通行本，有不少圆点符号夹杂在同于通行本所划分的章节内部，所以它的功能似乎并不仅仅是为了分章，也有部分是句读符号。值得注意的有两处。一是甲本相当于通行本第四十六章"天下有道，却走马以粪；天下无道，戎马生于郊"诸句，句首、句尾皆有小圆点隔开，标明抄写者面临着可能异于通行本分章的情况，而郭店楚简《老子》甲组简5、6正好只抄写了通行本第四十六章"戎马生于郊"句后的诸句。二是甲本相当于通行本第五十二章"天下有始，以为天下母。既得其母，以知其子；既知其子，复守其母，没身不殆"诸句，句首及句尾皆有小圆点间隔，亦可能标示抄写者面临着不同于通行本的章节划分情况，而郭店楚简《老子》乙组简13正好只抄写了第五十二章上述部分后的"闭其门，塞其兑，终身不悔。启其兑，塞其事，终身不来"内容，这说明甲本出现圆点符号有一定的依据。

就章序划分来看，全篇连续抄写，章序排列自然不成问题。但《德经》第六十七章、第六十八章内容相当于通行本的第八十章、第八十一章内容，《德经》最后一章相当于通行本的第七十九章。

经过以上分析，考虑到郭店楚简《老子》分章传统，尽管帛书《老子》多数没有明确的划分符号，我们仍然认为帛书《老子》可能还有不同于通行本的章节划分情况。《道经》《德经》两篇有章序，只是章序和通行本不尽一致。

（三）北大藏西汉简本《老子》分章、章序

2009年初，北京大学接受捐赠，收藏一批从海外抢救回归的珍贵西汉竹简。竹简内容含有近20种古代文献，基本涵盖了《汉书·艺文志》所划分的"六艺""诸子""诗赋""兵书""数术""方技"六大门类。① 就抄写年代而言，从字体及内容上分析，抄写年代大致在汉武帝

① 北京大学出土文献研究所：《北京大学新获"西汉竹书"概述》，北京大学国际汉学家研修基地编《国际汉学研究通讯》2010年第1期，北京：中华书局。

时期，多数可能在汉武帝后期。① 北大简中，最引人瞩目的文献就是
《老子》，它介于马王堆汉墓帛书本与通行本之间，位置很关键。此处基
于韩巍《北京大学藏西汉竹书本〈老子〉的文献学价值》一文（以下简
称韩文），② 进行研究。

　　据韩文所言，汉简本《老子》每章均另行起头书写，章首（第一道
编绳之上）有圆形墨点"·"作为分章符号。③《上经》共分 44 章，与
通行本《德经》章数相同；《下经》共分 33 章，较今本《道经》少四
章。全书共分 77 章，与通行本 81 章相比，相同之处还是占大多数。④

　　相较于通行本，自然有篇章分合差异。韩文指出，与今本不同之处，
可分三种情况，第一种是通行本分数章而汉简本合为一章，这种情况共
有四处；第二种是通行本为一章而汉简本析为两章，仅有一处；第三种
是分章位置与通行本不同，有两处。

　　韩文举了两个典型例子，汉简本《下经》第十六章相当于今本第十
七章、第十八章、第十九章三章内容。而郭店本相当于今本第十七章、
第十八章的内容属于丙组竹简，两章连续抄写，中间没有任何符号，仅
在最后章末有黑方块符号。可见通行本第十七章、第十八章合为一章的
起源甚早，汉简本也秉承了这一传统。

　　又，汉简本《上经》第二十七章、第二十八章相当于通行本第六十
四章：

　　　　·其安易持也，其未兆易谋也，其脆易判也，其微易散也。为
之其无有也，治之其未乱也。合抱之木，作于豪（毫）末，九成之
台，作于絫（累）土，百仞之高，始于足下。
　　　　·为者败之，执者失之。是以圣人无为，故无败也；无执，故

① 北京大学出土文献研究所：《工作简报》2009 年第 1 期。
② 韩巍：《北京大学藏西汉竹书本〈老子〉的文献学价值》，《中国哲学史》2010 年第 4
期，第 16～22 页。
③ 定州八角廊汉简《文子》某些简首也有黑墨点，功能与分章类似。如果前面所言北大
简抄写时代，在汉宣帝、汉昭帝时候，那么与定州八角廊汉简抄写时代相差不多。这
说明秦汉时期简帛书写有一定的共通性，另外，同属道家文献，《老子》《文子》文本
特征有一定的相似性，后文详细论述。
④ 韩巍：《北京大学藏西汉竹书本〈老子〉的文献学价值》，第 18 页。

无失也。民之从事也，恒于其成事而败之。故慎终如始，则无败事矣。是以圣人欲不欲，不贵难得之货；学不学，而复众人之所过。以辅万物之自然，而弗敢为。

郭店甲组竹简中，相当于竹简本第二十八章的内容在前，相当于第二十七章的内容在后，两章内容绝不相连，① 更表明汉简本第二十八章应该单独为一章，该章相当于郭店丙组简 11～14 的内容，其首尾皆有标示分章功能的墨钉符号，所以通行本把两章内容合并为一章，并不是太有依据。

每章均另行起头书写，使得分章较为明晰。韩文指出，汉简本《上经》第四十四章相当于通行本第八十一章（"信言不美，美言不信"），其第二简之末有"·凡"字，与下一简（标签号 1924＋2494）连读为"·凡二千九百卅二"，这显然是《上经》（《德经》）篇末的计字尾题，由此可知此章的确是汉简本《上经》的最后一章。韩文据此指出汉简本章序不同于帛书本，很可能更接近通行本。②

从汉简本《老子》分章情况来看，极少部分章节分合与通行本相比，仍有一定差异。考虑到马王堆汉墓帛书本章序传统，北大简《老子》章序无疑存在。简背划线可证明此点，"如果按照传世 81 章本《老子》的章序来排列竹简，简背划线绝大多数可以正常衔接，每组划线都能保持完整，前后两组划线的交界处也非常清晰"③。从这个角度来讲，在同一篇（上经或下经）内部，北大汉简本《老子》章序几乎与通行本一致。

（四）汉代其他《老子》文本分章及章序

除以上出土简帛文本，汉代还有几种文本出现在通行本之前，对研究《老子》分章及章序，有重要参考价值，这里一并介绍。

严遵《老子指归》一书，或题作《道德指归论》，或题作《道德真经指归论》。近些年有些学者力证其非伪书，如严灵峰《辨严遵道德指

---

① 韩巍：《北京大学藏西汉竹书本〈老子〉的文献学价值》，第 19 页。
② 韩巍：《北京大学藏西汉竹书本〈老子〉的文献学价值》，第 19～20 页。
③ 韩巍：《西汉竹书〈老子〉简背划痕的初步分析》，北京大学出土文献研究所编《北京大学藏西汉竹书》[贰]，上海：上海古籍出版社，2012 年，第 233 页。

归论非伪书》,① 王利器《道藏本〈道德真经指归〉提要》,② 郑良树《从帛书老子论严遵道德指归之真伪》,③ 都很精当,李学勤《严遵〈指归〉考辨》一文辨析其人、其书结构,发人深省。④ 严遵《指归》一书当成于西汉末期,尽管明确记载此书名的时间出现于《汉书》,⑤ 蒙文通则认为该书"汉晋间所作"⑥,年代偏晚,不确。该书所载《君平所见二经目》以阴阳数术解释《老子》上下经的分章问题,"上经配天,下经配地。阴道八,阳道九,以阴行阳,故七十有二首;以阳行阴,故分为上下。以五行八,故上经四十而更始;以四行八,故下经三十有二而终矣"⑦。这样的分章模式,后世争议也很大,宋林希逸谓非老氏本旨,⑧ 李学勤认为"说目"出现,大概在南宋晚年,章数恐不足据。⑨ 笔者认为《汉书・王贡两龚鲍传》提到"君平卜筮于成都市……著书十余万言",所以他有阴阳、数术方面的知识背景,使得分章如此精细。从《老子》分章传统来看,严遵所处的时代,章节不是很固定,他的章数正是章节流动性的反映。严遵把通行本相当于第三十九章与第四十一章的内容合并为一章,把相当于通行本第五十七章与第五十八章的前半部分合为一章,把第五十八章的后半部分与第五十九章合并为一章,把第八十与第八十一章合并为一章;同时,严遵《指归》章序和通行本的相比,差别并不大。

河上公《老子道德经章句》初载于《隋书・经籍志》,此书流传甚

---

① 严灵峰:《周秦汉魏诸子知见书目》第 1 册,北京:中华书局,1993 年,第 341 页。参见《无求备斋老子集成》(初编)中的《辑道德指归论上卷佚文》。

② 王利器:《道藏本〈道德真经指归〉提要》,《中国哲学》第 4 辑,北京:三联书店,1980 年,第 337～360 页。

③ 郑良树:《从帛书老子论严遵道德指归之真伪》,中国古文字研究会、四川大学历史系古文字研究室编《古文字研究》第 7 辑,第 243～272 页。

④ 李学勤:《严遵〈指归〉考辨》,见氏著《古文献论丛》,第 208～216 页。

⑤ 严遵著书之事,见《汉书・王贡两龚鲍传》,(汉)班固撰,(唐)颜师古注《汉书》,第 3056～3057 页;明确提到《指归》书名的,见《三国志・秦宓传》、皇甫谧《高士传》、常璩《华阳国志》等书。

⑥ 蒙文通:《严君平〈道德指归论〉佚文序言》,《蒙文通文集》(第 6 卷),成都:巴蜀书社,2001 年,第 125 页。

⑦ (汉)严遵撰《老子指归》,王德友点校,第 1 页。

⑧ (汉)严遵撰《老子指归》,王德友点校,第 157 页。

⑨ 李学勤:《严遵〈指归〉考辨》,见氏著《古文献论丛》,第 214 页。

广，争议也最多。如河上公其人就是悬而未决的问题，清卢文弨、马叙伦、唐文播、高明均认为是王弼以后的人所作；① 饶宗颐认为成书在张道陵立教之前，不能下至葛洪之时；② 金春峰则认为应是西汉时的文献；③ 另外日本、韩国学者也有相关论述。④ 从相关典籍引文、章句文体的出现，以及思想内容来看，该书成书年代约为西汉之后，魏晋之前，大约东汉中后期。⑤ 其作者约为伪托战国时河上丈人的后汉桓帝或灵帝时黄老学者。⑥ 是书版本有多个系统，如影宋本、《道藏》本系统；敦煌本；⑦ 日本藏本。⑧ 影宋本及《道藏》本、敦煌本 S.3926 共分 81 章，每章皆有章题，章序排列与通行本相同。但敦煌本 S.4681v + P.2639 写卷的分章则是《道经》36 章，《德经》45 章，即将《道经》第三十七章放在《德经》末尾。限于敦煌本中这样分章的写本不是完璧，具体分卷情况无从知晓。朱大星推测也应分为四卷：第一章至第十六章、第十七章至第三十六章、第三十八章至第五十九章、第六十章至第八十一章加第三十七章。⑨ 这种分章形式，文献多有记载。宋谢守灏《混元圣纪》卷三认为《老子》本来 81 章，《道经》37 章，《德经》44 章，然而东晋葛洪认为"天以四时成，故上经四九三十六章；地以五行成，

① （清）卢文弨缀辑《经典释文考证》，《丛书集成初编》第 1201 册，北京：中华书局，1985 年，第 20 页。马叙伦：《老子校诂·序》，《四部要籍注疏丛刊·老子》，第 1566 页。唐文播：《河上公老子章句作者考》，《东方杂志》1943 年第 39 卷第 9 号，第 44~50 页。高明：《帛书老子校注》，序第 2 页。
② 饶宗颐：《老子想尔注校证》，上海：上海古籍出版社，1991 年，第 79~83 页。
③ 金春峰：《也谈〈老子河上公章句〉之时代及其与〈抱朴子〉之关系——与谷方同志商榷》，《中国哲学》第 9 辑，北京：三联书店，1983 年，第 137~168 页。
④ 〔日〕武内义雄：《老子原始》，江侠庵编译《先秦经籍考》（中册），第 197~237 页。〔韩〕吴相武：《关于〈河上公注〉成书年代》，陈鼓应主编《道家文化研究》第 15 辑，北京：三联书店，1999 年，第 237~246 页。
⑤ 王卡点校《老子道德经河上公章句》，北京：中华书局，1993 年，前言第 3 页。
⑥ 王明：《老子河上公章句考》，见氏著《道家和道教思想研究》，北京：中国社会科学出版社，1984 年，第 293—304 页
⑦ 敦煌本《老子河上公注》写卷计有 S.477、S.3926、S.4681v + P.2639，各卷皆未见章名。
⑧ 日本所藏河上公本《老子》有多种，如大阪图书馆藏天文抄本、泷川君山翁得于仙台书肆之泷川本、内藤湖南所藏室左盦本、京都帝国大学所藏近卫公爵本、久原文库本、奈良圣语藏本等。详参〔日〕狩野直喜《旧抄本老子河上公注跋》，《支那学》1924 年第 3 卷第 8 号，第 71~72 页。
⑨ 朱大星：《敦煌本〈老子〉研究》，北京：中华书局，2007 年，第 194 页。

故下经五九四十五章，通上下经以应九九之数"①。葛、谢两人章数的差异及背景，尹志华有讨论。②其他敦煌本中类似分章形式的写本也不少。③这种分章及章序特点，始于何时？我们不知，在北大简《老子》出现的情况下，这种分章及章序安排是否与之有关系，耐人寻味。

《想尔注》残卷为敦煌写本文献，残卷现藏大英博物馆，编号为S.6825v。④关于《想尔注》的流传及湮没情况、与《老子》《想尔戒》的关系，陈世骧《"想尔"老子道经燉煌残卷论证》一文所谈甚详，⑤饶宗颐与大渊忍尔认为《想尔注》作者是东汉张鲁。敦煌《想尔注》残卷尾题"老子道经上想尔"，其中"老子道经上"数字竖写，"想尔"二字从左至右横写，所止之处相当于通行本的第三十七章。此说明《想尔注》分道经、德经两部分，由于无具体分章符号，分章不明显。又，道藏洞神部戒律类《太上老君经律》中存《道德尊经想尔戒》，共列"九行"。此"九行"者，即孟安排《道教义枢》卷二所载想尔九戒，"九行"所言内容多出自《老子》及《想尔注》，"九行"后有按语"此九行，二篇八十一章"，当指《道德经》上下篇，81 章。这样看来，《想尔注》分道经、德经两大部分，81 章。

综上看来，先秦至汉代，《老子》分章是传统，但章序不完全统一，至少到北大简、严遵《指归》仍然如此；到东汉后，81 章的章序排列似乎才稍稍定下来，尤其至通行本经典化身份确立以后，分章、章序排列才成为主流。因此，《老子》分章、章序是一个逐渐明晰的过程。

二　分篇成书

古书多有《老子》分篇成书的记载，《史记·老子韩非列传》云老

---

① （宋）谢守灏：《混元圣纪》卷三，明正统《道藏》本。

② 尹志华：《〈老子〉通行本分章问题再探讨》，《哲学研究》2017 年第 7 期，第 64—70 页。

③ 朱大星：《敦煌本〈老子〉研究》，第 162～170 页。

④ 敦煌研究院编《敦煌遗书总目索引新编》，北京：中华书局，2000 年，第 213 页。

⑤ 陈世骧：《"想尔"老子道经燉煌残卷论证》，《清华学报》1957 年新一卷第二期，第 41～57 页。饶宗颐《老子想尔注校证》一书分解题、录注、校议、笺证、《想尔注》与河上公《注》、《想尔注》与《太平经》、《想尔注》佚文补等部分，材料甚为丰富。其他重要研究资料还有杨联陞《老君音诵诫经校释》，《史语所集刊》1956 年第二十八本上册；严灵峰：《老子想尔注写本残卷质疑》，《大陆杂志》1969 年第六期；大渊忍尔「老子想爾注の成立」『岡山史學』1967、19 号。

子著书上下篇，言道德之意五千余言。① 汉刘向《列仙传》载："老子，姓李名耳……关令尹喜……乃强使（老子）著书，作《道德经》上下二卷。"② 《隶释》卷三载汉边韶《老子铭》云："其二篇之书，称天地所以能长且久者，以不自生也。"③ 《牟子理惑篇》载"老氏《道经》亦三十七篇"。④ 这些汉代说法指明《老子》一书分两篇（两卷或上下篇）的事实。由之前的讨论可知，尽管分章、章序是分篇成书的基础，但二者似乎并非同时完成；另外，在《老子》不同文本中，究竟什么样的章节应该划分到《道经》或《德经》的分歧，并不多，也间接证明先分章，章序明确，然后再分篇成书。

郭店楚简《老子》分篇似乎不太明确。标示最大语意单位的符号呈"蝌蚪"形，在甲组《老子》中出现两次，一次出现于第 32 简末尾，此符号以下空白；另一次出现于第 39 简末尾。相当于通行本第五十七章、第九章的内容正好分别位于通行本的《德经》、《道经》之内，据此可说郭店楚简《老子》有分篇成书的可能。马王堆汉墓帛书甲乙本无明确的分篇符号，帛书甲本在相当于通行本《道经》第一章的起首处有小圆点，但这并不能说明甲本一定据此分为上下两篇。北大简《老子》则是明确提到分为《上经》与《下经》两部分。汉以后的其他文本明确地把《老子》分为两部分，且多以《道经》《德经》命名，而不以《上经》《下经》命名。另外，简帛《老子》文本多是《德经》在前，《道经》在后。后来传世文本则多是《道经》在前，《德经》在后。两种顺序变化的明确记载及实际文献载体，仍未见到。

从相关目录书记载来看，情况又是如何？此处以《汉志》、《隋志》、敦煌文献目录、《道藏》目录为主要载体，探讨这个问题。它们大致记载了秦汉、魏晋南北朝、唐、宋元明时期的《老子》书目流传，对分篇成书特点的研究，甚有帮助。

《汉志》载："《老子邻氏经传》四篇（姓李，名耳，邻氏传其学）；

---

① （汉）司马迁撰，（南朝宋）裴骃集解，（唐）司马贞索隐，（唐）张守节正义《史记》，第 2141 页。

② 王叔岷撰《列仙传集释》，北京：中华书局，2007 年，第 18 页。

③ （宋）洪适：《隶释》（与《隶续》合刊），第 36 页。

④ （梁）僧祐：《弘明集》（与《广弘明集》合刊），上海：上海古籍出版社，1991 年，第 7 页。

《老子傅氏经说》三十七篇（述老子学）；《老子徐氏经说》六篇（字少季，临淮人，传《老子》）；刘向说《老子》四篇。"① 篇、卷作为古书文意长度单位，两者细较，有一定差别，篇是简牍文意长度单位，卷是帛书的，二者无孰长孰短问题。这里记载《老子》书写长度单位时，用的是篇，说明书写载体是简牍，但不能明确看出分篇特点。只能推测如下：第一，作为先秦诸子著述之一的《老子》，被称为"经"，且有"传""说"等阐释性文本，可见当时《老子》地位崇高；第二，《老子傅氏经说》三十七篇，似乎仅就《道经》三十七篇而言，"篇"等于"章"，也就是傅氏所言的"经"，如果属实，至少当时《老子》已有分篇事实；第三，《老子邻氏经传》一书有"经"有"传"，以及刘向说《老子》四篇，疑亦分《老子》为《道经》与《德经》两部分，每经又分为两部分，以成四篇之数，此点可由后文所言证明。《老子徐氏经说》六篇也是阐释《老子》的著作，但不知具体分篇情况。

《隋志》卷三四载："《老子道德经》二卷（周柱下史李耳撰。汉文帝时，河上公注。梁有战国时河上丈人注《老子经》二卷，汉长陵三老毌丘望之注《老子》二卷，汉征士严遵注《老子》二卷，虞翻注《老子》二卷，亡）；《老子道德经》二卷（王弼注。梁有《老子道德经》二卷，张嗣注）；《老子道德经》二卷，蜀才注。亡）；《老子道德经》二卷（钟会注。梁有《老子道德经》二卷，晋太傅羊祜解释；《老子经》二卷，东晋江州刺史王尚述注；《老子》二卷，晋郎中程韶集解；《老子》二卷，邯郸氏注；《老子》二卷，常氏传；《老子》二卷，孟氏注；《老子》二卷，盈氏注。亡）；《老子道德经》二卷、音一卷（晋尚书郎孙登注）；《老子道德经》二卷（刘仲融注。梁有《老子道德经》二卷，巨生解；《老子道德经》二卷，晋西中郎将袁真注；《老子道德经》二卷，张凭注；《老子道德经》二卷，释惠琳注；《老子道德经》二卷，释

---

① （汉）班固撰，（唐）颜师古注《汉书》，第 1729 页。德国汉学家瓦格纳（Rudolf G. Wagner）则从经、注的位置对四者进行了推测，与笔者这里思考的着眼点不同。详参〔德〕瓦格纳著，杨立华译《王弼〈老子注〉研究》，南京：凤凰出版社，2008 年，第 148~149 页。

惠严注；《老子道德经》二卷，王玄载注。亡）。"① 《老子道德经》二卷
的记载，清楚表明两汉三国魏晋时期《老子》分为《道经》、《德经》的
事实，每经为一卷，总共两卷。

就有无注疏而言，敦煌本《老子》可分白文本和注疏本两大类型。
依章末是否标明字数，白文本又分为甲、乙两个类型。② 就其分篇来看，
在第三十七章或第八十一章末，有将《老子》分成《道经》或《德经》
两大部分的尾题。就其注疏本而言，由于部头较白文本为大，卷数较两
卷为多，多为四卷，所以有学者总结规律道："当时的《老子》注书，
二卷本为《道经》一卷，《德经》一卷；四卷本则是将《道》、《德》二
经各分为上、下两篇。故合而为四。"③ 此言大致不差。

虽然《旧唐书》卷四七《经籍下》、《新唐书》卷五九《艺文三》
著录了不少卷数在两卷以上的《老子》疏解论著，但更多的是收录大量
的《老子》两卷的书目，④ 为避繁琐，此处不一一具引。

就《道藏》目录来看，由于后世研究资料的累积效应，相应地出现
融合前人多种说法，再下己意的"集注""集解"等注疏形式的著作，
如宋彭耜《道德真经集注》十八卷，前蜀强思齐编《道德真经玄德纂
疏》二十卷，杜光庭《道德真经广圣义》五十卷，元刘惟永、丁易东编
《道德真经集义》二十卷，但更多的是有关《老子》的著述，多分为两
卷、四卷。⑤ 其中两卷、四卷的划分，与前文黄海德所言敦煌本两卷、
四卷划分情况类似。

总体来看，尽管包含的章数不定，但《老子》分篇成书有着强大的

---

① （唐）魏徵、令狐德棻撰《隋书》，第1000页。由于时代接近，《隋志》提到的相关文
　献与隋陆德明《经典释文·序录》提到的有关《老子》注疏文献，大多相同。详参
　（隋）陆德明《经典释文》，《丛书集成初编》第1183册，北京：中华书局，1985年，
　第52～54页。
② 王卡：《敦煌道教文献研究》，北京：中国社会科学出版社，2004年，第160页。朱大
　星：《敦煌本〈老子〉研究》，第31页。
③ 黄海德：《伦敦不列颠博物院藏敦煌 S. 二〇六〇写卷考察》，《四川师范大学学报》
　（社会科学版）1992年第3期，第76页。
④ （后晋）刘昫等撰《旧唐书》，第2026～2028页。（宋）欧阳修、宋祁撰《新唐书》，
　第1514～1517页。
⑤ 任继愈主编，钟肇鹏副主编《道藏提要》（第三次修订），北京：中国社会科学出版
　社，1991年，第292～314页。

传统，至少战国末期韩非子已经有明确分篇的做法，一直到现在，分篇成书是《老子》的显著篇章结构。

三　字数特点

字数也是《老子》文本系统研究的重要方面，已有前辈学者做过相关研究，① 笔者借助新出土材料，以时间为序，探讨不同时期文本字数，大略谈谈。主要目的是通过不同文本字数的变化，研究《老子》文本流变性和固定性特点，② 为后文《老子》经典化认识提供帮助。

《史记》仅云《老子》书五千余言，不曾确定其数。③ 郭店楚简《老子》共有 2046 字，约为通行本的五分之二，④ 由于文本不全，字数研究，意义不大。帛书《老子》甲本，总字数 5468，其中重文 124。帛书《老子》乙本，总字数 5467，其中重文 124。⑤ 从帛书乙本《道经》末题"《道》二千四百廿六"字数来看，⑥《德经》字数为 3041。北大简《老子》上经末简（标签号 1924 + 2494）与上一简末字连读为"·凡二千九百卅二"，这显然是《上经》（《德经》）篇末的计字尾题，与帛书乙本《德经》字数相差有点大，北大简《老子》字数应是 5265 字。河上公本《老子》（影宋本），总字数 5295，其中重文 94。通行本《老子》，总字数 5268，其中重文 106。唐傅奕本《老子》，总字数 5556，其中重文 106。唐中宗景龙二年（708）易州龙兴观道德经碑《老子》，总字数 4965，其中重文 92。唐代中期以后，玄宗曾令司马承祯刊正《老子》文

---

① 朱大星：《敦煌本〈老子〉研究》，第 172 ~ 178 页。

② 文本流动性和固定性由美国佛罗里达大学来国龙提出，他说："从文本的物质形态的角度来看，战国秦汉时期文本有很强的流动性，而早期古书的形成，或者更进一步经典化的过程，正是对这种文本流动性进行控制，通过不断的校阅整理，从而产生比较固定的文本。"（来国龙：《论战国秦汉写本文化中文本的流动与固定》，武汉大学简帛研究中心、台湾大学中文系、芝加哥大学顾立雅中国古文字学中心主办中国简帛学国际论坛 2006 年论文集，第 12 页。）李零对这个问题也早有关注，就此打过形象的比喻，他认为不同时期文本的变化是气体至液体至固体的变化过程。

③ （汉）司马迁撰，（南朝宋）裴骃集解，（唐）司马贞索隐，（唐）张守节正义《史记》，第 2141 页。

④ 荆门市博物馆编《郭店楚墓竹简》，前言第 1 页。

⑤ 帛书《老子》甲乙本皆有残缺，残缺部分由通行本相应部分补足，所以这里字数统计也不绝对。

⑥ 国家文物局古文献研究室编《马王堆汉墓帛书》［壹］，释文第 99 页。

句，"定著五千三百八十言，为真本以奏上之"①。敦煌本《老子》就字数可分为两大类。一是通常所言的"五千文"，如 S. 6453、P. 2255、P. 2353、P. 2375 等写本，均言《老子》五千文。朱大星认为：五千文本并非表示字数恰好就是五千字，它的字数当在五千左右。另外，"五千文"也并不是如后人所说的那样一味地删减虚词以合五千的字数，而是自有其渊源。② 二是非五千文，大多在 5300 字左右，如 S. 3235vb，又经比勘，S. 6228v《老子节解》、S. 477《老子道德经河上公章句》、S. 4430 顾欢《老子注》所据《老子》经文亦当在 5300 字左右，而 S. 4681 + P. 2639、S. 3926、P. 2420 所据《老子》经文字数应在 5100 字至 5200 字之间。③ 又，据元代吴澄《道德真经注·跋》，他又定《老子》为 68 章，其中上篇 32 章，2369 字；下篇 36 章，2926 字，共 5295 字。

以上是《老子》代表性文本的字数，不同文本的字数有差别。历史上早有人注意到这种差异性，宋彭耜《道德真经集注·杂说》卷下引谢守灏《老子实录》云："《道德经》，唐傅奕考核众本，勘数其字云：项羽妾本，齐武平五年彭城人开项羽妾冢得之；安丘望之本，魏太和中道士寇谦之得之；河上丈人本，齐处士仇岳传之。三家本有五千七百二十二字。与《韩非·喻老》相参。又，洛阳有官本，五千六百三十五字；王弼本有五千六百八十三字或五千六百一十字；河上公本有五千三百五十五字或五千五百九十字。并诸家之注多少参差，然历年既久，各信所传，或以佗本相参，故舛戾不一。"④ 这里按时代顺序，记录傅奕见到的古本《老子》字数。即便不同时期同一文本的字数也不甚统一，比如不同时期的河上公本即是如此。

---

① （后晋）刘昫等撰《旧唐书》，第 5128 页。
② 朱大星：《敦煌本〈老子〉研究》，第 178 页。
③ 朱大星：《敦煌本〈老子〉研究》，第 179 页。
④ （宋）彭耜：《道德真经集注·杂说》，《四部要籍注疏丛刊·老子》，第 583 页。需要说明几点：第一，"安丘"之"安"，疑为"毌"字之误。《后汉书》卷一九作"安丘"，李贤注同。[（南朝宋）范晔撰，（唐）李贤等注《后汉书》，第 703 页。]隋陆德明《经典释文〈序录〉》则作"毌丘望之"。[（隋）陆德明：《经典释文》，《丛书集成初编》第 1183 册，第 53 页。]前引《隋志》卷三四所言，亦是如此。古文字中，安、母、毌易混，所以安丘似当为毌丘。第二，太和年号始于 477 年，而寇谦之于 448 年已经死去，此处所载不实。第三，河上丈人本与河上公本分开叙述，在谢守灏看来，显然是两个不同的文本，如果所言不差，那么今天对河上公本的定性，值得再思考。

通过整体比较，笔者认为，早期文本字数较后世文本多，在道教中人那里更是常以"五千文"代替对《老子》的称谓，这是一个总的趋势。刘笑敢认为《老子》文本演变有两大趋势：一是虚词越来越少，一个是整齐的四字句越来越多。① 这也是字数减少的两个途径，结论大致不差。但其中5300字左右的文本数量最多，而河上公本、通行本字数恰好正在这个范围内，所以说两者是《老子》文本系统中的经典文本，并不为过。这两个文本之间，"绝大多数差异是虚词上的差异，文本的区别常常极大，但意义却基本上不受影响"②。

四　简帛本与传世本差异

郭店楚简《老子》、马王堆汉墓帛书《老子》、北大汉简《老子》的出现为探讨《老子》早期文本形态提供了方便，文本流动性和经典化之后的文本固定性之间有什么差异？这些差异的原因何在？此处比较简帛《老子》文本和其他传世较早的文本，归纳并解释差异性类别。具体说来，以出土帛书《老子》为主，以郭店楚简《老子》为辅，比较它们与传世较早的《老子》文本之间的差异。传世较早的文本以通行本为主，以《老子道德经河上公章句》本（案：下文简称《章句》本）、《老子想尔注》（案：下文简称《想尔》本）、严遵《老子指归》（案：下文简称《指归》本）为辅。通过对这几个文本的研读，笔者发现文本差别有如下类型。③

（一）文字改易

这种改易是指不同文本相对应的部分，字数相同，文字内容不同。文字改易是诸文本之间差别的普遍现象，又分以下几种情况。

1. 因用字习惯不同而改易

帛书乙本《道经》第九章"贵富而骄"，通行本作"富贵而骄"，《章句》本和通行本一样。帛书甲乙本《道经》第二十七章"是谓眇

---

① 刘笑敢：《老子古今：五种对勘与析评引论》（上卷），北京：中国社会科学出版社，2006年，第474页。
② 〔德〕瓦格纳著，杨立华译《王弼〈老子注〉研究》，第320页。
③ 为了避免繁琐，引用此数种《老子》文本时，不注明页数，仅注明章数，所用版本，帛书本使用高明校本，通行本使用王弼本，郭店简使用李零校读记。

（妙）要"，通行本作"是谓要妙"，《章句》本和通行本一样，作"是谓要妙"，《想尔》本也是如此。帛书甲本《道经》第三十一章"以悲哀莅之"，通行本作"以哀悲泣之"，郭店《老子》（丙组）作"则以哀悲莅之"，《章句》本作"以悲哀泣之"，《想尔》本作"以悲哀泣之"。帛书乙本《道经》第十八章"知（智）慧出"，通行本作"慧智出"，《章句》本作"智惠出"。帛书甲乙本《道经》第十七章"成功遂事"，通行本作"功成事遂"，《章句》本作"功成事遂"，《想尔》本作"成功事遂"。

如何解释这种现象？不同时期语言使用习惯使然，不能简单地视之为误倒，以上诸词多是并列式复合词，前后次序颠倒并不影响句意的表达。这种现象不仅出现在《老子》不同文本中，在银雀山汉简文本中有"春秋冬夏"的表达，罗福颐发表这样的意见：

> 《墨子》有"制为四时，春秋冬夏，以纪纲之"（天志中）。《管子》有"修春秋冬夏之常祭"（幼官图）；又"春秋冬夏，天之时也"（内业）；又"春秋冬夏，不更其命也"（形势解）等句。今见汉墓出帛书中，亦有"不知春秋冬夏，甲子雷八旬有令，戊子雷七旬有令，庚子雷六旬有令，壬子雷五旬有令。在邑而令也"等语。其所谓"不知"，殆是不拘之意，此"春秋冬夏"句，可与载籍参证。①

岑仲勉也谈到这个问题，他说："《墨子》是战国时代所写，文法先后，都循着当日的习惯，现在说'状态'，而它却说'态状'，现在说'大小'、'多少'、'美恶'，而它却说'小大'、'少多'、'恶美'，现在说'归家治病'，而它却说'归治病家'。"② 以上种种例子说明，古今语言使用习惯不同，现在的语言习惯并不能作为古籍校勘的标准。

除此之外，还有体现不同时代使用差别的显著例子"不"和"弗"，

---

① 罗福颐：《偻翁一得录（节选）》，中国古文字研究会、中华书局编辑部编《古文字研究》第 11 辑，北京：中华书局，1985 年，第 81 页。

② 岑仲勉：《墨子城守各篇简注》，北京：中华书局，1958 年，自序第 6 页。

帛书《老子》大量使用的"弗"字，后世文本基本将其改为"不"字。如帛书乙本《德经》第四十七章的"弗为而成"，通行本作"不为而成"，《章句》本、《指归》本同。帛书甲本《德经》第六十章"圣人亦弗伤〔也〕"，通行本作"圣人亦不伤人"，《章句》本作"圣人亦不伤〔人〕"。这样的例子甚多，此不一一列举，穷尽与帛书抄写年代相近的出土文献相关材料，研究两字出现频率、表现差别，非常必要。

总体来看，因语言使用习惯的不同，出现文本差异，无可厚非。有的时候，以此时代语言使用习惯的"是"要求彼时代语言使用习惯的"是"，扞格不入，我们要以古视古，以期发现不同时代文本差别的背后原因。

2. 因避讳而改易

避讳是中国传统文化特有现象，在古书流传过程中，避讳尽管为古书抄写或刻写提供时间坐标的定位，但也促使古书部分面目的改动，《老子》诸文本亦不例外。避讳例子如下。

一是"邦"字避讳。帛书甲本《德经》第五十四章"以邦观邦"，通行本作"以国观国"，《章句》本亦作"以国观国"。还见于帛书甲本《德经》第五十七章、第六十一章、第六十七章，第八十章（其他诸本《德经》的第七十八章），帛书甲本不避"邦"字，其他诸本均把"邦"字改为"国"字。这些例子表明帛书甲本传抄于汉高祖刘邦登基之前。

二是"恒"字避讳。帛书甲本《德经》第四十六章"恒足矣"，郭店楚简《老子》甲组作"此恒足矣"，其他诸本作"常足矣"，此当为避汉文帝名讳改"恒"为"常"。帛书乙本《德经》第四十九章"〔圣〕人恒无心"，其他诸本作"圣人无常心"；帛书甲本《德经》第八十一章（其他诸本的第七十九章）"恒与善人"，其他诸本作"常与善人"。其他还有帛书甲本《道经》第一章"非恒名也"，其他诸本作"非常名也"；帛书乙本此章中的"故恒无欲也"，其他诸本作"故常无欲"。其他如《道经》第三章、第二十八章、第三十四章、第三十七章中"恒"字改为"常"字的现象，在帛书本和其他传世诸本对勘中可以见到。

三是盈字避讳。帛书甲本《道经》第九章"金玉盈室"，郭店楚简《老子》甲组作"金玉盈室"，其他诸本作"金玉满室"。这或许因避汉惠帝名讳改"盈"为"满"，但避"盈"讳并不彻底。还是同章中，帛书本"揁（持）而盈之"，郭店楚简《老子》甲组亦作"持而盈之"，其他诸本作"持而盈之"。帛书乙本《道经》第四章"道冲，而用之有弗盈也"，通行本作"道冲而用之或不盈"，《章句》本作"道冲而用之或不盈"，《想尔》本作"道冲而用之又不盈"，以上"盈"字皆不避讳。帛书甲本《道经》第十五章"葆（保）此道不欲盈，夫唯不欲盈"，通行本作"保此道者不欲盈，夫唯不盈"，郭店楚简《老子》甲组作"保此道者不欲尚盈"，《章句》本作"保此道者，不欲盈，夫唯不盈"，《想尔》本作"保此道者不欲盈，夫唯不盈"，以上"盈"字也不避讳。所以，以上诸本"盈"字避讳并不严格，以此把它作为断代标准似乎有点勉强，这里姑且把"盈""满"二字改易归于避讳所致。

3. 为接受者有意改易

帛书乙本《道经》第十章（其他诸本第十一章）"能毋以知乎"，通行本作"能无为乎"，《想尔》本作"而无为"，《章句》本作"能无知"。"无为"是老子重要思想，在王弼看来，"无为"或许比"无以知"更能代表老子思想，遂以己意改原文，笔者认为这是不同的接受者理解差别所致。

帛书《道经》第二十六章"是以君子冬（终）日行"，通行本作"是以圣人终日行"，《章句》本作"是以圣人终日行"，《想尔》本作"是以君子终日行"。《老子》描述有两大类型的人：一种是特殊意义上的人，如圣人、君子、民、王、侯王、人主、人，老子对这些人有一定的价值判断，其中有些人承担着老子的治世理想；另外一种是具体性质的人，如第三十一章的上将军、偏将军，第二十七章的善人、不善人、善行者、善行者，第二十二章的自见者、自视者、自伐者、自矜者，等等。在老子看来，圣人的位置要高于君子，先秦诸子的圣人观各有差别，王弼以"圣人"换"君子"出于自己对文本的理解。

帛书《道经》第十四章"执今之道"，通行本作"执古之道"，《章句》本作"执古之道"。帛书《道经》第二十一章"自今及古"，通行本作"自古及今"，《章句》本同。帛书本的"今"字在后来文本中全被改为"古"字。高明先生于此认为："'今'、'古'一字之差，则意义迥然有别。按托古御今是儒家的思想，法家重视现实，反对托古。"[①] 照

---

① 高明：《帛书老子校注》，第289页。

此看来，王弼应该拥有这种"心理期待"，从而改变文本的关键词。

　　还有一个文字改易的例子也很有趣，帛书《道经》第三十五章"故道之出言也"，通行本作"道之出口"，《章句》本同，《想尔》本作"道出言"。《老子》论述言意之辨的文字不少，如第一章"道，可道，非常道；名，可名，非常名"，第二十五章"吾不知其名，字之曰道，强为之名曰大"。老子这里提出言辞表达的有限性与事物内涵丰富的无限性之间的矛盾。为了命名事物以便于表述，不得不求助于文字，这样一来，事物就获得描述的确定性，但这使得事物内涵的丰富性受到局限，所以老子言"非常"和"强"，反映了他对语言二难境地的认识。"道之出言"指语言表达出道的形象或状态，这和《老子》整体表述一致，但"道之出口"很可能是王弼受玄谈风气影响，改"言"为"口"的结果，这样变成谈玄论道之意，与《老子》整体思想不相符合。

　　从上述例子来看，为接受者所改易在很大程度上改变了文本的意思。相对于因用字习惯而改易、因避讳而改易来讲，为接受者所改易是"有意义"的改易。在这一点上，它和后文所言的文字增繁、文字删减一样，都是"有意义"的改变。因用字习惯而改易、因避讳而改易不会影响句意或文意，从这个角度来讲，二者是"无意义"的改易。

　　4. 古今文字形态不同造成的改易

　　在有传世文本的前提下，简帛文本的古文字释读或隶定，多以传世文本为基础。但有的时候，并不能让人心悦诚服，简帛文本文字不同于传世本的文字，代表一种别样的"接受"。简帛《老子》也是这样，包含较大价值的古文字材料，通过对它们的释读，也会加深对今天文本的理解。出土本与传世本《老子》在文字上构成异文关系，数量大、对比强烈，研究者不少，此处限于论文主题，不一一细论。

　　（二）文字删减

　　郭店本、帛书本中的语助词和连词，在后世文本中，被大量删减，这种改变是何种背景下的改变呢？是接受者有意为之，还是所处环境潜在地驱使他使然呢？这些是很有意思的问题。除了这些类型的删减，还有接受者有意删减的例子，详述如下。

　　1. 语助词删减

　　这样的例子很多，如郭店楚简本《老子》甲组简 15~16："有亡之相生也，难易之相成也；长短之相形也，高下之相盈也；音声之相和也，先后之相随也。"① 此诸多"也"字，帛书本中亦有，但在通行本、《章句》本中都省去了。又如，帛书《道经》第八章"故几于道矣"，通行本作"故几于道"，《章句》本、《想尔》本同，后世诸本删减了语助词"矣"。帛书乙本《道经》第九章"天之道也"，通行本作"天之道"，郭店楚简本《老子》甲组作"天之道也"，《章句》本作"天之道"，《想尔》本作"天之道"，"也"字在后世诸本中被删减。又如帛书乙本《德经》第四十九章"圣人之在天下也，歙歙焉"，通行本作"圣人在天下歙歙"，《章句》本作"圣人在天下怵怵"，后世文本皆没有语助词"也"字和"焉"字，尽管通行本和《章句》本的部分字词不一样。郭店楚简本、帛书本多语助词，而后世诸本多删减。笔者不一一列举例子，以避繁琐。

2. 连词删减

与帛书本相比，连词删减，在后世诸本中常可以看到。如帛书甲本《德经》第四十二章"故强良（梁）者不得死"，通行本作"强梁者不得其死"，《章句》本作"强梁者不得其死"，《指归》本作"强梁者不得其死"，后世诸本没有"故"字。帛书乙本《德经》第八十章（后世诸本第七十八章）"以其无以易之也"，通行本作"其无以易之"，《章句》本与通行本同，《指归》本作"其无以易之矣"，后三种文本删减了帛书本中的"以其""也"诸字，《指归》本把"也"字换成"矣"字。在帛书和后世诸本的对读中，有很多这样的例子，此处不一一列举了。

古人对语助功能及使用特点，有清醒认识。宋费衮认为："文字中用语助太多，或令文气卑弱。典谟训诰之文，其末句初无'耶'、'欤'、'者'、'也'之辞，而浑浑灏灏噩噩，列于六经。"② 从语助作用谈这个问题。不过，从一定的历史时期来看，语助的使用多寡有时代特征，北齐颜之推在《颜氏家训·书证》中这样说道："'也'是语已及助句之辞，文籍备之矣。河北经传，悉略此字。"③ 王利器在注中说："由是而观，其书愈古者，其语辞极多；其语辞愈尟者，其书愈下。盖先儒注

① 李零：《郭店楚简校读记》（增订本），第6页。
② （宋）费衮撰，金圆校点《梁溪漫志》，上海：上海古籍出版社，1985年，第63页。
③ 王利器撰《颜氏家训集解》，北京：中华书局，1993年，第436页。

体，每于句绝处，乃用语辞，以明意义之深浅轻重，汉、魏传疏，莫不皆然；而浅人不察焉，乃擅删落、加之。及刻书渐行，务略语辞，以省其工，并不可无者而皆删之，于是荡然无复古意矣。"① 王利器把语辞多寡看成文献古老与否及质量高低的标志，还认为在汉魏传疏中，古人每每多用语辞，后世出于省工的考虑，结果把它们给删略掉了。那么后世诸本《老子》语助和连词的删减源于何种背景？笔者认为有如下可能。

第一，《史记·老子韩非列传》载："于是老子乃著书上下篇，言道德之意五千余言而去，莫知其所终。"② 《史记》虽记载著书上下篇，言道德之意五千余言，但是并没说明上下篇名、篇下分章情况，以至于后世对《老子》分篇、篇序、分章、字数众说纷纭。今天帛书乙本字数为5467字，甲本5468字，确实是五千余言，但此后诸本却不是这样。饶宗颐先生在《老子想尔注校证》的"解题"部分引用刘大彬《茅山志》九《道山册》中的话说："《登真隐诀》，陶隐居云：'老子《道德经》，有玄师杨真人（即杨羲）手书张镇南古本。其所谓五千文者，有五千字也。数系师内经有四千九百九十九字，由来阙一……'"③ 这告诉我们，后世接受者把《史记》"五千余言"坐实理解，删减语助，以接近或等于五千之数。所以饶宗颐在《老子想尔注校证》一书的《〈想尔〉本与索洞玄本比较》中又说道："《想尔》本删助辞，改经文，既与河上本面目迥异。"④ 其实后世诸本均删语助，不光《想尔》本如此。

考虑到古书大规模流传问题，在印刷术没发明之前，全凭抄写。在抄写过程中，抄手们为了节省工夫，把不影响文意和句意的虚词省略掉了，这是后世诸本较少语助和连词的第二种可能。

第三种可能是具体时代环境影响。从王弼所处环境来看，正是骈体文兴起时期，范文澜在《文心雕龙注》中引《四六丛话凡例》云："骈俪肇自魏晋，厥后有齐梁体、宫体、徐庾体。"⑤ 王弼不能不受这种风气的影响，删减语助和连词的重要结果是句子的合并，句式因此变得甚为

① 王利器撰《颜氏家训集解》，第439～440页。
② （汉）司马迁撰，（南朝宋）裴骃集解，（唐）司马贞索隐，（唐）张守节正义《史记》，第2141页。
③ 饶宗颐：《老子想尔注校证·解题》，第3页。
④ 饶宗颐：《老子想尔注校证》，第84页。
⑤ 范文澜：《文心雕龙注》，北京：人民文学出版社，1958年，第584页。

工整，体现出骈俪化的特征。如帛书《德经》第四十九章"圣人之在天下也，欲欲焉，为天下浑心"，通行本作"圣人在天下歙歙，为天下浑其心"，句式较帛书本工整，《指归》本作"圣人在天下，惵惵乎，为天下浑心"，它的句式和帛书本很接近。

除这两种类型的删减，为接受者主观删减的例子也不少。帛书乙本《道经》第十二章"是以圣人之治也，为腹不为目"，通行本无"之治也"三字。《章句》本亦与通行本同，作"是以圣人为腹，不为目"。《想尔》本作"是以圣人为腹，不为目"，与通行本、《章句》本同。帛书乙本《道经》第三十四章"是以圣人之能成大也"，通行本无此句，直接作"以其终不为大"，《章句》本作"是以圣人终不为大"，《想尔》本与《章句》本同。通行本承前文强调道的意义，而其他诸本强调圣人行事特点，和通行本不同。帛书甲本《道经》第二章"有无之相生也，难易之相成也，长短之相形也，高下之相盈也，意（音）声之相和也，先后之相随，恒也"，通行本无"恒也"二字，并且帛书本"之""也"二字都被略去。帛书本强调以上的那些状态是永恒的状态，而通行本却变成了这些"相反"范畴相辅相成关系的比较，二者有质的差异。

（三）文字增繁

文字增繁也是后世诸本重要特征，有如下表现特点：为了语义的起承转接，增加连词或语助；接受者以己意就原文而增繁文字；为句式整齐，增加句子或字数。

1. 为了语义的起承转接，增加连词或语助

语助及连词删减有助于文本骈体化的形成，后世诸本增加的连词多在句首，主要是为了增加文意或句意的转折承接，一定程度上也是在追求文本的骈体化。帛书甲本《德经》第七十八章（后世诸本第七十六章）"兵强则不胜"，通行本作"是以兵强则不胜"，多"是以"二字。《章句》本同通行本。《指归》本作"故兵强不胜"。通行本《道经》第十五章"孰能浊以静之徐清，孰能安以久动之徐生"，帛书本无"孰能"二字，《章句》本同通行本。帛书乙本《道经》第二十章"我博（泊）焉未垗（兆），若婴儿未咳。累呵，似无所归"，通行本作"我独泊兮其未兆，如婴儿之未孩。儽儽兮若无所归"，《章句》本作"我独怕兮其未兆，如婴儿之未孩，乘乘兮若无所归"，个别字与通行本有一定差异，但句式比帛书本句式整齐，语助的使用比帛书本的内容繁化。

2. 接收者以己意就原文而增繁文字

帛书乙本《德经》第五十八章"是以方而不割"，通行本作"是以圣人方而不割"，因为该章前面言及"人之迷，其日固久"，故通行本此处添加"圣人"二字，标明与之相对应的圣人特点。《章句》本于此也有"圣人"二字，《指归》本无"圣人"二字，据其注可知，"方而不割"的执行主体是"王者"。

帛书《德经》第三十九章无"万物得一以生"，通行本有此句，《章句》本作"万物得一以生"，同时出于呼应的考虑，通行本及《章句》本均有"万物无以生将恐灭"，强调道对天地、神、谷、侯王的生成意义，通行本及《章句》本为周成其意，而加此句，但帛书本没有这样的句子。

帛书《道经》第三十四章无"万物恃之而生而不辞"句，而通行本及《章句》本有此句，笔者怀疑早期《老子》文本只强调道对天地发生学上的意义，强调万物生成意义的内容为后人所加。

《道经》第二十五章，通行本比帛书本多"周行而不殆"句，《章句》本有此句，《想尔》本作"周行不殆"。

这样的例子还有，《道经》第三十章，通行本有"大军之后，必有凶年"，帛书本、《想尔》本此章无此句，《章句》本有此句，通行本及《章句》本应当据此章前面所言"师之所处"增成其义。

最明显的一个例子是《道经》第三十七章，通行本有"道常无为而无不为"句，而帛书本无此句，郭店楚简《老子》甲组作"道恒无为也"，哪种说法为《老子》的本来面目？这些不同说法为研究《老子》思想前后变化提供重要的线索。

3. 为句式整齐，增加字数或句子

帛书乙本《道经》第二十七章"是以圣人恒善救人，而无弃人，物无弃财（材），是谓袭明"，通行本作"是以圣人常善救人，故无弃人；常善救物，故无弃物，是谓袭明"。通行本和帛书本相比，多连词"故"字，多"故无弃物"句，少"物无弃财（材）"句，句式比帛书本整齐，整理痕迹明显，《章句》本和通行本皆同。

帛书甲本《德经》第六十章"非其鬼不神也，其神不伤人也。非其申（神）不伤人也，圣人亦弗伤〔也〕"，通行本作"非其鬼不神，其神不伤人。非其神不伤人，圣人亦不伤人"。"圣人亦不伤人"应当是增加数字以增成其义，同时与其上某某"不伤人"句式排列整齐。《章句》本、《指归》本与通行本同。

最明显的一个例子是帛书乙本《道经》第二十四章（后世诸本《道经》第二十三章）"故从事而道者同于道，德者同于德，失者同于失。同于德者，道亦德之。同于失者，道亦失之"，通行本作"故从事于道者，道者同于道，德者同于德，失者同于失。同于道者，道亦乐得之；同于德者，德亦乐得之；同于失者，失亦乐得之。信不足焉，有不信焉。"这是文字增繁的极端例子，通行本句式整齐，骈体化风格很浓，且比帛书本多出不少内容，《章句》本与通行本完全相同。从帛书本与通行本、《章句》本的这个例子来看，以句式特点进行古籍的校勘，据此删减和增繁都很危险。

分析和比较这些差异后，笔者对以上诸多《老子》文本有如下认识。

第一，郭店楚简本、帛书本内容相对准确一些。并不是说它年代早，文本质量就自然高些，实际上帛书本文句也可能有错误。如帛书甲本《道经》第七章"是以圣人退其身而身先，外其身而身存"，乙本作"是以圣人退其身而身先，外其身而身先，外其身而身存"，通行本作"是以圣人后其身而身先，外其身而身存"，甲、乙本所言必有一误。简单地以一种文本去攀附比较另外一种文本，以判断优劣的方法并不可靠，校勘并不是简单的技术性操作，后世文本流传也是一个接受过程，除了接受者主观因素，多大程度上受到接受者所处客观环境的影响？这值得探讨，比如笔者在通行本和帛书本比较的过程中，强烈感受到王弼所处时代文学骈体化特征对通行本的影响。

第二，就文本之间相互关系而言，朱谦之认为："河上本近民间系统，文句简古，其流派为景龙碑本、遂州碑本与敦煌本，多古字，亦杂俗俚。王本属文人系统，文笔晓畅，其流派为苏辙、陆希声、吴澄诸本，多善属文，而参错已见，与古《老子》相远。"① 如果仅仅就这两种文本流行系统来讲，这样的划分无可厚非。但笔者并不认可《老子》两种系统的说法，笔者认为《章句》本、通行本、《想尔》本应当是一个系统，

---

① 朱谦之：《老子校释》，北京：中华书局，1984年，序第1页。

三者不同程度上都存在删减语助、整齐句式、以己意就原文从而对原文"动手术"的做法，三者相同的部分远多于不同的部分。相反必须对《指归》本有清醒的认识，它不是伪书，和帛书本相同的部分多于其他诸本和帛书本相同的部分，胜义迭出，在一定程度上，文本质量要高于其他诸本。

第三，《老子》诸文本文字改易、删减和增繁情况，可分为两大类型：有意义改动与无意义改动，今人更应该注意的是有意义改动类型，这会带来思想上的变化。同时，已如前辈学者所言，这种改动有两大变化：一是虚词减少，二是语句整齐。与此相一致的是，文本字数由多到少。当诸多特点凝固在一个被广泛认可的《老子》文本身上时，经典化文本就此诞生，文本流变性终结了，成为一个封闭体系，不再开放和改变。

以上是笔者对早期《老子》诸文本差异性的认识，在古书校勘过程中，尤其是对早期古书一定要慎之又慎，特别是出土文本可以对照的情况，向我们提出了不同于传统的方法和尺度，我们的努力又在何种程度上还原古书的本来面目呢？从这些方面来讲，古书校勘绝不是简单事情，今人做的工作或许只是力所能及范围内对古书一点求真的回归，还说不上善和美。

五　余论

在此，笔者更愿意通过以上几个方面的论述，发现历史进程中的真实，展示《老子》文本经典化历程中物理特征的流变性与固定性。经过以上论述，做出以下推论。

第一，《老子》分章是传统，但章序安排并不是既定的共识。分篇似乎不是《老子》自产生就有的特征，就目前材料来看，它与分章并不是同时产生，应先有分章，再有分篇；分章至少在战国已经出现，而汉代已经完成分篇；虽然两篇顺序处于不断摇摆状态，但《道经》《德经》之内的章节，彼此相混的情况不多，从这个角度而言，《老子》文本流变过程中，章序相对稳定。

第二，汉代《老子》文本已经似乎具备经典化的性质，且在诸子文献中最先显现出经典性。被称为"经"，且有注释它的专著。尽管后世文本分章、章序、字数、内容都有一定的变化，但其"自选动作"大体不出汉时文本"规定动作"范围。

第三，如下途径加强着《老子》经典化特征。一是依托于发达的注释系统。早在汉代，就有对《老子》的注释，一直到唐代，历代不绝。漫长时代的累积效应，到了宋代，大量出现"集解""集疏"《老子》的注释性著作。① 二是依托一定的知识承传体系，即进入《道藏》系统而兴盛。由《道藏》包含众多《老子》注疏文本即可看出此点，这个经典化途径与儒家"六艺"经典化方式截然不同。三是官方支持。如汉初政治背景下黄老学说的盛行，对推动《老子》早期经典化，无疑起着重要的作用。

第四，经典化重要标志是经典文本的出现，在《老子》学术研究史上，通行本是标志《老子》经典化的里程碑式文本，相比于其前种种文本信息的丰富性而言，后世文本形制大致不出其藩篱，也证明我们以上这个判断。它的出现有如下意义。一是经典化文本具备该文本形制的批判性，依靠批判性终结了繁复多变的流动性很强的文本，因此经典化文本意味着固定文本的确立，也预示着它的强势。二是经典化过程是一个保守的过程。文本流动性和固定性是一对矛盾，文本流动性是造成文本复杂的重要原因，但为还原文本本来面目提供丰富的信息。由于经典化文本代表一定文本信息的绝对性，假如又看不到其他流动性很强的文本，那么经典化文本对其本来面目的还原造成困难，所以经典化过程是保守的过程，依靠这种保守，打压、淘汰其他众多文本。三是古书流传中，先秦以某子为单位的文本族中（文本族、核心文本、边缘文本定义见后文），某核心文本经典化对该文本保存非常有利，但边缘文本多受其打压，不容易获得经典化地位，致使其容易丢失。

第三节　从简帛《老子》看古书传承特点

古典文献载体大体是甲骨、金石、简帛、纸，但以记载内容的系统性和整体性而言，甲骨及金石（主要就青铜器铭文而言），远不及简帛

---

① 这牵涉到对早期中国学术载体的认识，瓦格纳（Rudolf G. Wagner）这样说道："从孔子的时代开始，对这些权威文本的解读成为学校教育的部分，而对它们的注释成为学术、通常也是政治性论争的部分。以这种方式，解读和理解成为一种公共行为，必须向同一经典的其他注释者的群体证明自己的合理性。"（〔德〕瓦格纳著，杨立华译《王弼〈老子注〉研究》，第6页。）这是对"六艺"类经典文献载体的评价，相应地，以语言文字工具性内容为主体的"小学"类文献，相伴经典而存在，也成为经典。

与纸。从这个角度划分古书时代，也就是简帛时代、写本时代、雕版印刷时代，这个划分并不绝对，雕版印刷时代也有写本，此仅就某类书写载体在该时代所占主体比例而言。依次相对应的历史时代为先秦秦汉、三国魏晋南北朝唐五代、宋元明清。中国文化传承一直没有间断，使得流传到今天的早期文献，即以简帛为载体的文献，在漫长历史流传中，由于传播手段的单一，抄手不断变换，书写不断地进行，文本变化的可能就大，今天试图恢复或重新认识它们最初文本的研究，变成对它们的基础研究。雕版印刷时代的古书流传，则多有具体实物，辅助以史志与私家著录书目，其文献研究相对于简帛时代及写本时代的较易。

思考这个问题的必要性及优势何在？一是学术发展的自我调整。对古书真伪的思考，自古有之，但 20 世纪上半期"古史辨"派从古书辨伪入手，思考古史形成，进而提出"层累造成"的古史说，其说影响很大，其功不小，[①] 但在古书形成的思考上有一定的流弊，前辈先贤多有指正。[②] 现在凭借发现的简帛文献，我们有机会近距离接触不少先秦古书，使得今人依靠《汉志》研究古书流传远比过去有着巨大优势。在这种情况下，反思传统古书辨伪方法，就成了学术发展自我调整的动作。二是前辈时贤已有的研究基础，如余嘉锡、李学勤、李零及李锐等人的研究，[③] 让我们有可能深化以往的认识。

简帛文献记载形制主要分两种：一是单篇文献记载，二是多篇文献的综合记载。无论是郭店楚墓出土的儒道文献，还是上海博物馆所藏战国文献，抑或是清华简及北大简中的内容，其中更多的是单篇文献，而

---

① 杨向奎：《论"古史辨派"》，见氏著《中国古代史论》，济南：齐鲁书社，1983 年，第 91～114 页。

② 李零：《出土发现与古书年代》，《李零自选集》，第 24 页。

③ 余嘉锡：《古书通例》，第 177～296 页。李学勤：《对古书的反思》，见氏著《简帛佚籍与学术史》，第 28～33 页。裘锡圭：《中国出土简帛古籍在文献学上的重要意义》，见氏著《中国出土古文献十讲》，第 80～91 页。李零：《出土发现与古书年代》，《李零自选集》，第 25～31 页。谢维扬：《古书成书和流传情况研究的进展与古史史料学概念——为纪念〈古史辨〉第一册出版八十周年而作》，《文史哲》2007 年第 2 期，第 47～54 页。晏昌贵：《孔家坡汉简〈日书〉的篇题与分篇》，见氏著《简帛数术与历史地理论集》，北京：商务印书馆，2010 年，第 81～94 页。李锐：《〈古书通例〉补》，见氏著《战国秦汉时期的学派问题研究》，北京：北京师范大学出版社，2011 年，第 195～240 页。

今人正是以单篇文献数量为单位来说明有多少种文献；相较于前者，多篇文献的综合记载种类少很多，也就是众所周知的《周易》《老子》等。但从《汉志》记载以及先秦传世文献来看，绝少只有一篇文献构成一本书的情况。由一篇到多篇文献，再由多篇文献构成一种书，中间存在断裂。

结合前面从历时角度对《老子》文本系统的认识，现在从横向共时角度研究《老子》形制在先秦道经文本族中的意义，同时也对简帛文献之于古书传承的特点进行思考。首先引入几个概念：文本族、核心文本与边缘文本、简帛形制。

文本族有如下含义。一是就某一特定文本而言，即在一定历史时期内，由于该文本流变带来形制上的差异，如篇章分合的差异、字词上的分歧，形成的一系列不同文本的集合。在这种意义的使用上，上述不同《老子》文本可以被看成有关《老子》的文本族。一是由于论述内容相近，或学说主张相同，而产生的一定文本的聚合。从这个角度考虑，先秦诸子不同派别的划分，以及同一派别内学说主张的大致相同，使这层意义上的"文本族"的归类变得甚为方便，因此可以把先秦道家文献看成一个文本族。在本节写作中，从这个角度使用文本族概念。

核心文本是一定文本族内，其学说主张对确定该文本族主体思想有决定性意义，且文本形制特征对该文本族内其他文本又有广泛影响的文本。如道家文本族中的《老子》《庄子》等，法家中的《韩非子》，兵家中的《孙子》，墨家中的《墨子》，儒家中的《论语》（先秦时期，它不是经书，也可以将之看成广泛意义上的子书）。

边缘文本是一定文本族内，继承该文本族主体思想，但处于增强该文本族思想认识多样性的地位，同时其形制又接受核心文本影响的文本。如道家文本族中的《文子》《鹖冠子》，兵书文本族中的《六韬》《尉缭子》。

就核心文本与边缘文本关系而言，二者无谁先谁后的问题，并且同一文本族内，核心文本并不是只有一个，可以是一个以上。核心文本往往是经典性质的文本，边缘文本反之，核心文本以其经典性对边缘文本施加影响，边缘文本则辅助性地增强着学派的丰富性。

简帛形制是指以简帛为记录载体时，在简帛的整治、书写、装帧及款识方面的情况表现，前人对此多有讨论。① 包括以下要素：书写材料的取材和修治、简形、简长、编连、收卷、卷长、缮写、版式和容字、符号（竹简正面符号和简背划痕）、题记、盛具；就帛书而言，则包括幅宽与幅长，其他与简牍一致。笔者把以上要素分为两种，一是外部要素，如书写材料的取材和修治、简形、简长、编连、收卷、卷长、版式和容字、盛具，与古书的装帧形式有关；二是内部要素，如缮写、符号、题记，也就是使用的书写文字、对句读有重大影响的符号、对篇章分合有一定说明的题记，它们多与古书内容有关。笔者这里的讨论，主要与内部要素有关。

根据出土实物以及前辈先贤的研究，笔者认为先秦秦汉古书（下面径称"古书"）的产生与流传有如下特点。

第一，单就古书文本的产生与流传来讲，与其说是两个问题，不如说是一个问题。古书往往是产生中流传，流传中衍生，以异本并存、单篇流传的形式进行。这样的特点对古书的形成有如下影响：

一是多篇内容相近的文本组成一部古书需要一个过程。从出土实物来看，同一篇（有时也可称为种，两者区别不是太严格）文献有两个或两个以上文本并存，如上博简中的《凡物流形》《郑子家丧》《君人者何必安哉》皆为甲乙两本，郭店楚简本《老子》则有甲乙丙三种文本，马王堆汉墓帛书《老子》亦为甲乙本，等等，这一方面反映古人有意保留异本，追求精确文本的努力；但另一方面说明从单篇文献结集成为一部综合性古书是一个较长过程。更能说明这个认识的例子，如从上博楚简《缁衣》与《缁衣》的最初诞生到成为《礼记》中的一篇，肯定有一个较长时间；上博简《周易》、马王堆汉墓帛书《周易》到今天传世本《周易》文本之间的种种差别，表明简帛时代的古书必须先有一定数量的相关篇章，达到成书的"临界点"，然后才有一本书的出现。这点与写本时代的文本、雕版印刷时代的文本产生不一样，在这两个时代，由于书写载体的轻便及雕版印刷的方便与快捷，其文本结集为一本书是集中式、爆发式的出现，说有一本书就立刻全有了。

---

① 王国维：《简牍检署考》，《王国维遗书》第6册，第77~121页。陈梦家：《由实物所见汉代简册制度》，见氏著《汉简缀述》，北京：中华书局，1990年，第291~315页。

因此，简帛时代的古书首先是具体的"点"的出现（也就是篇与章的出现），然后才是"面"上的突破（也就是作为一本"书"的出现），而写本时代、雕版印刷时代的古书直接就是"面"上的突破。

二是古书作者类型不一样。单篇文献记载形制的作者，从理论上来讲，很具体，但简帛时代的古书，多不题撰人，此点如余嘉锡所言，今人不容易知晓作者；而雕版印刷时代绝少有一篇文献构成一本书的例子，故此处不论其作者。就多篇文献综合记载形制的作者而言，他们多隐藏在文本之后，群体性存在；而雕版印刷时代文本的作者（合著或合编类的古书除外）多是直接凸显在文本之前，以个体的方式存在（当然编书的例子除外）。

三是从大历史背景来看，从简帛时代到雕版印刷时代，古书特征是一个逐渐丰满的过程。简帛时代的古书篇尾多有字数，但无大题（书题），只有小题（篇题），李零推测这大概与古书单篇流行、分合无定有关，[①] 有时篇以下还有小题，篇以上还有总题。如《管子》各篇往往下分若干小题，并合若干篇有一总题。这固然反映《管子》作为多篇文献综合结集的丛编形制特征，但并无明确的卷数，只是似乎隐含卷下篇或章的可能。从出土文献来看，也无明确提到卷数的例子，如定州汉简《六韬》共有篇题 13 个，完整的篇题不多，有些仅存篇章目次，如《囗贤而不知贤仁第四》（简号 1101）、《治国之道第六》（简号 2392），也没有标记卷数；不过就篇目序号而言，古人把它作为一部书来看待。

就写本时代的文本特征而言，其形制内部要素比简帛时代文本多。以经书抄写为例，正文前有题目、撰者及译者，这个题目称作"首题"或"内题"，一般用全称；而卷尾亦多有题目，此题目称为"尾题"，且多用简称。卷尾如果有空，常常写题记，最标准的写经，一定要有题记的，题记一般包括年代、抄写者和供养人的姓名、发愿文。另外，在纸卷的开头的背面，有时也写书题，称作"外题"。[②] 雕版印刷时代的古书形制与现

---

① 李零：《出土发现与古书年代》，《李零自选集》，第 27~28 页。

② Fujieda Akira, "The Tunhuang Manuscripts：A General Description Ⅰ," *Zinbun* 9 (1966)：1–32. Fujieda Akira, "The Tunhuang Manuscripts：A General Description Ⅱ," *Zinbun* 10 (1970)：17–39. 〔日〕藤枝晃、徐在全、李树清译，荣新江校《敦煌写本概述》，《敦煌研究》1996 年第 2 期，第 96~119 页。〔日〕藤枝晃著，翟德芳、孙晓林译《汉字的文化史》，北京：北京知识出版社，1991 年。

在书籍形制相差无几，有书题、序、目录、正文、跋等，此处不详论。

四是越是早期的文本，其流动性越强，固定性较差；后世，反之。简帛时代的文本相对于写本时代及雕版印刷时代的文本而言，从出土文本实物来看，单篇形制多于结集形制，文本完整性不及写本时代、雕版印刷时代。《汉志》所载先秦文本篇卷数量与《隋志》所载多有差异，而《隋志》之后记载的先秦文本篇卷数量变化较少。如《汉志》载《文子》九篇，梁《七录》记有十卷，《隋志》则有十二卷，之后一直很稳定。《汉志》载《鹖冠子》一篇，《隋志》则有三卷，宋代对该书的相关著录则为三卷十五篇，今本则为三卷十九篇。隋唐之后，卷数很稳定，文章篇数有差别而已。这就提醒今人，简帛时代到写本时代这一期间，文本流变很复杂，也正是这个原因，一定慎言先秦时期的古书在汉唐时期作伪方才出现。

另外，早期文本流动性强，除表现在篇章不定，还表现在文字书写规范性较差，如简帛时代文本文字差异情况，远较写本时代及雕版印刷时代大，除了因多次抄写致使文字讹误，文字隶定与转写也是很重要的因素，此点是今古文经的重大分歧。

第二，一定的文本族内，核心文本形制对边缘文本形制有示范意义。

众所周知，先秦道家文本族内核心文本《老子》分章成篇，分篇成书。就先秦道家文本族内边缘文本《文子》分篇而言，竹简《文子》简2465的文字是"《文子》上经圣□明王"，李学勤据此认为竹简《文子》分上经、下经。①北大简《老子》即分上经、下经两部分。就分章而言，竹简《文子》有的简首有墨点，如简2419"·平〔王曰：'王者〕几道乎？'……"，简0885"·平王曰：'为正（政）奈何？'……"，都是一章的开端，说明竹简各篇分章。北大简《老子》也是每章另简书写，且章首有墨点。竹简本《文子》分篇、分章形制无疑受到《老子》的影响，但在《文子》文本流变过程中，这些形制特征逐渐消亡。《文子》多无具体人物，行文呈语录体，亦当受《老子》影响。

不只道家文本族，其他文本族也是如此。儒家文本族中的《荀子》结构有模仿《论语》之处，《论语》始于《学而》，终于《尧曰》；《荀

① 李学勤：《试论八角廊简〈文子〉》，见氏著《古文献论丛》，第118页。

子》始于《劝学》，终于《尧问》。尽管有学者认为这是杨倞注本移易篇第"以类相从"的结果，① 但至少有《荀子》有意识模仿《论语》创作的事实在先，才有杨倞移易篇第的做法在后。同样作为语类古书，在儒家文本族内，在叙述模式、语料选择上，《论语》对《孔子家语》、《新序》及《说苑》也有一定的影响。

这个特点也可在兵书文本族中见到，前文说到《孙子》对后世兵书形制有着广泛而深刻的影响，如《吴子》中的《图国》《料敌》，《尉缭子》卷一中的《天官》《兵谈》《战威》，卷二中的《兵权》《守权》《武议》，诸篇都是概括性很强的军事理论，正是承《孙子》"舍事言理"或"以理系事"创作风格而来。《六韬》的《文韬》《武韬》也是秉承兵书这一传统的体现。

第三，一定的文本族内，核心文本流传较边缘文本稳定。核心文本具备经典性价值，同时凭借发达注释系统的累积效应，往往能够产生经典化的文本，这对古书的保存大有好处，不致散失，这是在官方直接介入引起古书经典化例子之外（如十三经的经典地位即是如此确立），古书经典化又一重要途径；相反，边缘文本则只有薄弱的注释系统，可资对比的文本数量相对较少，使得文本固定性较弱，保存不易，致使今人对其文本演变与流传的研究，变得相对较难。

在道家文本族内，《汉志》已经记载了《老子》注释性的古书，由于注释的累积效应，后世更是出现"集解""集释"类著作，凭借发达的注释系统，文本流变渊源有自。但《文子》与《鹖冠子》文本流变情况就不一样了，尽管后世有对它们的注释，但注释性著作数量相对稀少，更不用说集多家注释于一体的"集解""集注"类作品。简本、写本时代注解《文子》的学者有北魏李暹，唐代的徐灵府、朱弁等人。简本、写本时代没有注解《鹖冠子》的学者，雕版印刷时代最早为其作注的只有宋代陆佃一人而已。尽管它们与《老子》一起进入《道藏》系统，但通过对它们文本流变的研究，恢复到《汉志》所言的状态，仍然很艰难。

即便是面对某文本族中的核心文本，如果其注释系统相对薄弱，仍然很难进行最初文本的研究，如墨家文本族中的《墨子》即是如此，简

---

① 高正：《〈荀子〉版本源流考》，北京：中国社会科学出版社，1992年，第5页。

本、写本时代的《墨子》注释性著作非常稀少，根本没有形成累积效应。在这种情况下，更勿论墨家文本族中其他边缘性文本。

第四，一定的文本族内，简帛时代的古书内容往往出现相互借用，[①]其借用不止于以篇章为单位，也具体到一段话或几句话的借用（此点类似于现在论著的"引文"或"文摘"），且借用过程中，往往出现"手术"加工的现象。

把此点与前述古书形成需要一个过程、作者群体性存在，以及后文言及的子书重学派内部传承的特点联系起来，会发现"依托"是古书创作重要现象，即不同时代的古书作者们往往会选择某"名人"作为某一类书的总称，进行累积性内容的添加，如黄帝、伊尹、太公、管子、伍子胥类文献即是如此。

文本之间的相互借用，在很大程度上与先秦古人读书、著书没有职业化，原创意识弱，"著作权"意识不强，述而不作的文化意识有关。考古学、人类学、历史学研究告诉我们，在人类不同区域的早期文明中，只有极少数上层人物出于满足政事管理的需要，才有使用文字的责任。甲骨文书写与商王有关，金文书写与宗周、诸侯国的王族、世族有关，这直接导致史学在先秦时期"一枝独秀"。东周诸子确实利用文字阐释自己的学术主张和思想，相比于国家政事管理层面上的文字书写而言，使用文字的人群范围扩大了，但并未彻底独立化、职业化。《史记》有部分诸子的列传，《汉书》有《儒林传》，《后汉书》将《儒林列传》与《文苑列传》并列，似乎东汉才有文人的独立化、职业化，"著作权"意识由此突显。东汉末期思想家仲长统（字公理，179—220）说："天下学士有三奸焉：实不知，详（与"佯"通）不言，一也；窃他人之记，以成己说，二也；受无名者，移知者，三也。"[②] 前者是实际不知道，假装知道，故意不说；后两者是剽窃、依托或冒用署名的情况。所说三点与现代学术规范非常符合，表现出强烈的"著作权"意识。因此，先秦时期编书和著书现象相并而行，不能以现在的学术规范，将袭用它书篇

---

① 李零称之为"古书往往分合无定"，从书与书的彼此出入着手，似乎着眼于篇的借用。（李零：《出土发现与古书年代》，《李零自选集》，第 29～30 页。）笔者则认为，古书借用单位比篇章借用更小，有时只是几句话的借用，那就是引文了。

② （汉）仲长统撰，孙启治校注《昌言校注》，北京：中华书局，2012 年，第 424 页。

章内容而成的古书或"依托"的古书视为"伪书"。

如在道家文本族中，马王堆汉墓帛书《道原》、《文子·道原》及《淮南子·原道》三篇文献之间相互借用的内容不少；《文子》与《淮南子》文本内容彼此重合之处更多。马王堆汉墓帛书中的黄帝书与不少先秦道家文献相合，也是这种特点的反映。此外，其他文本族中的不同文献的相互借用例子也不少，前辈时贤多有论述，此处不一一举例。

第五，不同文本族内，古书流传方式不一样，对其文本完整与否有一定的影响。经书流传相对于子书而言，稳定性较强。主要是因为经书重家法、家学，且处于官学的地位，这些非诸子可比。如《汉志》所载《易》十五种，分十三家；《书》十一种，分九家；《诗》十五种，分六家；每一家几乎都有一定的文本流传到今天。但一定的诸子学派内部，如果后世弟子门人不够强大，学派内的核心文本可能在早期文献体系中边缘化，《墨子》即是如此。数术、方技类文本族内的古书作为一定的学科知识载体，它们与诸子的区别，正如清章学诚《校雠通义》所言："诸子立言以明道，兵书、方技、数术皆守法以传艺，虚理实事，义不同科故也。"① 往往依靠职业传统流传，传承性强，变易度小。② 汉代房中书使用的术语，在明代房中书仍然可以见到；今天中医使用的术语，历经千年，仍未发生变化，即是这个道理。

综上来看古书产生与流传的种种特点，"辨伪"于早期古书，似乎是一个伪命题，文字阅读和书写属于极少数人群的权利，"著作权"意识又很淡薄，先秦时期古人缺少"作伪"强烈动机，至于后世古书"作伪"另当别论。简帛时代的古书形成需要一个较长过程，不应当以成书时间确切与否作为衡量其书真伪的标准，传统辨伪学思路与此相较，扞格不入，所以早期古书应当不惟真伪论；古书由单篇到多篇而成书，所以古书不惟一个作者论；古书单篇流传，内容互借，所以古书不惟篇卷固定论；编书与著书现象相并而行，所以古书不惟内容材料独有论，亦不惟专著论；在一定的文本族内，古书经典化对该古书文本丰富性的认识造成一定的障碍，但对该古书的保存有重要的意义。以上对古书体例

---

① （清）章学诚，叶瑛校注《文史通义校注》，第985页。
② 李零：《出土发现与古书年代》，《李零自选集》，第30页。

特点的再认识，不仅有利于廓清古书辨伪学背后的迷雾，也对中国早期学术因材料使用的扩大进而扩展其研究边界有重要的意义。

第四节　阴谋论及其影响

《老子》思想研究，向来甚多。笔者对《老子》思想的研究不求面面俱到，本节着眼于设定的框架以及诸子之间的思想联系，讨论《老子》阴谋论，也从传播和接受角度，探讨此思想对儒家、兵家的影响。这些问题，学界以第三十六章为核心也多有讨论。[①] 此处对已有成熟讨论不过多涉及，只对不同意见，间下己意。

一　体现"阴谋论"的材料

一定时代产生一定思想，思想因应于时代。先秦诸子思想也不例外。面对纷扰、动荡的社会环境，列国之间的严酷厮杀和斗争，他们提出各自的学说主张，希望有裨于当时的世界，此点正如司马谈《论六家要指》中所言："夫阴阳、儒、墨、名、法、道德，此务为治者也，直所从言之异路，有省不省耳。"[②] 老子学说亦"务为治者"，深深植根于他所处的时代，时代的种种痕迹也在老子思想里打下深深的烙印。所处的时代，战争频仍，老子对此深恶痛绝，提出在此环境下圣人（有聪明、智慧的人，统治天下的君王等多种含义）应当如何立身行事以及大小国如何相处的方法。同时，在自己学说体系内部，从作为本体的"道"的运行规律和特点出发，提出具有指导性作用的方法论。也提出一系列正反相对的范畴，尤其强调该对范畴中处于弱势、守势、劣势的一方。在后人接受过程中，不少这样的思考被解读为"阴谋论"。具体内容主要有两点。

（一）不争先

这个思想在通行本《老子》第六十七章中有明确表达："我有三宝，

---

① 邓联合：《"阴谋家"：老子何以被诬?》，《中国哲学史》2016 年第 1 期，第 5 ~ 14 页。曹峰：《老子永远不老：〈老子〉研究新解》，北京：中国人民大学出版社，2018 年，第 32 ~ 53 页。汪韶军：《雌柔之道抑或阴谋权术？——〈老子〉第三十六章经义抉原》，《四川大学学报》（哲学社会科学版）2021 年第 1 期，第 62 ~ 70 页。

② （汉）司马迁撰，（南朝宋）裴骃集解，（唐）司马贞索隐，（唐）张守节正义《史记》，第 3288 ~ 3289 页。

持而保之，一曰慈、二曰俭、三曰不敢为天下先。"（引者按：为避繁琐，以下引《老子》仅注某章），这个思想在其他章也有表述："是以圣人后其身而身先，外其身而身存。非以其无私邪？故能成其私。"（第七章）"夫唯不争，故天下莫能与之争。"（第二十二章）"以其不争，故天下莫能与之争。"（第六十六章）

（二）守弱、守柔

老子在严酷的社会斗争环境里，往往强调弱者、弱势的价值和地位。"反者，道之动；弱者，道之用"（第四十章），弱者是道的具体作用的体现。"上善若水，水善利万物而不争。处众人之所恶，故几于道"（第八章）。水的柔弱特点，几乎近于道的存在，可谓是对"柔弱"的根本性认识。但看似柔弱的水，却无比强大，如"天下莫柔弱于水，而攻坚强者莫之能胜"（第七十八章）。在老子看来，柔弱胜刚强的现象时常存在，"故曰坚强者死之徒，柔弱者生之徒。是以兵强则灭，木强则折。强大处下，柔弱处上"（第七十六章）。甚至守柔、守弱本身就是一种强大，所以第五十二章说"守柔曰强"。

二 第三十六章辨析

如何达到柔弱胜刚强的结果，《老子》也有方法的论述，这就是引起后世争议很大的第三十六章内容——"将欲歙之，必固张之；将欲弱之，必固强之；将欲废之，必固兴之；将欲夺之，必固与之。是谓微明，柔弱胜刚强。鱼不可脱于渊，国之利器不可以示人。"这些内容常被认为是《老子》阴谋论的来源。

依句号所示，这一章结构可分为三层，在这一点上，笔者同意曹峰的意见，① 李零从押韵角度也是这样断句。② 第一层语句句式是"将欲 X 之，必固 Y 之"结构，其中 X 和 Y 是反义词，诸句的意思是：想要干什么事，先前一定要做成它反面或对立面的事，这是老子"正言若反"（第七十八章）逆向思维方式的体现。其他地方也有类似思维方式的表述，如第四十五章："大成若缺，其用不弊。大盈若冲，其用不穷。大直

---

① 曹峰：《老子永远不老：〈老子〉研究新解》，第 32 页。
② 李零：《人往低处走——〈老子〉天下第一》，第 121 页。

若屈，大巧若拙，大辩若讷。"这些语句采用"大 X 若 Y"的句式，X和 Y 为反义词。诸句所言事物的最好特征，是它的反面特征。第二十二章："曲则全，枉则直；洼则盈，敝则新。"使用"X 则 Y"结构表达，X 和 Y 也是反义词。不少学者指出，第一层这几句话是老子对古谚语的借用，类似叙述见于《战国策·魏策一》对《周书》的引用，《吕氏春秋·行论》对《诗》的引用，这说明老子思想来源非常丰富，并不都是自创。这似乎也是老子做事的策略性表述，类似表达还有，如"是以欲上民，必以言下之；欲先民，必以身后之"（第六十六章）。仿前述句式，应该是圣人"将欲上之，必固下之；将欲先之，必固后之"。《战国策·魏策一》记载《老子》佚文："圣人无积，尽以为人，己愈有；既以与人，己愈多。"① 也是这种做事的策略体现。

第二层语句"是谓微明，柔弱胜刚强"。是，代词，此也，代指前面诸种情况。谓，称为。"微明"的具体含义，有一定的争议，主要源于对两字字义的理解差异。微，从《老子》思想内容出发，当如通行本第十四章所言"搏之不得名曰微"。触碰但触碰不到什么具体东西，叫作"微"。"明"在《老子》一书中，含义较为丰富，大致如下。一是明显、彰显义，如第二十二章"不自见故明"句，见读为现，不自己显现，所以显明；第二十四章"自见者不明"，自己显现，反而不显明，语义正好与前相反。一是习知、熟知"道"的运行规律特点的智慧，或者根据事物、事情微小发展状态而预估发展态势的智慧。第十六章："归根曰静，是谓复命。复命曰常，知常曰明。"归根、复（反）命就是回到道的清静无为状态，习知、熟知"道"的这种特点就是"明"。除了该章，第五十五章也有"知常曰明"的表述。第五十二章："见小曰明，守柔曰强。""见小曰明"意为根据事情细微状态而预估未来发展态势的洞见，也是和智慧有关。第二十七章"袭明"、第五十二章"习常"含义相近，袭与习通，含义皆为习知、熟知"道"和事情发展规律特点的智慧。因此，从"微明"字面词义来看，是"触碰不到而又明显"的含义，实际深层含义是全程洞察、把握事情发展规律、特点的智慧，"将欲X 之，必固 Y 之"诸句暗含着这种智慧和洞见，做事并非"将欲 X 之，

---

① （汉）刘向集录《战国策》，第 785 页。

则 X 之"简单、直接的办法，而是绕到事情的背后，先把它的反面做好，这样就做成事情了，所以老子用"是谓微明"复指。一般人都熟知刚强容易胜柔弱，但"柔弱胜刚强"背后也体现着这种智慧，所以用这个特殊事实再次强调。

"鱼不可脱于渊，国之利器不可以示人"为第三层内容，老子用形象的语言指出两个事实。历来解释者多将鱼、渊、利器据实理解，或将数物与柔弱、刚强联系起来，或断章取义，仅仅就这两句讲述其具体的意思。笔者认为，这两句目的仍然是告诫性的，鱼在渊，眼睛不可见，离开渊，人能见到捕捉；国家的利器，也不能让人见到，共同特征是皆不能让人见到。联系前文，似乎在说"微明"的神奇智慧，不应轻易地让人察觉。正因如此，也就是所谓的"阴谋"了。

因此，第三十六章三个层次较为清晰，第一个层次是具体做事方法，第二个层次指出做事方法的中心思想，第三个层次举出两个事实，再次强调这种方法的重要。从老子思想本身而言，该章"正言若反"的表述方式透露着深刻的生活智慧，和其他章节思想一致，它的出现并不突然。但后人在解读中，从战国末期韩非子开始，把此处老子的"道术"往阴谋论、权谋论的方向思考；到了宋儒那里，更是据以"诋毁"老子。学界这个方面的论述，近些年成果较多，此处不论。

三 老子"阴谋"对荀子的影响

儒道两家思想为传统文化思想的主干，似乎水火不容，对抗较为剧烈，但这只是表面现象。作为道家思想核心代表，《老子》天下第一，对后世诸子影响很大，荀子似乎接受老子思想的影响。

儒家发展到荀子生活的战国晚期，内部学派分化，使得荀子有机会对各类"儒"进行种种思考，他批评陋儒、贱儒、腐儒，指出大儒和小儒、雅儒和俗儒的区别，尤其《荀子·儒效》专门讨论大儒的概念、特点以及社会功能，同时也指出士君子如何提升内在思想修养的方法，这与前述老子"阴谋"思想有一定的关系。

> 故君子无爵而贵，无禄而富，不言而信，不怒而威，穷处而荣，独居而乐，岂不至尊、至富、至重、至严之情举积此哉？故曰：贵

名不可以比周争也，不可以夸诞有也，不可以埶重胁也，必将诚此
然后就也。争之则失，让之则至；遵道则积，夸诞则虚。故君子务
修其内而让之于外，务积德于身而处之以遵道。如是，则贵名起如
日月，天下应之如雷霆。故曰：君子隐而显，微而明，辞让而胜。
《诗》曰："鹤鸣于九皋，声闻于天。"此之谓也。①

　　作为芸芸众生中的一个普通人，在社会中有地位（贵），家里有财
（富），在一定的社会关系中有信、有威，在自我尊严上有荣，生活中有
乐，这些皆是人心所向。但荀子却说"无爵而贵，无禄而富，不言而信，
不怒而威"，诸句为"无 X 而 Y"句式特征，无 X 是达到 Y 的方法和手
段，也是得到 Y 的前提和基础，只能是"有 X 而 Y"，现在却是"无 X
而 Y"，舍弃方法、前提"X"，直接至结果"Y"的状态，本身就是全
悖式命题，与老子"正言若反"的逆向思维表达方式几同。"穷处而荣，
独居而乐"两句都是假设复句，意为即便穷处也有荣光，独居也有快乐，
这是荀子对君子自处的要求。在古代汉语中，穷有两种含义：一是没有
钱财，二是环境糟糕，没有出路。自孔子始，儒家对人的困穷、自处多
有论述。论及穷的含义，多兼有这两种含义。如"君子固穷，小人穷斯
滥矣"（《论语·卫灵公》），②"故士穷不失义，达不离道。……穷则独
善其身，达则兼济天下"（《孟子·尽心上》），③《礼记·儒行》也有类似
记载："儒有博学而不穷，笃行而不倦，幽居而不淫，上通而不困。"④以
上皆论及儒者困穷、幽居问题，此点思考也影响到荀子。他的论述思路
是"穷处""独居"只是外界因素，不要因此而失去内心的荣光、快乐。
　　如果做到"无爵而贵，无禄而富，不言而信，不怒而威，穷处而荣，
独居而乐"，则是君子至尊、至富、至重、至严之情都积累、聚集在自身
上的反映，由此强调君子内在自我修养的重要性。下文申述君子不应主
观上争抢"贵名"，应该学会"让"，此点与老子主张的"不争先"的思
想一脉相承；应该致力于内在思想的修为，遵道而行，这样自然而然就

① （清）王先谦撰《荀子集解》，第 127～128 页。
② （清）刘宝楠撰《论语正义》，第 610 页。
③ （清）焦循撰《孟子正义》，沈文倬点校，第 890～891 页。
④ （汉）郑玄笺，（唐）孔颖达等正义《礼记正义》，第 1670 页。

有"贵名"。只有这样，"君子隐而显，微而明，辞让而胜"，又是老子"正言若反"的悖论式表述方式，包含着荀子对老子"道术"的深刻认识，只是将其运用在君子内在自我思想修养上而已。

当然，整体来看荀子思想，他反对"阴谋"。他和临武君在赵孝成王面前讨论兵事："臣（荀子）之所道，仁人之兵，王者之志也。君（临武君）之所贵，权谋埶利也；所行，攻夺变诈也，诸侯之事也。仁人之兵，不可诈也。"① 在荀子观念里，王者用的是仁人之兵，不行阴谋变诈之术。临武君所言诸侯之兵事，则推崇权谋势利，使用变诈手段。因此，荀子不同意临武君的观点。

四　老子"阴谋"对兵家的影响

《汉志》记载四类兵家文献，其中一种为"兵权谋"类，小序言道："权谋者，以正守国，以奇用兵，先计而后战，兼形势，包阴阳，用技巧者也。"② "以正守国，以奇用兵"见于《老子》第五十七章，老子认为出兵打仗应该出其不意，强调"奇"。兵事活动前，应有谋略，然后再战。兵权谋就是战前的谋略，接下来战争行为围绕它而展开，涵盖兵形势、兵阴阳、兵技巧相关内容。从现代角度可以这样理解"兵权谋"：在军事活动中，为追求战争的胜利，最大程度上重创对手，在战争开始前，己方对对手使用的反道德、反理性、反规则的诡秘性谋略。老子出于"以奇用兵"的思想，以及深谙事情发展规律，进而提出呈现这种规律的逆向思维方式的"道术"，为后人思考兵权谋提供了丰富的思想资源。

在《淮南子·兵略》中有较为集中的体现。是篇载："是故圣人藏于无原，故其情不可得而观；运于无形，故其阵不可得而经。无法无仪，来而为之宜；无名无状，变而为之象。"③ 圣人为战争行为的指挥者，外人不知其内心情状，圣人在外人不见阵形的情况下，排兵布阵。战争谋略和指挥，没有法度，不受规矩的制约，随着战局的变化而变化；没有名字，也没有具体情状，随着战事的变化而有具体的形象。这段文字非常形象地指出作为军事指挥者的圣人使用计谋、权谋的特点——隐于无

① （清）王先谦撰《荀子集解》，第266页。
② （汉）班固撰，（唐）颜师古注《汉书》，第1758页。
③ 刘文典撰《淮南鸿烈集解》，第508页。

形，无法无仪，无名无状，与前述老子洞悉于事情发展规律的"微明"的神奇智慧相似。同篇又载："兵贵谋之不测也，形之隐匿也，出于不意，不可以设备也。谋见则穷，形见则制。故善用兵者，上隐之天，下隐之地，中隐之人。"① 这些直接指出战事活动中隐匿权谋的重要性，应让敌方不易察觉，出其不意。善于用兵的人，必是善于隐匿权谋的人。"微明"的"阴谋"隐而不露，露而不见；与此处强调的不测之谋相同，所以兵家推崇老子的神奇智慧。

前面可谓用兵整体谋略的思考，在具体用兵方式上，也有很清晰的思考。"故用兵之道，示之以柔而迎之以刚，示之以弱而乘之以强，为之以歙而应之以张，将欲西而示之以东。先忤而后合，前冥而后明。若鬼之无迹，若水之无创。"② 此处表述方式以及语义显然受到《老子》第三十六章的影响。如果套用"将欲 X 之，必固 Y 之"句式，则变为："将欲刚之，必固柔之；将欲强之，必固弱之；将欲歙之，必固张之；将欲西，必固东；将欲合之，必固忤之；将欲明，必固冥。"诸句意思是欲达到某个用兵的目的，必先达到相反的目的，或用相反目的掩盖真实目的，与《老子》逆向思维模式极同，其中"为之以歙而应之以张"完全袭用第三十六章"将欲歙之，必固张之"的意思。"若鬼之无迹"，则不可寻迹；"若水之无创"，则不可见创。两个形象事实共同点是不可见，复指前述用兵之道不能让人觉察，与第三十六章末尾"鱼不可脱于渊，国之利器不可以示人"表达的"微明"的神奇智慧"不可见"的意思、方式相同。可以说，《兵略》用兵之道是对《老子》第三十六章的重新"再利用"，只是论述重心放在军事活动上而已。

总之，《老子》"正言若反"的逆向思维表达方式，使其面对社会具体现象、事情，表达自己的观点和看法时，透露出把握事情发展规律特点的深刻洞见。《老子》不仅讨论形而上的"道"，也讨论如何实现"道"的"术"。尽管老子并不明确主张"阴谋论"，但在后世不同思想派别接受和传播过程中，不断被重新阐释，赋予新的活力。

---

① 刘文典撰《淮南鸿烈集解》，第 516 页。
② 刘文典撰《淮南鸿烈集解》，第 512 页。